Oliver Schmetzer
unter Mitarbeit von Prof. Dr. Antonio Pezzutto

BASICS

Immunologie

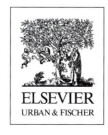

URBAN & FISCHER München

Zuschriften und Kritik an:
Elsevier GmbH, Urban & Fischer Verlag, Lektorat Medizinstudium, Hackerbrücke 6, 80335 München, E-Mail: medizinstudium@elsevier.de

Wichtiger Hinweis für den Benutzer
Die Erkenntnisse in der Medizin unterliegen laufendem Wandel durch Forschung und klinische Erfahrungen. Herausgeber und Autoren dieses Werkes haben große Sorgfalt darauf verwendet, dass die in diesem Werk gemachten therapeutischen Angaben (insbesondere hinsichtlich Indikation, Dosierung und unerwünschter Wirkungen) dem derzeitigen Wissensstand entsprechen. Das entbindet den Nutzer dieses Werkes aber nicht von der Verpflichtung, anhand der Beipackzettel zu verschreibender Präparate zu überprüfen, ob die dort gemachten Angaben von denen in diesem Buch abweichen, und seine Verordnung in eigener Verantwortung zu treffen.

Bibliografische Information der Deutschen Nationalbibliothek
Die Deutsche Nationalbibliothek verzeichnet diese Publikation in der Deutschen Nationalbibliografie; detaillierte bibliografische Daten sind im Internet unter http://dnb.ddb.de abrufbar.

Alle Rechte vorbehalten
1. Auflage 2009
© Elsevier GmbH, München
Der Urban & Fischer Verlag ist ein Imprint der Elsevier GmbH.

09 10 11 12 13   5 4 3 2 1

Für Copyright in Bezug auf das verwendete Bildmaterial siehe Abbildungsnachweis.
Der Verlag hat sich bemüht, sämtliche Rechteinhaber von Abbildungen zu ermitteln. Sollte dem Verlag gegenüber dennoch der Nachweis der Rechtsinhaberschaft geführt werden, wird das branchenübliche Honorar gezahlt.

Das Werk einschließlich aller seiner Teile ist urheberrechtlich geschützt. Jede Verwertung außerhalb der engen Grenzen des Urheberrechtsgesetzes ist ohne Zustimmung des Verlages unzulässig und strafbar. Das gilt insbesondere für Vervielfältigungen, Übersetzungen, Mikroverfilmungen und die Einspeicherung und Verarbeitung in elektronischen Systemen.

Programmleitung: Dr. Dorothea Hennessen
Planung: Christina Nußbaum
Lektorat: Inga Dopatka
Redaktion + Register: Text + Design Jutta Cram, Augsburg
Herstellung: Andrea Mogwitz, Elisabeth Märtz
Satz: Kösel, Krugzell
Druck und Bindung: MKT-Print, Ljubljana
Umschlaggestaltung: SpieszDesign, Neu-Ulm
Titelfotografie: © DigitalVision/GettyImages, München
Gedruckt auf 100 g Eurobulk 1,1 f. Vol.

Printed in Slovenia
ISBN 978-3-437-42496-0

Aktuelle Informationen finden Sie im Internet unter **www.elsevier.de** und **www.elsevier.com**

Vorwort

Liebe Leserinnen und Leser,

das vorliegende Buch soll einen möglichst einfachen Einblick in die Grundlagen der Immunologie und einen breiteren Überblick über die klinische Immunologie bieten. Es orientiert sich an den Prüfungserwartungen und an der klinischen Anwendbarkeit.

Ich bin nun am Ende meines praktischen Jahres angekommen und habe zuvor in Immunologie promoviert. Das Immunsystem hat mich schon immer fasziniert. Leider wird man am Anfang durch die enorme Komplexität verwirrt und verunsichert. Die Vielzahl der Moleküle und die Detailliertheit, in der heute Immunreaktionen verstanden werden, führen meist zu endlosen theoretischen Abhandlungen, die den Studenten nicht viel helfen.

Ich habe hier also versucht, die Einführungskapitel einfach und ohne unnötiges Spezialwissen zu gestalten. Der klinische Teil soll dann eine grobe Reise durch alle klinisch relevanten Immunphänomene, vor allem von Autoimmunreaktionen, darstellen. Dabei fand ich in der Zeit zunehmender mündlicher Prüfungen die offensichtlichen Befunde besonders wichtig. Es ist schön, wenn man nach einer Untersuchung des Patienten schon die wahrscheinlichste Diagnose kennt. Viele Bilder sollen typische Hautbefunde etc. einfach verdeutlichen.

Die Lehrveranstaltungsordnungen und Prüfungsprotokolle sind leider von Uni zu Uni sehr unterschiedlich. Oft gibt es Multiple-Choice-Fragen hinsichtlich sehr spezieller, seltener Syndrome. Auch wird in mündlichen Prüfungen teilweise nach speziellen Syndromen gefragt, oft aufgrund der bemerkenswerten Pathogenese. Nur ein kleiner Teil dieser hochspeziellen Fragen kann in dem Buch angeschnitten werden. Ich habe aber versucht, die oft gefragten seltenen Erkrankungen mit abzudecken. Zunehmend werden vor allem im zweiten Staatsexamen auch Medikationen abgefragt. Deshalb habe ich typische Therapiemöglichkeiten versucht mit anzugeben.

Die Epidemiologie halte ich für ausgesprochen wichtig, da im Medizinstudium oft seltene Erkrankungen ausführlich behandelt werden und man dann erstaunt ist, wenn man die Inzidenz nachschlägt.

Mein besonderer Dank gilt Prof. Antonio Pezzutto für die ausgiebigen Korrekturen und die umfassende Unterstützung. Weiterhin möchte ich Prof. Arnold, Prof. Schindler, Prof. Schröder, Dr. Schoeler, Dr. Neuburger und Dr. Skordis für das Bereitstellen der Bilder danken. Prof. Kammerzell danke ich sehr für die Übersetzung des hieratischen Textes, Gabriele Oepen, Saskia Thomas und Wiebke Liwak danke ich für das Korrekturlesen. Ich danke auch den Mitarbeitern von Elsevier, Urban & Fischer, vor allem Frau Inga Dopatka und Frau Christina Nußbaum, für ihre Geduld und die immer nette Betreuung.

Ich wünsche viel Spaß beim Lesen und hoffe, dass das Buch ein anderes, einfacheres Licht auf die Immunologie werfen kann. Fragen beantworte ich gerne per Mail (oliver.schmetzer@gmx.net).

Berlin, März 2009
Oliver Schmetzer

Prof. Dr. Antonio Pezzutto

Facharzt für Hämatologie (Univ. Padua), Innere Medizin und Rheumatologie (Univ. Heidelberg). Seit 1994 stellvertr. Leiter der Abteilung Hämatologie/Onkologie der Charité, zunächst am Campus Berlin-Buch, dann am Campus Virchow-Klinikum.

Antonio Pezzutto ist Mitglied verschiedener nationaler und internationaler Fachgesellschaften. Seine Schwerpunkte sind die klinische Hämatologie und die Immuntherapie maligner Erkrankungen. Er leitet die Arbeitsgruppe „Molekulare Immuntherapie" am Max-Delbrück-Centrum für Molekulare Medizin in Berlin-Buch. Er ist Mitautor des Taschenatlas der Immunologie.

Inhaltsverzeichnis

A Allgemeiner Teil 2–33

Einführung 2–5

- Eine kurze Geschichte der Immunologie 2
- Überblick über das Immunsystem 4

Lymphsystem 6–9

- Anatomische Organisation 6
- Lymphknoten und Lymphabflusswege 8

Molekulare und zelluläre Mechanismen 10–25

- Effektormechanismen des Immunsystems 10
- Die angeborene Immunität 12
- Entwicklung der Lymphozyten und zentrale Toleranzmechanismen 14
- Antikörperbildung 16
- Zelluläre Immunreaktionen 18
- Zytokine, Chemokine und Interferone 20
- Der Histokompatibilitätskomplex und die Antigenpräsentation 22
- Der Ablauf einer Immunreaktion 24

Molekulare Pathogenese in der klinischen Immunologie 26–33

- Toleranz und Autoimmunreaktionen 26
- Allergien und systemische Effekte einer generalisierten Immunantwort 28
- Nachweismethoden von humoralen Immunantworten, Durchflusszytometrie und Histologie 30
- Antikörpertherapien 32

B Spezieller Teil 34–93

Akute und chronische Infektionen 34–47

- Akute Infektionen und reaktive Arthritiden . . . 36
- Chronische Infektionen I: Tuberkulose 38
- Fortsetzung Tuberkulose 40
- Chronische Infektionen II: Herpesviren 42
- Chronische Infektionen III: Hepatitisviren 44
- Parasitäre Infektionen 46

Immundefekte 48–59

- Angeborene Immundefekte I 48
- Angeborene Immundefekte II 50

- Erworbene Immundefekte I: AIDS 52
- Fortsetzung AIDS 54
- Erworbene Immundefekte II: Virusinfektionen und Bakterien 56
- Erworbene Immundefekte III: Parasiten und Fungi 58

Autoimmunreaktionen 60–83

- Hauterkrankungen 60
- Allergien und Überempfindlichkeitsreaktionen . 62
- Chronische Darmentzündungen 64
- Gastroenterologische Autoimmunreaktionen . . 66
- Arthritiden 68
- Lupus 70
- Vaskulitis 72
- Sarkoidose und Sklerodermie 74
- Hämatologische Autoimmunreaktionen 76
- Neurologische Autoimmunreaktionen 78
- Nephrologische Autoimmunreaktionen 80
- Endokrinologische Autoimmunreaktionen 82

Therapien und therapieassoziierte Erkrankungen 84–93

- Virusassoziierte Tumoren und Tumor- immunologie 84
- Allogene Knochenmarktransplantation und GvHD 86
- Therapie der Autoimmunerkrankungen I 88
- Therapie der Autoimmunerkrankungen II 90
- Therapie der Autoimmunerkrankungen III 92

C Fallbeispiele 94–103

- Fall 1: Neutropenes Fieber 96
- Fall 2: Fingergelenksteife 98
- Fall 3: Generalisierte Lymphadenopathie 100
- Fall 4: Fieber und Gelenkschmerzen 102

D Anhang 104–109

- Glossar 106
- Tabelle Nobelpreisträger 108
- Quellen- und Literaturverzeichnis 109

Register 110–112

Abkürzungsverzeichnis

A.	Arteria
ACE	angiotensinkonvertierendes Enzym
ACTH	Adrenocorticotropic hormone (Kortikotropin)
ADH	antidiuretisches Hormon
AICD	Activation-induced cell death
AIDS	Acquired immune deficiency syndrome
AIH	Autoimmunhepatitis
AIHA	autoimmunhämolytische Anämie
AIP	Autoimmunpankreatitis
ALL	akute lymphatische Leukämie
ALT	Alaninaminotransferase
AMA	antimitochondriale Antikörper
ANA	antinukleäre Antikörper
ANCA	antineutrophile zytoplasmatische Antikörper
APP	Akute-Phase-Protein
APS	Anti-Phospholipid-Syndrom
APZ	antigenpräsentierende Zellen
ASMA	Anti smooth muscle cell antibody
ASS	Acetylsalicylsäure
AST	Aspartataminotransferase
AT	Ataxia teleangiectatica
ATG	Antithymozytenglobulin
AZA	Azathioprin
B-Zelle	Bone-marrow-Zelle
BALT	Bronchus associated lymphoid tissue
BCG	Bacillus Calmette-Guérin
BSG	Blutsenkungsgeschwindigkeit
BZR	B-Zell-Rezeptor
C1 etc.	Komplementprotein 1 (1–9)
Ca	Karzinom
CCP	zyklische, citrullinierte Peptide
CCR	Chemokinrezeptor für CC-Chemokine
CD	Cluster of differentiation
cDNA	komplementäre DNA
CDR	komplementaritätsbestimmende Regionen des Antikörpers
CLL	chronische lymphatische Leukämie
CML	chronische myeloische Leukämie
CMV	Zytomegalievirus
COPD	chronisch obstruktive Lungenerkrankung
CpG	bakterielle DNA-Sequenzen mit hohem Cytosin-Phosphatidyl-Guanosin-Anteil
CR	Komplementrezeptor
CREST	Calcinosis cutis, Raynaud-Syndrom, Ösophagus-Beteiligung, Sklerodaktylie und Teleangiektasien
CRP	C-reaktives Protein
CSS	Churg-Strauss-Syndrom
CT	Computertomogramm
CyA	Cyclosporin A
DD	Differentialdiagnose
DMARD	„disease modifying antirheumatic drugs"
DNA	Desoxyribonukleinsäure

dsDNA/-RNA	doppelsträngige Desoxyribonukleinsäure/Ribonukleinsäure
DTH	Delayed type hypersensitivity
DZ	dendritische Zelle
EBV	Epstein-Barr-Virus
ECM	extrazelluläre Matrix
ECP	Eosinophil cationic protein
EDN	Eosinophil-derived neurotoxin
EDTA	Äthylendiamintetraessigsäure
EGF	epidermaler Wachstumsfaktor
EHEC	enterohämorrhagische Escherichia coli
ELISA	Enzyme-linked immunosorbent assay
EPO	Eosinophilenperoxidase oder Erythropoetin
ER	endoplasmatisches Retikulum
Fab	antigenbindendes Fragment
FACS	Fluorescence-activated cell sorting
Fas	Apoptosis stimulating fragment
FasL	Fas-Ligand
Fc	konstantes Fragment
FcγR I, II, III	IgG-Rezeptor I (CD64), II (CD32), III (CD16)
FDZ	follikuläre dendritische Zelle
FK	Fremdkörper
GAD	Glutamic acid decarboxylase
GALT	Gut-associated lymphoid tissue
GBM	glomeruläre Basalmembran
GBS	Guillain-Barré-Syndrom
G-CSF	Granulozytenkolonie-stimulierender Faktor
Gl.	Glandula
GM-CSF	Granulozyten- und makrophagenkolonie-stimulierender Faktor
GP	Glykoprotein
GRE	Glucocorticoid-responsive elements
GvHD	Graft-versus-Host-Reaktion
GvL	Graft-versus-Leukämie-Reaktion
Gy	Gray
HAART	hochaktive antiretrovirale Therapie
HAV, HBV etc.	Heptitis-A-, -B-Virus etc.
hBD-1	humanes β-defensin-1
HBsAg	Hepatitis-B-lösliches Antigen
HDL	High-density-Lipoprotein
HER	Human epidermal growth factor receptor
HEV	hochendotheliale Venulen
HHV	humanes Herpesvirus
HIV	humanes Immunschwächevirus
HLA	humanes Leukozytenantigen
HPV	humanes Papillomavirus
Hsp	Heat shock protein, Protein der Stressantwort
HSV	Herpes-simplex-Virus
HUS	hämolytisch-urämisches Syndrom
i.m.	intramuskulär
i.v.	intravenös

Abkürzungsverzeichnis

IA-2	insulinomassoziiertes Protein 2	PSC	primär sklerosierende Cholangitis
IBD	entzündliche Darmerkrankungen	PTLD	Posttransplantationslymphom
ICAM	interzelluläres Adhäsionsmolekül		
IFN	Interferon	RA	rheumatoide Arthritis
IgA, -D usw.	Immunglobulin A, D usw.	RAG	Recombinase-activating genes
IL	Interleukin	RANK	Receptor activator of NF-κB
INH	Isoniazid	RES	retikuloendotheliales System
INH	Inhibitor	RF	Rheumafaktor
ITP	idiopathische thrombozytopene Purpura	Rh	Rhesusfaktor
		RIA	Radioimmunassay
L.	Leishmania	RKI	Robert-Koch-Institut
LD	Letaldosis	RNA	Ribonukleinsäure
LDH	Laktatdehydrogenase	RNP	Ribonukleoprotein
LFA	Lymphocyte function-associated antigen	RT	reverse Transkriptase
LK	Lymphknoten		
LN	Lupusnephritis	s. c.	subcutan
LPS	Lipopolysaccharid	SAA	Serumamyloid A
LWS	Lendenwirbelsäule	Sch.	Schistosoma
		SCID	schwerer kombinierter Immundefekt
M.	Morbus	SIADH	Syndrom der inadäquaten ADH-Sekretion
MAC	Macrophage differentiation antigen	SIRS	Systemic inflammatory response syndrome
MALT	Mucosa-associated lymphoid tissue	SLC	Secondary lymphoid-tissue chemokine
MBP	Major basic protein (der Eosinophilen)	SLE	systemischer Lupus erythematodes
MCP	Monozyten-chemotaktisches Protein	Sm	Smith-Antigen
MCV	mittleres Erythrozytenvolumen	ssDNA/RNA	einzelsträngige Desoxyribonukleinsäure/
MDS	myeloplastisches Syndrom		Ribonukleinsäure
MHC	Major histocompatibility complex	SWS	sakrale Wirbelsäule
MMF	Mykophenolat Mofetil		
MPA	mikroskopische Polyarteriitis	T.	Tonsilla
MPO	Myeloperoxidase	T-Zelle	Thymuszelle
MRT	Magnetresonanztomografie	Tbc	Tuberkulose
MS	Multiple Sklerose	TEM	Transmissionselektronenmikroskopie
MTX	Methotrexat	TGF	Transformierender Wachstumsfaktor
		Th0, -1, -2	T-Helferzellen vom Typ 0 (undifferenziert),
N.	Nervus		1 (inflammatorisch, zytotoxizitätstimulie-
NF	Nuclear Factor		rend), 2 (B-Zell-stimulierend)
NK-Zelle	natürliche Killerzelle	TLR	Toll-like receptors
NNR	Nebennierenrinde	TNF	Tumor-Nekrose-Faktor
NO	Stickstoffmonoxid	TNFR	TNF-Rezeptor
NSAID	Non-steroidal anti-inflammatory drugs	TRAIL	„TNF-related apoptosis-inducing ligand"
NSAR	nichtsteroidale Antirheumatika	Treg	regulatorische T-Zellen
NSCLC	nichtkleinzelliges Bronchialkarzinom	TTP	thrombotisch-thrombozytopene Purpura
NW	Nebenwirkung	TZR	T-Zell-Rezeptor
OMF	Osteomyelofibrose	UDCA	Ursodesoxycholsäure
PALS	periarterielle lymphatische Scheiden	VEGF	vaskulärer endothelialer Wachstumsfaktor
PAN	Polyarteriitis nodosa	VEGFR	Rezeptor des VEGF
PBC	primäre biliäre Zirrhose	VZV	Varicella-Zoster-Virus
PcP	Pneumocystis-carinii-Pneumonie		
PCR	Polymerasekettenreaktion	WG	Wegener-Granulomatose
PML	progressive multifokale Leukoenze-		
	phalopathie	ZAP70	CD3-Zetaketten-assoziiertes Protein
PNS	peripheres Nervensystem	ZNS	Zentralnervensystem
PR3	Proteinase 3		

Einführung

2 Eine kurze Geschichte der
Immunologie
4 Überblick über das Immunsystem

Lymphsystem

6 Anatomische Organisation
8 Lymphknoten und Lymph-
abflusswege

Molekulare und zelluläre Mechanismen

10 Effektormechanismen des
Immunsystems
12 Die angeborene Immunität

14 Entwicklung der Lymphozyten und
Toleranzmechanismen
16 Antikörperbildung
18 Zelluläre Immunreaktionen
20 Zytokine, Chemokine und Interferone
22 Der Histokompatibilitätskomplex und
die Antigenpräsentation
24 Der Ablauf einer Immunreaktion

Molekulare Pathogenese in der klinischen Immunologie

26 Toleranz und Autoimmunreaktionen
28 Allergien und Effekte einer
generalisierten Immunantwort
30 Nachweismethoden von
Immunantworten
32 Antikörpertherapien

A Allgemeiner Teil

Eine kurze Geschichte der Immunologie

Wenn wir heute über Organtransplantation, Autoimmunerkrankungen oder AIDS reden, dann sollten wir uns an die Menschen erinnern, die durch nächtelange Arbeit ihren kleinen oder großen Beitrag dazu geleistet haben. Ohne die Erkenntnisse dieser Wissenschaftler wären keine Impfungen, keine Organtransplantation und keine monoklonalen Antikörper verfügbar. Diagnostik kann oft nur mithilfe monoklonaler Antikörper funktionieren. Sie dienen uns heute als alltägliches Werkzeug etwa wie ein Mikroskop und erlauben uns eine Feinuntersuchung biologischer Materialien, die ohne sie nicht möglich wäre.

Die Geschichte der modernen Immunologie beginnt etwa 1880 mit der Serologie, wobei die Pockenimpfung bereits ein Jahrhundert vorher entwickelt wurde.

Impfungen

Der englische Begriff für Impfung „vaccination" leitet sich vom lateinischen Wort „vacca" für Kuh ab. Er wurde von Edward Jenner (1749–1823) als Bezeichnung der Impfung mit Kuhpocken geprägt, die Schutz gegen die „Smallpox", die Variola vera, bot. Diese Erkrankung trieb damals Hunderttausende in den Tod. Die Pocken führten nach Einschleppung aus dem arabischen Raum zu einer ersten Pandemie (165–180), die als „antoninische Pest" bekannt wurde und der auch der römische Kaiser Marc Aurel zum Opfer fiel.

Jenner machte Menschenversuche, auch an seinem Sohn, nachdem er beobachtet hatte, dass bei Melkerinnen, die sich mit Kuhpocken infiziert hatten, die Variola-vera-Infektion mild verlief. Die Variola-Viren besitzen abgesehen vom Menschen kein natürliches Reservoir, daher war eine Ausrottung der Pocken durch die Impfung möglich. Ähnlich könnte man – wie von der WHO angestrebt – Polio ausrotten. Denn auch dieses Virus besitzt kein natürliches Reservoir.

Bevor Jenner die Impfung wissenschaftlich untersuchte, wurden bereits in der Türkei erste Impfversuche unternommen. Ein bekannter Impfstamm heißt deshalb „Ankara-Stamm".

Vom Heilserum zum monoklonalen Antikörper

Als erste Beschreiber des adaptiven Immunsystems kann man Ilja Iljitsch Metschnikow (1845–1916) und Paul Ehrlich (1854–1915) nennen. Ehrlich hatte nach der Entwicklung seiner Heilseren über die molekularen Zusammenhänge der humoralen Immunreaktion geforscht. Er war einer der ersten wahren „Biochemiker", sowohl in Technologie als auch im Denken, was ihm 1908 den Nobelpreis einbrachte. Er veröffentlichte über 200 Beiträge. Neben der Forschung an Heilseren, hier vor allem des Diphtherieserums, beschäftigte sich Ehrlich mit antimikrobieller Chemotherapie zur Behandlung der Syphilis, der Schlafkrankheit und des Rückfallfiebers. Die Chemotherapeutika, die er benutzte, enthielten giftige Schwermetall- oder Azoverbindungen und sind vergleichbar mit heutigen Zytostatika. So wie heute Cyclophosphamid die Krebszellen aufgrund des schnellen Wachstums bevorzugt attackiert, waren zu Ehrlichs Zeiten Mikroorganismen das Ziel, die ja viel schneller wachsen als eukaryotische Zellen.

Zur Erklärung der Wirkweise seiner Seren favorisierte Ehrlich seine Seitenkettentheorie (Abb. 1), in der die Antikörper lösliche Rezeptoren für das entsprechende Toxin darstellten. Da das Gift die Rezeptoren besetzt, entsteht ein Hungersignal, in dessen Folge die Zelle nun im Überschuss Rezeptoren produziert, um die Ernährung sichern zu können. Ein Teil dieser Rezeptoren wird in die Lösung abgegeben und ist so als Gegenpart zum Toxin auf andere Organismen übertragbar. Dieses Ernährungskonzept beruht auf Überlegungen von Pasteur und kommt bei Ehrlich immer wieder vor, auch beim Tumorwachstum und bei der Resistenzbildung.

Karl Landsteiner (1868–1943) bezweifelte die absolute Spezifität von Ehrlichs Rezeptortheorie. Bereits 1901 beschrieb Landsteiner das AB0-Blutgruppensystem. Er glaubte, dass Antikörper nicht absolut spezifisch sein können, sondern kreuzreagieren müssen, da sonst eine nicht mögliche Vielfalt von Antikörpern im Serum vorhanden sein müsste. Durch Immunisierungen mit chemisch ähnlichen Benzolverbindungen konnte er während des Ersten Weltkriegs tatsächlich die Kreuzreaktivität von Antikörpern zeigen. Seine Forschungsbedingungen in Wien kann man sich kaum vorstellen, da Hunger und Kälte vorherrschten und die vielen Tiere, die nötig waren, kaum Antikörper produzierten. In dieser Zeit litten die Soldaten unter Infektionen und Ehrlichs Seren bewiesen ihre Wirksamkeit.

1930 beschrieb Felix Haurowitz die „Template"-Theorie, die von einem neuen Konzept der Antikörperbindung ausging. Nicht mehr kovalent wie in Ehrlichs chemischem Modell, sondern reversibel im Sinne der aufkommenden Kolloidchemie sollten die Antikörper das Antigen umschließen.

Rodney Porter spaltete Gammaglobuline mit Papain und separierte die Fragmente durch Säulenchromatografie. Er trennte so das Fab- vom Fc-Teil. Durch die Spaltung von Disulfidbrücken konnte er darüber hinaus ein schweres und ein leichtes Fragment unterscheiden. Er entwickelte das heute gültige Y-Modell der Antikörperstruktur, für das er 1972 zusammen mit Gerald M. Edelman den Nobelpreis erhalten hat.

Nun fehlte nur noch die Monoklonalität. Sie wurde 1965 von Frank Putman durch Analyse des Paraproteins von Myelompatienten beschrieben. M. D. Poulik und Gerald Edel-

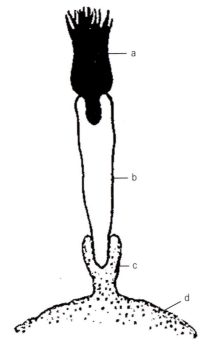

Abb. 1: Antikörper-Modell nach Paul Ehrlich von 1902. [9]
a) Komplement
b) Ambozeptor
c) Rezeptor einer Zelle
d) Teil einer Zelle

mann stellten bereits 1961 mithilfe von Separation im Stärkegel dar, dass das Bence-Jones-Protein dieser Patienten den Leichtketten der Antikörper entsprach. Die Monoklonalität der unsterblichen Myelomzellen wurde kurz darauf durch serielle Transplantation in Nacktmäusen gezeigt. Georges Köhler und César Milstein (Nobelpreis 1984) fusionierten 1975 das erste Mal Myelomzellen mit antikörperproduzierenden B-Zellen. Nun konnte jeder beliebige Antikörper durch diese Technik monoklonal produziert werden (s. Seite 32).

Die zelluläre Immunität

Ilja Iljitsch Metschnikow beobachtete bereits um 1880 eine unspezifische zelluläre Immunität. Er beschrieb Phagozyten, die Fremdkörper und Bakterien aufnahmen, ohne dass vorher eine Exposition und dadurch eine Immunität mittels Gedächtnisfunktionen erzeugt werden mussten.

Erst um 1960 wurden T-Zellen als weitere, jedoch spezifische Komponenten beschrieben. 1982 fand Ellis Reinherz eine Verbindung zwischen einem von ihr erzeugten Antikörper und der Antigenerkennung in T-Zellen. 1983 konnten dann mit einer „Fingerprint"-Methode erste Peptide des T-Zell-Rezeptors identifiziert werden. Bereits 1974 beschrieben Rolf Zinkernagel und Peter Doherty das MHC-Molekül als Liganden des T-Zell-Rezeptors. Es wurde erkannt, dass MHC-Moleküle kurze Peptide präsentieren.

Seit 1964 finden Kongresse zur Gewebekompatibilität und zum MHC-Komplex statt. J. L. Strominger und P. A. Peterson sequenzierten die MHC-Moleküle auf Aminosäureebene; dies war 1987 die Vorlage zur 3-D-Struktur und zur Identifikation des Genlocus.

Die klonale Selektionstheorie und Toleranz

1959 veröffentlichte Frank Macfarlane Burnett (1899 – 1985) seine bis heute praktisch ohne größere Abstriche gültige klonale Selektionstheorie der erworbenen Immunität. Danach ist die Bildung von Antikörpern kein chemischer Adaptationsprozess, wie von Haurowitz oder Ehrlich beschrieben, sondern ein biologischer, darwinistischer Prozess der Auslese. Ein paar Zellen werden aus einer Vielzahl von B-Zellen in den Keimzentren der Lymphknoten selektiert und wachsen in einem logarithmischen Prozess klonal heran. Diese Zellen bilden dann einen spezifischen, mit ihrem B-Zell-Rezeptor identischen Antikörper. Autoreaktive Zellen werden frühzeitig und wiederum klonal in ihrer Entwicklung entfernt. Dieses Modell trifft auch auf die T-Zell-Entwicklung zu und brachte Burnett zusammen mit Peter Brian Medawar 1960 den Nobelpreis.

Viele Wissenschaftlern entdeckten, dass T-Zellen neben dem T-Zell-Rezeptor-Signal ein zweites, kostimulatorisches Signal benötigen („second signal model"), um aktiviert

zu werden. Dieses Signal wird von professionellen antigenpräsentierenden Zellen gegeben.

Polly Matzinger beschrieb 1994 das „Danger"-Modell, nachdem das Immunsystem nur reagiert, wenn eine Gefahr droht. Das Modell basiert auf der grundlegenden Beobachtung, dass die Apoptose, also der kontrollierte Zelltod, keine Entzündungsreaktion hervorruft. Sie ist eine vom Organismus gewollte Reaktion ohne Bedrohung. Nekrotische Prozesse, die durch Trauma oder Infektion hervorgerufen werden, lösen dagegen eine immunologische Reaktion aus. Ein Tumor stellt also zuerst keine Gefahr dar, da er kein „Danger"-Signal auslöst, und wird ignoriert.

Shimon Sakaguchi, ein Pathologe aus Kyoto, prägte 1995 den Begriff der „regulatorischen T-Zellen" („Tregs"), der in der gegenwärtigen Literatur ständig zu finden ist. Tatsächlich ist die Fähigkeit von T-Zellen, Immunantworten zu regulieren, seit Jahrzehnten bekannt. Doch Sakaguchi gelang es, eine T-Zell-Population durch zwei einfache Oberflächenmoleküle zu definieren. Die „Tregs" werden als CD4- und CD25-positiv beschrieben. Bei Depletion dieser Zellen geht Toleranz verloren und es kommt zu Autoimmunphänomenen. Transferiert man andererseits diese Zellen zu einem anderen Organismus, so kann man Toleranz übertragen. Theoretisch kann man so klinisch die Abstoßung bei der Organtransplantation mindern, wenn nicht verhindern und Autoimmunerkrankungen besser behandeln.

Zusammenfassung

✘ Der englische Begriff für Impfung „vaccination" wurde von Edward Jenner (1749 – 1823) als Bezeichnung der Impfung mit Kuhpocken geprägt, die Schutz gegen die Variola vera bot.

✘ Paul Ehrlich (1854 – 1915) hatte nach der Entwicklung seiner Heilseren über die molekularen Zusammenhänge der humoralen Immunreaktion geforscht.

✘ Nach Frank Macfarlane Burnetts bis heute gültiger klonaler Selektionstheorie der erworbenen Immunität ist die Bildung von Antikörpern ein biologischer, darwinistischer Prozess der Auslese.

✘ Shimon Sakaguchi gelang es, eine toleranzinduzierende T-Zell-Population durch zwei einfache Oberflächenmoleküle zu definieren. Dies ist ein wichtiger Schritt zum Verständnis von Autoimmunerkrankungen.

Überblick über das Immunsystem

Von Molekülen und Zellen

Aufgabe des Immunsystems ist die Bekämpfung von Mikroorganismen, um Infektionskrankheiten zu verhindern.

Es gibt hauptsächlich zwei Arten von Effektorfunktionen des Immunsystems: die humorale (durch Antikörper vermittelte) und die zelluläre (durch Killer- und Fresszellen vermittelte) Immunantwort. Beide Arten können ähnliche Effekte haben, z. B. das Abtöten von Bakterien. Dies kann man oft an den erstaunlich wenigen Symptomen beim Ausfall einer Komponente des Immunsystems sehen.

Am besten können wir uns die Bestandteile des Immunsystems verdeutlichen, wenn wir die Zusammensetzung des Blutes als roten Faden nehmen.

Immunbestandteile des Blutes

Das Plasma

Als „Plasma" bezeichnet man den Überstand, wenn die festen Bestandteile des Blutes abgetrennt wurden. Es handelt sich um antikoaguliertes Blut, es sind also Gerinnungsfaktoren darin enthalten. Unter „Serum" hingegen versteht man den Überstand nach Gerinnen des Blutes. Serum unterscheidet sich vom Blutplasma vor allem durch das Fehlen von Faktoren, die beim Gerinnungsprozess durch Bildung von Fibrinkomplexen verbraucht wurden.

Im Plasma finden wir zwei wichtige Proteingruppen, welche die spezifische humorale Immunantwort vermitteln: Antikörper und Proteine der Komplementfamilie. Die Antikörper kann man in Subgruppen mit unterschiedlichen Funktionen (IgM, IgG, IgA, IgD und IgE) einteilen. Das Komplement besteht ähnlich der Blutgerinnungskaskade aus einem komplizierten Enzymmix. Es werden stufenweise Proenzyme aktiviert, bis sich der Membranangriffskomplex (MAC) bildet (s. Seite 10). Die Komplementaktivierung kann direkt zur Lyse von Bakterien führen (über den MAC) oder aktiviertes Komplement kann an das Antigen binden (sog. Opsonisierung), um es z. B. von Makrophagen und anderen Phagozyten mithilfe von Komplementrezeptoren aufnehmen zu lassen. Das Gleiche gilt für Antikörper, die durch Bindung von Komplement die direkte Lyse (wieder über Aktivierung der Komplementkaskade) oder eben über Antikörperrezeptoren (sog. Fc-Rezeptoren) die Aufnahme durch Makrophagen bewirken können.

Außerdem befinden sich im Blut viele Faktoren des Immunsystems, die weitverbreitete Bestandteile von Bakterien erkennen (Motiverkennung). So erkennt das C-reaktive Protein (CRP) das Phosphocholin, ein Lipid, das bevorzugt auf Bakterien und toten Zellen vorkommt. Man zählt es zu den Akute-Phase-Proteinen, einer Gruppe von Proteinen, deren Konzentration sich im Plasma bei Entzündungsreaktion schnell ändert und die in der Regel von der Leber produziert werden.

Weiterhin gibt es im Blut eine Vielzahl von Signalmolekülen. Das sind lösliche Botenstoffe des Immunsystems (die sogenannten Zytokine), die auch zu systemischen Reaktionen wie Fieber oder Schock führen. Faktoren, die die Migration der Leukozyten regulieren, werden als „Chemokine" bezeichnet. Sie spielen zusätzlich eine wichtige Rolle bei der Aktivierung vieler Leukozyten.

Die Zellen

Neben den Erythrozyten und Blutplättchen gibt es zwei Arten von Leukozyten: polymorphkernige Zellen (Granulozyten) und mononukleäre Zellen (Lympho- und Monozyten).

Die Granulozyten kann man je nach Anfärbbarkeit in neutrophile, eosinophile und basophile Granulozyten einteilen. Die neutrophilen Granulozyten dienen der Bekämpfung von bakteriellen Infektionen, die eosinophilen Granulozyten dagegen sind vor allem für die Bekämpfung von Parasiten verantwortlich. Die basophilen Granulozyten entwickeln sich im Gewebe zu Mastzellen.

Die mononukleären Zellen setzen sich aus Monozyten und Lymphozyten zusammen. Monozyten werden im Gewebe zu Makrophagen, den Fresszellen.

Die Lymphozyten kann man in B-, T- und NK-Zellen unterteilen. Das „B" kommt eigentlich von „Bursa fabricii", der Bezeichnung eines Organs in Vögeln, in dem diese Zellen zum ersten Mal entdeckt wurden. In den neueren Büchern steht es für „bone marrow", da sich die B-Zellen im Knochenmark ausdifferenzieren. Die Kinderstube der T-Zellen ist der Thymus. NK-Zellen sind natürliche Killerzellen, die vor allem Interferon bilden und virusinfizierte Zellen abtöten.

Die B-Zellen können sich nach Aktivierung in langlebige Plasmazellen differenzieren, die den größten Teil der Immunglobuline des Blutes bilden. Die Plasmazellen können Jahrzehnte bis lebenslang im Knochenmark oder in Lymphknoten überdauern und erzeugen so den anhaltenden Schutz nach Impfungen.

Die T-Zellen gliedern sich in zwei wichtige Hauptgruppen: die T-Helferzellen oder CD4-Zellen und die zytotoxischen T-Zellen oder CD8-Zellen. „CD" steht für „cluster of differentiation". Dabei handelt es sich um eine internationale Nomenklatur für Oberflächenmoleküle.

Die T-Helferzellen haben eine enorme Bedeutung als „Chefs" des Immunsystems, die eben die ganze Immunantwort koordinieren. Beim Ausfall dieser Zellen, etwa beim „acquired immune deficiency syndrome" (AIDS), kommt es zu schweren Infektionen. T-Killerzellen sind Effektorzellen, die vor allem virusinfizierte Zellen erkennen und abtöten.

Darüber hinaus gibt es regulatorische T-Zellen (Tregs), die eine autoreaktive Aktivierung der zytotoxischen T-Zellen verhindern. Sie sind vor allem bei Autoimmunreaktionen z. B. nach einer Kreuzreaktivität bei einer Infektion, von Bedeutung.

CRP = erkennt Phosphocholin auf Bakterien & toten Zellen

Zytokine = systemische Reaktionen wie Fieber & Schock

Chemokine = Migration & Aktivierung von Leukozyten

Neutrophile = Abwehr von Bakterien
Eosinophile = Abwehr von Parasiten
Basophile = werden zu Mastzellen
Monozyten = werden zu Makrophagen
NK-Zellen: bilden Interferon & weiten virusinfizierte Zellen ab

B-Zellen = Plasmazellen → Ig
T-Zellen = TH (CD4+) → koordinieren alles
Tzytox (CD8+)
Tvir = Effektorzellen → töten virusinfizierte Zellen
Treg = verhindern Autoreaktion von Tzytox

Angeborene und erworbene Immunität

„Angeborenes" bzw. „erworbenes Immunsystem" sind unglückliche Bezeichnungen, da natürlich auch die erworbene Immunität angeboren ist. Dennoch sollen sie auf einen wichtigen Unterschied hinweisen:

▶ Die angeborene Immunität ist seit der Geburt in ihrer endgültigen Form vorhanden und erkennt allgegenwärtige Motive auf Mikroorganismen. So erkennen Granulozyten mithilfe von Rezeptoren Moleküle, die auf praktisch allen Bakterien vorkommen, und können sie dann phagozytieren. Diese Fähigkeit ändert sich im Verlauf des Lebens nicht, da die Rezeptoren unveränderlich sind. So kann sich das angeborene Immunsystem bei Infektionen nur quantitativ, jedoch nicht qualitativ anpassen.
▶ Die erworbene Immunität hingegen entsteht im Laufe des Lebens durch Kontakt mit Erregern (Lernphase) und passt sich sowohl qualitativ als auch quantitativ an Erreger an. Das erworbene Immunsystem bildet ein Gedächtnis, durch das es nach erneuter Infektion mit dem Erreger zu besseren und schnelleren Immunreaktionen in der Lage ist. Die Lymphozyten werden aus einer Vielfalt selektiert, um die passenden Rezeptoren für ein Antigen des entsprechenden Mikroorganismus zu finden. Zusätzlich können die Rezeptoren weiterentwickelt und verbessert werden.

Das zeigt auch, weshalb beide Systeme notwendig sind: Evolution führt natürlich zu besseren Funktionen, braucht aber Zeit. Lymphozyten, die spezifisch einen Erreger erkennen, müssen sich vermehren. So dauert es einige Tage, bis erste bemerkenswerte Mengen von Lymphozyten und damit auch von Antikörpern produziert wurden. In den ersten Tagen muss also das angeborene Immunsystem die Infektion kontrollieren.

Immunantwort oder Toleranz

Wichtig ist die Unterscheidung von Selbst und Fremd; sie ist Grundlage für die Entscheidung zwischen Reaktion und Ignoranz. Die Erkennung von Selbst und Fremd wird durch zwei Prozesse ermöglicht, die man in „zentrale" und „periphere" Toleranz einteilt (s. Seite 26).

Diese Balance ist enorm wichtig. Überreaktionen oder falsche Reaktionen führen klinisch zu Autoimmunreaktionen, zu geringe Immunantworten dagegen zu schweren Infektionen. Beides kann zum Tod führen, ist aber aufgrund der enormen Redundanz der Immunfunktionen recht selten.

In den letzten Jahren gab es große Fortschritte in unserem Verständnis von Toleranz, die möglicherweise die Organtransplantation und die Behandlung von Autoimmunerkrankungen revolutionieren werden. Besonders die regulatorischen T-Zellen (CD4 und CD25 positiv) als Mediatoren der peripheren Toleranz sind interessant. Mit ihnen kann Toleranz gegen Autoimmun- und Abstoßungsprozesse im Tiermodell übertragen werden. Beim Patienten kann Toleranz bisher nur indirekt durch unspezifische Immunsuppression (Zytostatika, Steroide etc.) oder Techniken wie Photophorese erzeugt werden. Alle Pharmaka, die aktuell eingesetzt werden, sind rein immunsuppressiv und haben daher auch viele Nebenwirkungen.

Das alternde Immunsystem

Mit zunehmendem Patientenalter ist es vor allem wichtig, die altersbedingten Veränderungen des Immunsystems zu verstehen. Es gibt starke Veränderungen, vor allem bei der zellulären Immunfunktion im Alter. Das Immunsystem setzt sich lebenslang mit chronischen Infektionen auseinander, was zu einer Veränderung der Lymphozytenfunktion führt. Es kommt oft zu einer enormen Vermehrung von spezifischen Lymphozyten, die meist eine geringere Dynamik und Funktion besitzen.

Bestes Beispiel ist die Immunantwort gegen das Zytomegalievirus (CMV). Die jahrzehntelange Immunreaktion, die das Virus in Schach hält, führt zur Veränderung der T-Zellen. Diese sezernieren weniger Zytokine und sind weniger zytotoxisch. Der partielle Defekt wird durch Zellteilung der CMV-spezifischen T-Zellen kompensiert. So ist bei 85-jährigen Menschen ein Großteil der aktivierten Lymphozyten im Blut CMV-reaktiv. Bei neuen Erregern steht ein verringertes T-Zell-Repertoire bei schlechterer Funktion zur Verfügung. Dieses Prinzip kann möglicherweise die erhöhte Infektanfälligkeit bei alten Menschen mit erklären.

Zusammenfassung

✖ Man unterscheidet zwischen angeborenem Immunsystem (Granulozyten, Makrophagen und Komplement) und erworbenem Immunsystem (Lymphozyten und Antikörper). Während das angeborene Immunsystem lebenslang konstant bleibt, passen sich Lymphozyten und Antikörper durch einen evolutionsartigen Prozess in Form eines Gedächtnisses unserer Umwelt an.

✖ Fremd kann von Selbst in den Prozessen der zentralen Toleranz (im Thymus und Knochenmark) und der peripheren Toleranz (durch regulatorische T-Zellen) unterschieden werden.

Anatomische Organisation

Primäre lymphatische Organe

Primäre lymphatische Organe sind das Knochenmark und der Thymus. Dort werden die Zellen des Immunsystems gebildet und autoreaktive entfernt. Die B-Zellen werden ausschließlich im Knochenmark gebildet und verlassen es als naive, reife B-Zellen. Die T-Zellen werden dort nur als Vorläufer gebildet und wechseln dann in den Thymus, wo sie zu naiven T-Zellen heranreifen.

Knochenmark

Das Knochenmark ist Produktionsstätte aller Blutzellen. Somit haben alle Zellen des Immunsystems dort ihren Ursprung. Sie entstehen aus den pluripotenten hämatopoetischen Stammzellen, ein Prozess, der als „Hämatopoese" bezeichnet wird (s. Seite 12). Während bei Kindern fast das gesamte Skelett blutbildendes Knochenmark enthält, findet die Blutbildung bei Erwachsenen vor allem in den flachen Knochen (Becken, Rippen, Wirbelkörper) statt. Die hämatopoetischen Zellen liegen in den Markräumen der Knochen. Man unterscheidet gelbes, verfettetes und rotes Knochenmark (Ort der Hämatopoese). Je nach Differenzierung findet man erythropoetische oder granulopoetische Nester.

Die hämatopoetischen Stammzellen sind vor allem durch den Oberflächenmarker CD34 charakterisiert. Es gibt noch sesshafte, adhärente Zellen, die das Stroma bilden. Die Stromazellen sind Ammenzellen und produzieren für die Hämatopoese notwendige Faktoren, z. B. den Stammzellfaktor (c-kit-Ligand).

CD34-Stammzellen zirkulieren auch im Blut und können dort z. B. nach Stimulation mit G-CSF mittels einer Apherese für eine Stammzelltransplantation gesammelt werden.
↑ CD34-Stammzellen

Thymus

Der Thymus entwickelte sich aus der dritten Kiementasche. Der Abstieg der Epithelzellen in das vordere Mediastinum, die folgende Besiedelung mit lymphozytären Vorläuferzellen und die Bildung spezieller Kapillaren führen zu dem Mischorgan aus allen drei Keimblättern.

Anatomisch kann man die Rinde (Kortex) vom Thymusmark (Medulla) unterscheiden. Größe und Verfettungsgrad variieren mit der Entwicklung des adaptiven Immunsystems. So erreicht der Thymus sein maximales Gewicht mit ca. 30 g aktivem Gewebe im Alter von zehn Jahren. Danach schrumpft er und verfettet zunehmend. Bei 40-Jährigen sind nur noch ≈ 5 g aktives Gewebe übrig. Der Kortex ist reich an Lymphozyten, die mithilfe der Thymusepithelzellen proliferieren. Das Mark ist ärmer an lymphatischen Zellen. Dort finden sich die Hassall-Körperchen, die aus dicken Zelllagen zwiebelartig aufgebaut sind.

Sekundäre lymphatische Organe

Die adaptive Immunantwort wird in den sekundären lymphatischen Organen initiiert, nachdem Antigene mithilfe dendritischer Zellen (DZ) dorthin transportiert wurden. So haben alle sekundären lymphatischen Organe als gemeinsame Eigenschaft die Lymphozytenaktivierung. Diese vermehren sich dort lokal und werden nach einigen Tagen ausgeschwemmt, um über die Zirkulation den Einsatzort zu erreichen.

Lymphknoten

Die Lymphknoten (LK; ■ Abb. 1, Abb. 3) filtern die Gewebeflüssigkeit, die Lymphe, und leiten sie dann in Venen ein. Der Transport der Flüssigkeit, Zellen und Partikeln erfolgt mittels Lymphgefäßen zum LK. Zur Einleitung in den Blutkreislauf fließt die Lymphe über Lymphgefäße meist in den Ductus thoracicus (s. Seite 8) und dann in die Zirkulation.

Antigene können löslich in der Lymphe oder in Phagozyten, vor allem DZ, transportiert werden. Durch Antigenpräsentation können dann Lymphozyten aktiviert werden (■ Abb. 2). Dies ist die zentrale Funktion der LK. Ein LK ist wie ein Filter aufgebaut. Die Lymphe sammelt sich im Randsinus unter der Kapsel. Von dort fließt sie durch das Sinussystem und tritt an den Vasa efferentia aus. Das Sinussystem durchzieht Kortex und Medulla, die von einem Teil der Lymphe

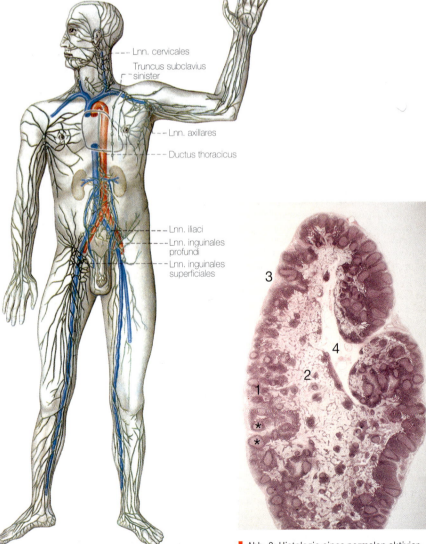

■ Abb. 1: Überblick über die wichtigsten Lymphknotenstationen. [7]

■ Abb. 2: Histologie eines normalen aktivierten Lymphknotens. 1: Kortex, 2: Medulla, 3: Kapsel, 4: Hilus, *: Lymphfollikel. [18]

Lymphsystem

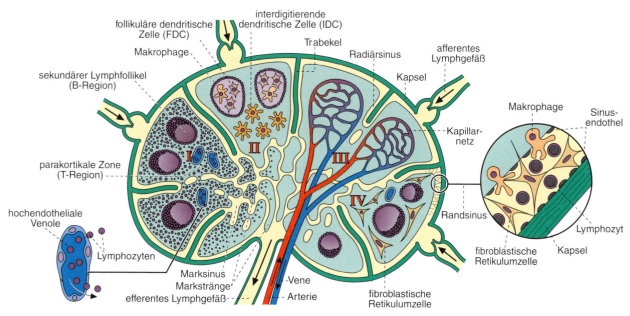

Abb. 3: Schematische Darstellung eines Lymphknotens. In den Sektoren werden zur Verdeutlichung unterschiedliche Teile dargestellt: in Sektor I lymphozytenassoziierte Strukturen, in Sektor II antigenpräsentierende Zellen, in Sektor III Mikrozirkulation und in Sektor IV Follikel/Conduit-System. [18]

durchströmt werden. Ein anderer Teil der Lymphe fließt nur im Sinussystem, an dessen Wänden sich große Mengen an Phagozyten und retikuläre Fasern finden, die Partikel und Immunkomplexe aufnehmen und in die T-Zell-Region transportieren („Conduit-System").

In der Medulla finden sich die an B-Zellen reichen Regionen, sog. Follikel, die von T-Zell-Regionen umgeben sind. Die Follikel lassen sich je nach Aktivität in primäre und sekundäre Follikel unterteilen. Die Lymphozyten erreichen das Mark durch die hochendothelialen Venulen (HEV), die aus speziellem Endothel mit besonderen Adhäsionsmolekülen bestehen.

Antigene erreichen den LK entweder durch die Lymphe und werden dann von Makrophagen im Sinussystem aufgenommen oder sie kommen direkt mittels antigenbeladener DZ. Die Antigene werden dann im LK-Mark präsentiert und antigenspezifische Lymphozyten können aktiviert werden. Lichtmikroskopisch entwickelt sich zuerst ein primärer, später ein sekundärer Follikel.

Milz

Die wichtigsten Funktionen sind die Entfernung überalterter Erythrozyten (ca. 1% pro Tag) und die Filterung vor allem bekapselter Bakterien aus dem Blut. Das retikuloendotheliale System (RES) ist in der Milz stark ausgeprägt und reinigt mittels Fc- und unspezifischeren Rezeptoren das Blut von Immunkomplexen, Pathogenen und Partikeln. In der Milz können ähnlich wie im LK Immunreaktionen initiiert werden (besonders wichtig bei Säuglingen). Die Milz entfernt etwa 30% der Plättchen (v.a. alternden); eine Splenomegalie kann zu einer Thrombozytopenie führen.

Man unterteilt die Milz in rote und weiße Pulpa. Die weiße Pulpa ähnelt funktionell dem LK-Mark und Lymphfollikel imponieren als sog. Malpighi-Körperchen. Dort finden sich die meisten B-Zellen, während die T-Zellen in periarteriellen lymphatischen Scheiden (PALS) vorliegen.

Phylogenetisch diente die Milz als Blutspeicher und weniger als Immunorgan. Fluchttiere können durch milzumschließende Muskulatur den Blutdruck bei Gefahr rasch anheben. Beim Menschen ist diese Funktion noch rudimentär vorhanden, äußert sich z.B. als „Seitenstechen" bei körperlicher Beanspruchung.

Organassoziierte lymphatische Gewebe

In fast allen Geweben, die Kontakt zur Umwelt haben, finden sich Lymphozytenaktivierung und Lymphfollikel; diese Gewebe werden als mukosaassoziiertes lymphatisches Gewebe (MALT) bezeichnet. Vor allem im Darm finden ständig Immunreaktionen und damit Entzündungsreaktionen statt.

Auch die Mandeln sind ein MALT. Der Mensch hat vier Mandeln: T. pharyngea, T. tubaria, T. palatina und T. lingualis, die zusammen als „Waldeyer-Rachenring" bezeichnet werden.

In der Lunge findet sich das bronchienassoziierte lymphatische Gewebe (BALT), vor allem im Dünndarm das darmassoziierte lymphatische Gewebe (GALT). Zum GALT gehören auch die im Ileum gelegenen Peyer-Plaques, der Blinddarm und die M-Zellen in den Krypten.

Tertiäre lymphatische Organe

Tertiäre lymphatische Organe sind praktisch der ganze restliche Körper. Überall können sich Lymphozyten in Follikel organisieren und eine Immunreaktion initiieren, sowohl physiologisch als auch bei Autoimmunerkrankungen.

Zusammenfassung

- Man unterteilt das Immunsystem anatomisch in primäre (Orte der Lymphozytenentwicklung) und sekundäre Organe (Orte der Lymphozytenaktivierung).
- Als tertiäre Organe können alle Gewebe bezeichnet werden, in denen sich Lymphfollikel und damit Lymphozytenaktivierung nachweisen lassen.

Lymphknoten und Lymphabflusswege

Die Kenntnis des Lymphabflusses ist wichtig, da sich die Metastasierung von Tumoren oft danach richtet.

Benigne vs. maligne Knoten

Durch Metastasen solider Tumoren geschwollene LK imponieren klinisch meist schmerzlos, derb, nicht verschiebbar (mit dem Bindegewebe verwachsen). Gelegentlich kann die Lokalisation Hinweise liefern: So sind singulär auftretende, supraklavikuläre LK-Schwellungen (Virchow-Drüse) oft Hinweis auf einen gastrointestinalen oder pulmonalen Tumor.
Durch Infektionen vergrößerte LK sind dagegen oft schmerzhaft, verschieblich und weich.
Radiologisch fehlt bei tumorbedingter Schwellung der Fetthilus; die Anreicherung von Kontrastmittel ist meist erhöht.

Zentrale Lymphabflüsse

Der größte Anteil des Lymphabflusses der unteren Extremitäten sammelt sich in der Cisterna chyli, ventral der ersten Lendenwirbel, und fließt dann über den Ductus thoracicus ab. Der Duktus verläuft direkt vor der Wirbelsäule durch den Brustraum und mündet im linken Venenwinkel zwischen der linken V. subclavia und der V. jugularis interna. Er erhält zuvor noch Zuflüsse vom linken Arm- und Kopfbereich über den Truncus subclavius sinister. Die Lymphe enthält nicht nur Gewebeflüssigkeit und Immunbestandteile, sondern auch die Lymphe des Darms mit einem Teil der aufgenommenen Fette (Chylomikronen).

Die Lymphen des rechten Arm- und Kopfbereichs fließen im Truncus subclavius dexter im rechten Venenwinkel ab.

Regionale Lymphabflüsse

Entlang den zentralen Abflüssen gibt es eine Vielzahl von LK. So drainieren die inguinalen LK in die parailiakalen, dann in die paraaortalen LK. Angeschlossen an das BALT gibt es LK an den Bronchien, die zu den hilären LK drainieren (∎ Abb. 1–3).
Die regionalen, von außen untersuchbaren LK sind in ∎ Tabelle 1 zusammengefasst.

Störungen des Lymphabflusses

Eine Schädigung des Ductus thoracicus (durch Trauma oder Tumorinfiltration) kann zum Chylothorax, ein Verschluss oder eine Ruptur der Cisterna chyli zu einem Chyloperitoneum führen. Diagnostisch kann man beides durch Lymphangiografie darstellen.
Der Verschluss peripherer Lymphgefäße, z. B. durch Metastasen oder Infektionen (v. a. Filarien), kann zu einem Lymphödem in der betroffenen Extremität führen (∎ Abb. 4). Typisch ist das Lymphödem des Arms nach chirurgischer Entfernung oder Radiatio der LK in der Axilla bei Brustkrebs-OPs (6–40%) oder des Beins nach Leisten-LK-Entfernung, z. B. bei Melanom.
Es gibt jedoch eine Lymphangiogenese, die über VEGFR-3 gesteuert wird. Möglicherweise regt Lymphdrainage dies an und führt so nicht nur zur symptomatischen Therapie.

Regionale Lymphknoten	Abflussgebiet	Infektionen	Tumoren
Postaurikulär	Hörkanal, Ohrmuschel, Kopfhaut	Lokale Infekte (z. B. Otitis externa)	Hauttumoren
Präaurikulär	Augenlider, Konjunktivä, temporale Kopfhaut, Ohrmuschel	Lokale Infekte	Haut- und Augentumoren
Nuchal bzw. okzipital	Kopf, Rachenmandel	Lokale Infekte, Trypanosomen, Röteln, Toxoplasmose	Hauttumoren
Jugulär bzw. tonsillär (jugulodigastrisch)	Zunge, Tonsillen, Ohrmuschel, Parotis	Pharyngitis, Tonsillitis, Röteln	
Submental	Unterlippe, Mundboden, Zungenspitze, Wange	EBV, CMV, Toxoplasmose, Zahninfektionen	Mundboden-Ca
Submandibulär	Gl. maxillaris, Seite der Nase, Unterlippe, Zahnfleisch, vordere Zunge, Konjunktivä	Infektionen des Kopfes, Halses, der Sinus, Ohren oder Augen	
Zervikal	Hals und v. a. Zuflüsse anderer LKs	EBV, CMV, Toxoplasmose, Masern, Mumps	In absteigender Häufigkeit: Plattenepithel-Ca des Halses, Mamma-Ca, Schilddrüsen-Ca
Posterior zervikal	Hals und Nacken, Oberarme, Brust sowie Lymphen von zervikal und axillär	Tuberkulose, „Kikuchi"	Lymphome, Plattenepithelkarzinome, Mamma-Ca
Supraklavikulär	Rechts: Mediastinum, Lunge, Ösophagus Links: Thorax, Abdomen	Bakterielle oder fungale Infekte	In ≈50% sind Tumoren ursächlich (Virchow-Drüse): rechts häufig Bronchial-Ca, Ösophagus-Ca, Schilddrüsen-Ca links vor allem Magen- und Pankreas-Ca
Prälaryngeal	Schilddrüse und Larynx	Laryngitis	Schilddrüsen-Ca (Delphi-Knoten)
Deltopektoral	Arm	Lokale Infekte	
Axillär	Arm, Brust, Thorax, Nacken	Mastitis, Bartonella, Brucellosis, Tularämie, Sporotrichose	Mamma-Ca, Melanom, Lymphom
Epitrochlear	Ulnarer Unterarm	Lokale Infekte, Tularämie, Syphilis, Sarkoidose, Tbc, Lepra, Leishmaniose	Hauttumoren, Lymphome
Inguinal	Beine, Genitalien, Peritoneum, Gesäß, untere Bauchwand, Anus	Lokale Infektionen, HSV, Gonokokken, Syphilis, weitere venerologische Infektionen, Pest	In absteigender Häufigkeit: Zervix-Ca, Vulva-Ca, Hauttumor, Rektum- und Anal-Ca, Ovarial-Ca, Penis-Ca
Popliteal	Unterschenkel	Lokale Infekte	

∎ Tab. 1: Regionäre, palpable Lymphadenopathien und mögliche Dignität.

Lymphsystem

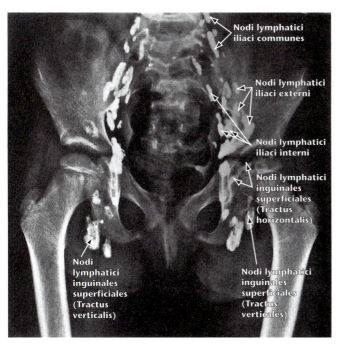

Abb. 1: Lymphangiografie der inguinalen und parailiakalen Lymphknoten. Metastasierung vor allem von Hoden-, Anal- und unteren Rektumtumoren. [19]

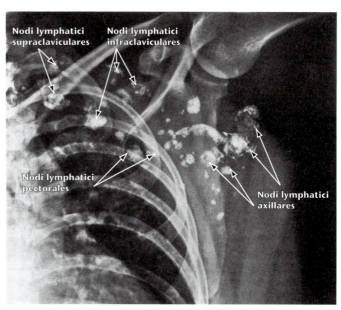

Abb. 3: Lymphangiografie der axillären Lymphknoten. Lymphadenopathie kann hier auf ein Mammakarzinom hindeuten. [19]

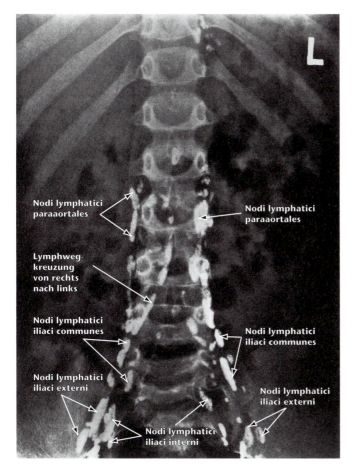

Abb. 2: Lymphangiografie der paraaortalen Lymphknoten. Metastasierung vor allem von gastrointestinalen und oberen Rektumtumoren. [19]

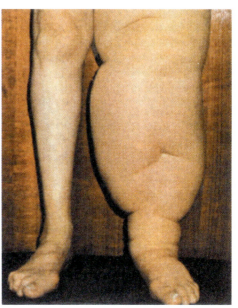

Abb. 4: Schweres Lymphödem (Elephantiasis) nach Filarien-Infektion. [7]

Zusammenfassung

✘ Schwellungen der Lymphknoten lassen sich meist leicht palpieren und können je nach Region auch Hinweise zur Dignität liefern.

✘ Vor allem schmerzlose, derbe, supraklavikuläre LK-Schwellungen weisen auf ein malignes Geschehen hin.

✘ Störungen des Lymphabflusses führen zu einem interstitiellen Ödem.

Effektormechanismen des Immunsystems

Das Immunsystem nutzt eine Vielzahl von Mechanismen, um Pathogene, Fremdkörper und Gewebeschäden einzudämmen. Einige laufen innerhalb weniger Sekunden ab, andere dauern Wochen bis Monate (s. Seite 62). Je nach Pathogen und bereits vorausgegangenen Reaktionen wird dann ein bestimmter Weg eingeschlagen.

Zytokine

Die wichtigsten systemischen Zytokine sind IL-6, IL-1β, TNFα und IFNγ. Sie werden von aktivierten Makrophagen, Monozyten und anderen Zellen freigesetzt und induzieren in der Leber die Synthese der Akute-Phase-Proteine (APP). Den größten Effekt hat IL-6. Je nach Entzündungsreaktion dominieren andere Zytokine; dies erklärt wohl, wieso bei viralen Infektionen weniger CRP gebildet wird als bei bakteriellen.
Die Zytokine wirken auf viele Gewebe und führen zu Fieber, endokrinen Veränderungen, Anorexie, Somnolenz, Lethargie, „Fatigue", Gewichtsverlust bis hin zur Kachexie und Entzündungsanämie.

Akute-Phase-Proteine

APP sind Proteine, deren Konzentration bei systemischen Entzündungszuständen um 25% oder mehr erhöht oder reduziert werden. Es gibt also positive und negative APP (z. B. Albumin). Je nach APP können die Konzentrationen um 50% (Coeruloplasmin) oder um das 1000-Fache erhöht werden (CRP und SAA, s. u.).
Die meisten APP wirken antiinflammatorisch, um die Reaktion lokal begrenzt zu halten. So antagonisieren Alpha-1-Antitrypsin und Alpha-1-Antichymotrypsin proteolytische Enzyme. Einige Proteine reduzieren auch den Effekt der produzierten reaktiven Sauerstoffradikalarten (z. B. Haptoglobin, Hämopexin). Fibrinogen hilft, die Blutgerinnung stabil zu halten.

CRP

Das C-reaktive Protein (CRP) bindet an Phosphocholin, ein Lipid, das auf Pathogenen und auf toten Zellen vorkommt. Dadurch können diese vom Komplement oder von Phagozyten erkannt werden. CRP wird innerhalb weniger Stunden vermehrt von der Leber freigesetzt und kann so die Zeit bis zu einer effektiven Antikörperantwort überbrücken. Laborchemisch hängt der CRP-Wert meist 1 bis 2 Tage dem tatsächlichen Infektionsgeschehen nach.
Die weiteren Funktionen des CRP sind sehr komplex; meist wirkt es proinflammatorisch, vor allem im Gewebe, es kann jedoch auch antiinflammatorisch wirken.

SAA

Das Serumamyloid A (SAA) ist das zweite wichtige APP. Es besteht aus einer Familie von Apolipoproteinen, die sich an HDL anlagern. Bei Entzündungsreaktionen können sie so den Cholesterinmetabolismus verändern. Es beeinflusst auch Adhäsion und Chemotaxis von Leukozyten. Allerdings kann sich SAA bei chronischen Entzündungszuständen als Plaques ablagern und zu einer systemischen AA-Amyloidose führen.

Das Komplementsystem

Das Komplementsystem ist ein phylogenetisch sehr altes Enzymsystem zur Zerstörung von Bakterien oder Parasiten. Es kann durch drei Wege aktiviert werden, die alle das Ziel haben, möglichst viel C3 an der Zielmembran zu aktivieren und damit den Membranangriffskomplex zu bilden. C3 wird wie alle Komplementproteine in C3a und C3b gespalten. C3a ist ein potentes Anaphylatoxin, C3b führt zur Opsonisierung des Pathogens. Dann bildet sich entweder der Membranangriffskomplex oder C3b führt über Komplementrezeptoren zur Phagozytose.
Der klassische Weg ist der durch IgM- oder IgG-Antikörper vermittelte. Nachdem sich der C1q-Teil des C1-Moleküls an den Fc-Teil des Antikörpers angelagert hat, aktiviert sich C1 selbst. Dadurch wird die Serinprotease C1s aktiviert und spaltet C4 und C2. So wird die aus C4b2a bestehende C3-Konvertase erzeugt.
Ein ähnlicher Weg ist der Mannan- oder Lektin-Weg. Mannose kommt praktisch nur auf Fremdorganismen vor und wird vom mannosebindenden Protein, einem APP, erkannt. Dieses spaltet danach C4 und C2. So wird die C3-Konvertase C4b2a erzeugt.
Der alternative Weg ist mehr als 600 Millionen Jahre alt und hat sich vor dem erworbenen Immunsystem entwickelt. Er kommt ohne Antikörper aus. Da immer ein kleiner Teil des C3 aktiviert ist, kann es, zusammen mit dem Faktor B, nach Bindung an einen Fremdkörper durch Faktor D aktiviert werden. Faktor D spaltet B in Bb und Ba. Es entsteht die C3-Konvertase des alternativen Wegs: C3bBb.
Nach Anlagerung der C3-Konvertase am Pathogen bildet sie viele Moleküle C3b und C3a. Zusammen mit der C3-Konvertase (die ja C4b2a ist) kann sich nach Bindung von C3b die C5-Konvertase, C4b2a3b, bilden. Diese spaltet C5 in C5a (ein Anaphylatoxin) und C5b. C5b führt zur Bildung des Membranangriffskomplexes, der aus C5, C6, C7, C8 und C9 besteht. Er stellt ein Loch in der Membran des Pathogens dar; viele davon führen zu dessen Abtötung.

Phagozytose

Neutrophile Granulozyten können Pathogene über eine Vielzahl von Mechanismen erkennen und dann abtöten (s. Seite 12). Auch APZ wie Makrophagen nehmen Pathogene auf (s. Seite 22).

Eosinophile Granulozyten

Eosinophile Granulozyten bekämpfen vor allem Parasiten wie Helminthen und deren Larven. Dazu nutzen sie ihre basischen Granula, die hauptsächlich das Major basic protein (MBP), das Eosinophil cationic protein (ECP), Eosinophilenperoxidase (EPO) und das Eosinophil-derived neurotoxin (EDN) enthalten. MBP, EPO und ECP sind für einige Parasiten (Schistosomen) toxisch. ECP ist auch für

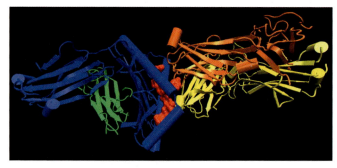

■ Abb. 1: Computermodell der T-Zell-Rezeptor-Interaktion mit einem Peptid-MHC-Klasse-I-Komplex, basierend auf einer Kristallstruktur. Die Ketten des T-Zell-Rezeptors sind gelb und orange, das Peptid rot, das MHC-Klasse-I-Molekül blau und das β_2-Mikroglobulin grün dargestellt.

Molekulare und zelluläre Mechanismen

■ Abb. 2: Naiver (a) und aktivierter (b) Lymphozyt im TEM-Bild. Perforin- und granzymgefüllte Granula sind erkennbar. [36]

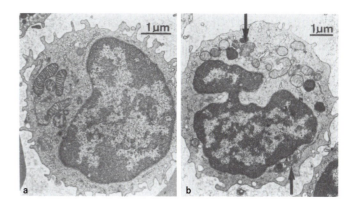

Myokardzellen toxisch. ECP und EDN sind außerdem neurotoxisch. Nach Aktivierung bilden Eosinophile auch TNFα und Eikosanoide. Die Differenzierung von Eosinophilen hängt von den T-Zell-Zytokinen IL-3, IL-5 und GM-CSF ab. Eine erhöhte Konzentration von Eosinophilen findet sich auch bei allergischen Erkrankungen (Asthma, Rhinitis) und beim Churg-Strauss-Syndrom.

Antikörper

Je nach Antikörper-Typ unterscheiden sich die Fc-Rezeptor-Bindung auf den Phagozyten und die Fähigkeit, Komplement zu aktivieren (s. Seite 16).

Zytotoxizität

Aktivierte T-Zellen (fast immer CD8+) können pathogen infizierte Körperzellen mit ihrem T-Zell-Rezeptor erkennen und abtöten. Sie erkennen Peptid-MHC-Komplexe (■ Abb. 1).
Auch NK- und NK-T-Zellen können Zielzellen abtöten. Dabei benutzen sie ähnliche Mechanismen und induzieren in den Zielzellen Apoptose.
Bei der sekretorischen Lyse werden aus Granula (■ Abb. 2) Granzyme und Perforine freigesetzt. Perforine bilden ein Loch in der Membran der Zielzelle, über das dann Granzyme eindringen können. Granzyme sind Serinproteasen, die in der Zielzelle CPP-32 spalten. Das dadurch aktivierte CPP-32 ist eine Caspase und aktiviert eine Nuklease (caspaseaktivierte Desoxyribonuklease), die dann die zelluläre DNA fragmentiert. Die apoptotische Zelle zeigt auf der Oberfläche Phosphatidylserin und wird mittels Scavengerrezeptor rasch von Phagozyten erkannt und aufgenommen. Die Apoptose löst so im Gegensatz zur Nekrose keine Entzündungsreaktion aus.
Ein seltener Mechanismus ist die nonsekretorische Lyse. Hier löst die T- oder NK-Zelle durch ihren Fas-Liganden bei der Zielzelle Apoptose über den Fas-Rezeptor aus. Apoptose kann auch durch Bindung eines TNFR-Liganden oder von TRAIL („TNF-related apoptosis-inducing ligand") an den TNF-ähnlichen Rezeptoren der Zielzelle ausgelöst werden.
NK-Zellen können auch antikörpervermittelte Zytotoxizität auslösen, und zwar falls an Zielzellen gebundene Antikörper vom FcγRIII (CD16) der NK-Zellen erkannt werden. Bei diesem Prozess werden auch Perforine und Granzyme eingesetzt.

Fremdkörperreaktion

Wenn ein Pathogen oder Fremdkörper nicht entfernt werden kann, wandeln sich bei längeren Entzündungsreaktionen (über Monate bis Jahre) Makrophagen zu Epitheloidzellen um, die eine Kapsel um den Herd bilden.
Zunächst bildet sich eine Makrophagenansammlung, die dann durch T-Zell-Zytokine (vor allem TNFα) in verschiedene Granulomtypen umgewandelt werden kann:

▶ Sarkoidose-Typ (mit Schaumann- und Asteroidkörper)
▶ Tuberkulose-Typ (mit Langhans-Riesenzellen und zentraler Nekrose)
▶ Fremdkörper-Typ
▶ Pseudotuberkulose-Typ (mit zentralen, nekrotischen neutrophilen Granulozyten)
▶ rheumatoider Typ (mit zentraler fibrinoider Nekrose und Anitschkow- und Eulenaugenzellen), sog. Aschoff-Knötchen.

Da die TNFα-Wirkung entscheidend ist, können monoklonale Antikörper gegen TNFα die Granulombildung stören. Sie sind so bei der Sarkoidose effektiv, können jedoch zum Aufflammen einer Tuberkulose führen. Vor jeder Therapie mit TNFα-Antikörper muss also eine Tuberkulose ausgeschlossen werden!

Zusammenfassung

✖ Effektorproteine des angeborenen Immunsystems werden im Rahmen der Akute-Phase-Reaktion von der Leber vermehrt gebildet (z. B. CRP).

✖ Das Komplementsystem kann Bakterien und Parasiten abtöten, auch ohne dass spezifische Antikörper vorhanden sind.

✖ Phagozyten erkennen Pathogene vor allem durch gemeinsame Motive und können sie aufnehmen oder abtöten.

✖ Die erworbene Immunantwort kann durch Antikörper die Pathogene für eine Lyse oder Phagozytose markieren oder mittels des Komplementsystems abtöten.

✖ T- und NK-Zellen lösen in virusinfizierten Zellen Apoptose aus.

Die angeborene Immunität

Im Gegensatz zur adaptiven Immunität, die sich entwickeln muss, gibt es eine sog. angeborene Immunität. Wichtigster Unterschied sind die Eigenschaften der Rezeptoren. Beim angeborenen Immunsystem werden verbreitete Motive, beim adaptiven Immunsystem pathogenspezifische Merkmale erkannt.

So können die Komponenten der angeborenen Immunität nur quantitativ, z. B. im Rahmen einer Akute-Phase-Reaktion, vermehrt gebildet werden. Sie können sich aber nicht den Pathogenen anpassen und es gibt keine Gedächtnisfunktion.

Die Zellen des Immunsystems bilden sich im Knochenmark, in der Hämatopoese (Abb. 1). Bei Infektionen kann innerhalb weniger Stunden die Produktion von Granulozyten (Granulopoese) enorm gesteigert werden. Das hierzu benötigte GM-CSF wird von vielen Zellen, vor allem jedoch von Th1-CD4-T-Zellen und Makrophagen gebildet.

NK-Zellen zählen auch zum angeborenen Immunsystem, sie spielen eine wichtige Rolle bei zellulären Immunreaktionen (s. Seite 19). Mastzellen (s. Seite 28) gehören ebenfalls zum angeborenen Immunsystem.

Humorale angeborene Immunität

Zahlreiche Proteine im Serum können Motive von Pathogenen erkennen. Sie gehören fast alle zu den Akute-Phase-Proteinen und aktivieren das Komplementsystem (s. Seite 10).

Phagozyten

Toll-like receptors (TLR)

Die wichtigsten und phylogenetisch ältesten Rezeptoren, die gemeinsame Motive auf Pathogenen erkennen können, sind die TLR. Sie finden sich v. a. auf Zellen des angeborenen Immunsystems, wie auf den professionellen APZ: B-Zellen, Makrophagen und DZ. Es gibt mindestens zehn verschiedene TLR, die verschiedene Motive erkennen und meist zur Phagozytose und Aktivierung führen. Im Gegensatz zu den Rezeptoren des adaptiven Immunsystems führen die TLR ohne Lernprozess zu einer Reaktion.

Einige der TLR kommen als Heterodimere (TLR2/1 und TLR2/6) und als lösliche, inhibitorisch wirkende Faktoren (TLR2/1) vor.

Die Erkennung bestimmter Motive lenkt durch die unterschiedliche zelluläre Expression der TLR die Immunantwort bereits in eine Richtung (Tab. 1). So kommt doppelsträngige RNA (dsRNA) fast nur bei Viren vor und die Aktivierung von Lymphozyten über TLR3 führt zu einer frühen adaptiven Immunantwort.

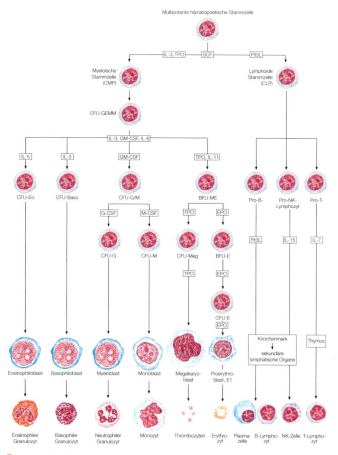

Abb. 1: Die Phagozyten (Granulozyten, Makrophagen) entwickeln sich im Knochenmark neben den Erythrozyten und Thrombozyten in der sog. Hämatopoese. [7]

Dagegen kommen bestimmt Lipide und LPS nur in Bakterien vor und aktivieren über TLR1 und -2 bzw. -4 das angeborene Immunsystem. Die Monozyten/Makrophagen führen u. a. zur GM-CSF-Freisetzung und damit zur Verstärkung der Granulopoese.

Granulozyten

Die wichtigsten Abwehrzellen gegen Bakterien und Pilze sind die neutrophilen Granulozyten. Die eosinophilen Granulozyten (s. Seite 10) spielen eine wichtige Rolle in der Bekämpfung von Parasiten, basophile Granulozyten differenzieren sich im Gewebe zu Mastzellen (s. Seite 28).

	TLR1	TLR2	TLR3	TLR4	TLR5	TLR6	TLR7	TLR8	TLR9	TLR10
Erkennungsmotiv	Triacyl-Lipopeptide	Tri- und Diacyl-Lipopeptide, Porine von Neisseriae	dsRNA	LPS, RSV-Fusionsprotein, Chlamydia, Hsp 60, ECM	Flagellin	Diacyl-Lipopeptide	ssRNA (z. B. von HIV, Influenza), Imidazoquinolin		CpG-RNA	?
Monozyten/Makrophagen	+	+	–	+	+	+	+	+	+	+
Myeloide DZ	+	+	–	+	+	–	+	+	+	–
Plasmazytoide DZ	–	–	–	–	–	–	+	–	+	–
Mastzellen	–	+	–	+	–	+	–	+	–	–
B-Zellen	–	+	–	–	–	–	+	–	+	+
T-Zellen	–	–	+	–	–	–	–	–	+	Nur Treg

Tab. 1: Erkennungsmotive und Verteilung der TLR.

Molekulare und zelluläre Mechanismen

Neutrophile Granulozyten phagozytieren Pathogene, die anschließend intrazellulär in der Vakuole abgebaut werden (Abb. 2). Verschiedene aggressive Moleküle, z. B. Wasserstoffperoxid, werden zur Oxidation produziert (reactive oxygen species) und zerstören Proteine der Mikroorganismen. Granula fusionieren mit der Vakuole und führen zu hohen bakteriziden Enzymkonzentrationen. Neutrophile besitzen drei Granula-Typen:

▶ Primäre (azurophile) Granula werden zuerst gebildet. Sie enthalten Enzyme, die bakterielle Proteine abbauen können (Lysozym, Cathepsin G, Elastase, Proteinase 3, Bactericidal/permeability-increasing protein), Defensine (s. u.) sowie Myeloperoxidase (MPO).
▶ Sekundäre (spezifische) Granula spielen bei der Membranerneuerung eine Rolle. Sie enthalten Laktoferrin und Transcobalamin II, die Eisen, Kupfer und Vitamin B_{12} binden.
▶ Tertiäre Granula (Gelatinase) enthalten kein Laktoferrin und sind wohl eine weitere Form der sek. Granula.

Makrophagen und Monozyten

Monozyten differenzieren sich im Gewebe zu Makrophagen (Pathologen bezeichnen sie daher als „Histiozyten"), kommen aber auch in serösen Sekreten (z. B. Aszites) vor. Ähnlich den Granulozyten nehmen Makrophagen Pathogene auf, präsentieren jedoch Peptid-MHC-Klasse-II-Komplexe an CD4-T-Zellen. Sie sind professionelle APZ. Die Interaktion ist auch notwendig zur Aktivierung des Makrophagen; ohne Aktivierung durch T-Zellen werden z. B. Mykobakterien in den Granula nicht zerstört.
Die Erkennung der Pathogene erfolgt über eine Vielzahl von motiverkennenden Rezeptoren, z. B. TLR oder Mannose-Rezeptor. Aber auch Komplement- und Immunkomplexe werden erkannt.

Dendritische Zellen (DZ)

DZ (Abb. 3) sind professionelle APZ und am effektivsten in der Aktivierung von T-Zellen („Priming"). Sie finden sich in allen Geweben, vor allem aber an Körperoberflächen (z. B. Langerhans-Zellen der Haut).
DZ nehmen Antigene u. a. durch Mikropinozytose auf und wandern dann mit der Lymphe in den regionären Lymphknoten. Dort präsentieren sie Antigene als Peptid-MHC-Klasse-I und -II-Komplexe. T-Zellen „scannen" die Komplexe kontinuierlich ab und werden, falls der TZR passt, von den DZ aktiviert. Neben der TZR-Bindung sind noch viele andere Signale nötig, um die T-Zelle zu

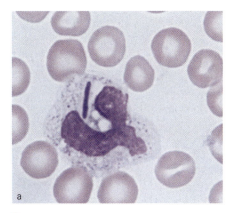 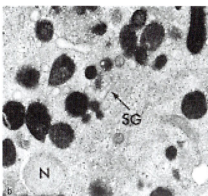

Abb. 2: a) [3] Granulozyten nehmen Bakterien durch Phagozytose in die Vakuole auf, die dann mit den Granula (b) [6] fusioniert wird. N: angeschnittener Nukleus; SG: sek. Granula.

aktivieren (s. Seite 18). Diese kostimulatorischen Moleküle werden von den DZ erst nach Aktivierung (z. B. durch Entzündungsreaktionen, aktivierte T-Zellen oder über TLR) exprimiert. Dies ist also ein weiterer Sicherheitsmechanismus, um Autoreaktivität zu vermeiden; nicht aktivierte DZ induzieren sogar Toleranz.
Man unterscheidet myeloische von lymphoiden (plasmazytoiden) DZ. Myeloische DZ zeigen eine hohe Phagozytoseaktivität und polarisieren CD4-T-Zellen in Th1-Richtung, da sie große Mengen an IL-12 freisetzen. Lymphoide DZ dagegen führen eher zu Th2-Antworten und produzieren vor allem α- und β-Interferone.

Defensine und Epithelien

Epithelzellen haben nicht nur eine Barrierefunktion, sondern sie synthetisieren fast alle auch eine Vielzahl von antimikrobiellen Peptiden, sog. Defensine. Diese können v. a. Bakterien und Pilze, aber auch Parasiten und Viren abtöten. Einige, wie das humane β-Defensin-1 (hBD-1), werden immer produziert, andere über TLR induziert.
Die Defensine können Poren bilden und kommen auch in Granulozyten-Granula (daher auch „human neutrophil peptides", HNP) und Monozyten vor. Einige Defensine können Entzündungsreaktionen verstärken und über CCR6 die adaptive Immunantwort stimulieren.
Paneth-Körner-Zellen im Dünndarm bilden sog. Kryptine (HNP 5 und 6), die vor speziellen Bakterien schützen (Salmonellen und Listerien).

Fremdkörperreaktion

Können Pathogene oder Fremdkörper nicht entfernt werden, kommt es zur Granulombildung. Dabei wandeln sich Makrophagen durch T-Zell-Zytokine in sog. Epitheloidzellen um, die dann palisadenartig den Fremdkörper umschließen (s. Seite 11).

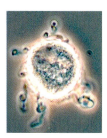

Abb. 3: Im Lichtmikroskop erkennt man die Dendriten der dendritischen Zellen sowie die Pinozytose (sehr raue Zelloberfläche).

Zusammenfassung

✗ Das angeborene Immunsystem erkennt Pathogene anhand von gemeinsamen Motiven.

✗ Wichtigste Rezeptoren sind die TLR-Familie, Komplement-, Scavenger- und Mannose-Rezeptoren, mit deren Hilfe Phagozyten Pathogene aufnehmen und aktiviert werden können.

✗ Die angeborene Immunantwort überbrückt die Zeit, bis das erworbene Immunsystem effektivere Mechanismen entwickelt hat.

Entwicklung der Lymphozyten und Toleranzmechanismen

Sowohl B- als auch T-Zellen durchlaufen Selektionsprozesse, bevor sie als naive, reife Zellen zur Aktivierung durch Antigen bereit sind. Man unterscheidet negative Selektion, bei der autoreaktive Zellen entfernt werden, und positive Selektion, bei der Zellen mit fehlgebildeten Rezeptoren entfernt werden. Die Rezeptoren können entweder auf Proteinebene fehlgefaltet sein oder bei T-Zellen z. B. gar kein MHC-Molekül erkennen. So werden Zellen entfernt, die nicht in der Lage sind, Antigen zu erkennen.

Aus der hämatopoetischen Stammzelle entsteht eine gemeinsame lymphatische Vorläuferzelle, aus der sich T-, B- und NK-Zellen entwickeln. Wichtige Enzyme der Rekombination der T- und B-Zell-Rezeptoren sind RAG1 und RAG2, die an Recombination signal sequences der DNA binden und die Rekombination steuern.

T-Zell-Entwicklung

Der T-Zell-Vorläufer verlässt das Knochenmark, die restliche Entwicklung erfolgt im Thymus (s. Seite 6). Die T-Zell-Produktion ist bei Kindern scheinbar größer, sodass der Thymus beim Erwachsenen teilweise verfettet (❚ Abb. 1 und 2).

Die T-Zellen durchlaufen vier Stadien (❚ Abb. 3): doppelnegativ (DN), intermediär einzelpositiv (ISP), doppelpositiv (DP) und zuletzt CD4- bzw. CD8-positiv (SP). Während des DN-Stadiums finden die Rekombination der β-Kette und danach ein erster Teil der positiven Selektion, die sogenannte β-Selektion, statt. Die somatische Rekombination des TZR läuft ähnlich wie bei den B-Zell-Rezeptoren ab (s. u.). Dabei werden Zellen entfernt, die defekte β-TZR-Ketten exprimieren. Die überlebenden Zellen teilen sich danach stark und kommen ins ISP- und danach ins DP-Stadium. In diesen Stadien wird die α-Kette rekombiniert und exprimiert. Danach folgt der zweite Teil der positiven Selektion, um T-Zellen zu entfernen, die kein MHC-Molekül erkennen.

Nun sind nur noch T-Zellen übrig, die MHC-Moleküle erkennen können. Je nachdem, ob diese MHC-Klasse-I oder -II-Moleküle binden, werden die Zellen zu CD8- oder CD4-T-Zellen. In einem letzten Schritt erfolgt dann die negative Selektion, es sterben also autoreaktive Zellen.

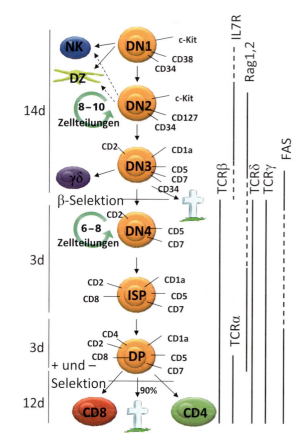

❚ Abb. 3: Schema der T-Lymphozyten-Entwicklung im Thymus.

Ein Teil der T-Zellen verlässt das DN-Stadium und wird zu γδ-T-Zellen. Diese sind wichtig für die Erkennung von CD1-Lipid-Komplexen v. a. bei der mukosalen Immunität.

Die nun reifen, naiven T-Zellen verlassen den Thymus und können über die HEV in die LK einwandern. Sie rezirkulieren durch die LK, bis sie ein passendes Antigen in Form eines MHC-Peptid-Komplexes gefunden haben und aktiviert werden.

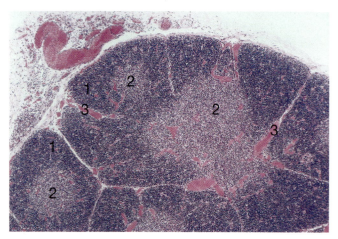

❚ Abb. 1: Der Thymus eines Kindes ist kaum verfettet. 1: Rinde, 2: Mark, 3: Stromabahnen. [18]

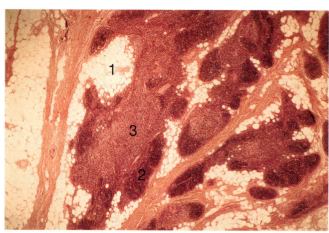

❚ Abb. 2: Im Thymus eines Erwachsenen sind massive Fettanteile erkennbar. 1: Fettgewebe, 2: Rinde, 3: Mark. [18]

Molekulare und zelluläre Mechanismen

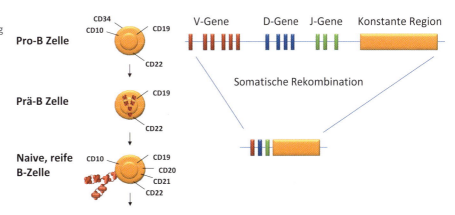

Abb. 4: Schema der B-Lymphozyten-Entwicklung im Knochenmark.

B-Zell-Entwicklung

Die B-Zellen entwickeln sich im Knochenmark (Abb. 4). Das erste Stadium wird als „Pro-B-Zelle" bezeichnet. Diese exprimieren CD19 und CD34. Die Rekombination der Immunglobulin-Gene bzw. des B-Zell-Rezeptors läuft in den Prä-B-Zell-Stadien ab, die durch Fehlen von CD34, jedoch Expression von CD20 und CD22 gekennzeichnet sind. Die B-Zellen werden danach negativ und positiv selektioniert. Dieses Stadium wird oft als „unreifes B-Zell-Stadium" bezeichnet. Die B-Zellen verlassen als reife, naive B-Zellen das Knochenmark und zirkulieren zwischen den Primärfollikeln der LK.
Bei der Rekombination werden per Zufall V-, D- und J-Gene ausgewählt und die dazwischenliegenden Sequenzen entfernt. Die Gene liegen dann vor der konstanten Kette, der B-Zell-Rezeptor kann exprimiert und die Zelle selektioniert werden. Zuerst wird die schwere Kette rekombiniert und bildet mit VpreB den Prä-B-Zell-Rezeptor. Falls die Rekombination zu einem sinnvollen Protein führt, kommt es zu einem Signal über den Rezeptor und zur Rekombination der leichten Kette.

NK-Zell-Entwicklung

Die NK-Zellen entwickeln sich aus einem NK/T-Zell-Vorläufer im Knochenmark. Die unreifen Zwischenstufen produzieren IL-13 und IL-15 und später wenig IFNγ. Reife NK-Zellen exprimieren dann CD122, CD94 und „Mischungen" von inhibitorischen Rezeptoren. Sie stellen so eine heterogene Zellpopulation dar und es gibt auch NK-Zellen mit T-Zell-Rezeptor (sog. NK/T-Zellen).

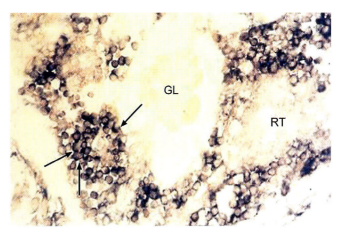

Abb. 5: RAG 1-exprimierende Lymphozyten (↑) in der Niere eines Zebrafischs; GL: Nierenglomerulus, RT: Nierentubulus. [38]

Exkurs: Lymphozyten in Fischen

Lymphatische Organe und die adaptive Immunantwort mit Lymphozyten haben sich evolutionär etwa zum Zeitpunkt des Kiefers entwickelt. So besitzen die meisten Tiere mit Kiefer auch T- und B-Lymphozyten, die sich ganz ähnlich wie beim Menschen entwickeln. In Fischen (Abb. 5) ist die zelluläre Immunantwort hoch entwickelt und von großer Bedeutung. Das liegt v. a. an marinen Viren und Mykobakterien (s. Schwimmbadgranulom, Seite 52), denen die Fische ständig ausgesetzt sind.

Zusammenfassung

✘ T-Zellen entwickeln sich im Thymus aus Vorläuferzellen des Knochenmarks, B-Zellen entwickeln sich ganz im Knochenmark.

✘ Sie durchlaufen in diesem Prozess die positive und negative Selektion.

✘ Bei der positiven Selektion werden Zellen mit fehlgebildeten Rezeptor, bei der negativen autoreaktive Zellen entfernt.

Antikörperbildung

Antikörper

Antikörper werden von aktivierten B-Zellen und Plasmazellen gebildet und sind der Prototyp der Immunglobulinsuperfamilie. Sie können an Pathogene binden und zur Phagozytose oder Komplementaktivierung führen. Außerdem können sie z. B. Toxine und Viren inaktivieren.

Es gibt verschiedene Typen von Antikörper mit unterschiedlichen Eigenschaften. IgM ist das erste gegen ein Antigen gebildete Immunglobulin und bindet meist suboptimal. Daher werden fünf Moleküle mittels der J-Kette verknüpft (Pentamer, ▌ Abb. 1 und 2), um die Bindung zu verbessern, eine sog. Aviditätssteigerung.

Durch bessere Selektion und Affinitätsreifung kommt es zu einer stärkeren Bindung an das Antigen, sodass der Antikörper als Monomer vorliegt: IgG. Es gibt vier Subtypen (IgG1–4; ▌ Abb. 1), die sich in ihren Fähigkeiten zur Komplementaktivierung und Fc-Rezeptor-Bindung unterscheiden (▌ Tab. 1).

Auf mukosalen Oberflächen findet man IgA, das v. a. von B-Zellen an den Epithelien gebildet wird; es stellt meist die erste Immunabwehr gegen eindringende Pathogene dar. IgE bindet hochaffin und irreversibel an den Fc-Rezeptor der Mastzellen und bildet so deren antigenerkennenden Rezeptor. Die Funktion von IgD besteht wohl in der T-Zell-Aktivierung.

T-Helferzellen

CD4-T-Zellen sind zentrale Kontrollelemente im Immunsystem. Ohne CD4-T-Zell-Hilfe können meist nur schwache und temporär begrenzte humorale und zytotoxische Immunantworten erzeugt werden. Relativ unabhängig von T-Zell-Hilfe sind lediglich NK-Zell-Reaktionen und das angeborene Immunsystem.

T-Helferzellen werden von DZ aktiviert (s. Seite 18) und entwickeln sich je nach DZ und Zytokinmilieu entweder in einen Th1- oder in einen Th2-Phänotyp. Th1-CD4-Zellen unterstützen die zelluläre Immunität durch Produktion von IFNγ und TNFα. Im Gegensatz dazu fördern Th2-Zellen durch IL-4-, IL-5-, IL-6- und IL-10-Synthese die humorale Immunantwort. Ein Klassenwechsel von B-Zellen ist meist nur nach Interaktion mit Th2-Zellen möglich.

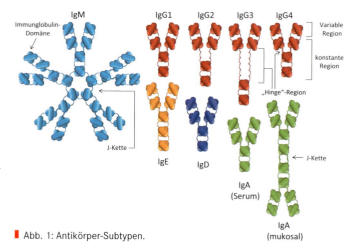

▌ Abb. 1: Antikörper-Subtypen.

B-Zellen

B-Zell-Aktivierung

Naive, reife B-Zellen können im LK durch Kontakt mit Antigenen aktiviert werden. Dazu muss die membrangebundene Form des Antikörpers (B-Zell-Rezeptor, BZR) zum Antigen passen. Wichtigster Korezeptor der B-Zelle ist CD22. Der BZR besteht neben dem Immunglobulin noch aus CD19 und CD21. Die Aktivierung kann durch zwei Mechanismen erfolgen:

▶ Ein repetitives Antigen, z. B. die Oberfläche eines Virus, kann den BZR vernetzen und die B-Zellen ohne T-Zell-Hilfe aktivieren. Die Vernetzung des BZR führt intrazellulär zur räumlichen Nähe von immunotyrosinbasierten Aktivierungsmotiven, die sich durch ihre Tyrosinkinasen gegenseitig phosphorylieren. Nach Bindung von Adapterproteinen wird das Signal zum Zellkern übertragen und die Genexpression verändert. Dadurch werden vermehrt Antikörper in löslicher Form gebildet und die Proliferation wird angeregt.
▶ Der zweite Weg ist abhängig von T-Zell-Hilfe. Nachdem Antigen an den BZR gebunden hat, wird dieser durch Endozytose internali-

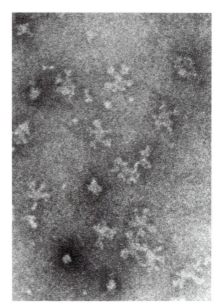

▌ Abb. 2: IgM ist meist ein Pentamer (Ultrastruktur in der Rasterelektronenmikroskopie). [35]

	IgG1	IgG2	IgG3	IgG4	IgM	IgA	IgD	IgE
Serum-Ig-Anteil	53%	16%	6%	5%	6%	13%	0,1%	0,002%
Serumkonzentration (mg/dl)	280–800	115–570	24–125	5,2–125	40–230	70–400	≈ 4	≈ 0,03
Halbwertszeit (Tage)	23	23	7–9	23	5	6	3	3
Komplementaktivierung	+++	+	+++	–	+++	++	–	–
Plazentagängigkeit	++	(–)	+++	+	–	–	–	–
Fc-Rezeptor-Bindung (Monozyten)	++	–	++	–	++	+	–	–
Fc-Rezeptor-Bindung (Mastzellen)	–	–	–	+	–	–	–	+++
Fc-Rezeptor-Bindung (Neutrophile)	+	+	+	–	+	+	–	–
Fc-Rezeptor-Bindung (Lymphozyten)	+	+	+	+	+	(+)	+	+

▌ Tab. 1: Charakteristika der Immunglobuline.

siert und das Antigen in Endosomen zu Peptiden abgebaut. Diese Peptide werden in MHC-Klasse-II-Komplexen an der B-Zell-Oberfläche präsentiert. Erkennt eine CD4-T-Zelle solch ein Peptid als fremd, kann sie die B-Zelle mittels kostimulatorischer Moleküle (z. B. CD40-CD40L-Interaktion) aktivieren.

Keimzentrumsreaktion

Die erste B-Zell-Aktivierung findet meist im LK statt. Die Proliferation und das entstehende Begleitinfiltrat bilden einen primären Lymphfollikel mit Keimzentrum. Histologisch erkennt man Zentroblasten (proliferierende B-Zellen) und Zentrozyten (unter Selektion befindliche B-Zellen). Viele der Zentrozyten gehen aufgrund unpassender Antikörper mittels Apoptose zugrunde, die gut passenden Zellen werden wieder zu Zentroblasten und proliferieren mit enormen Teilungsraten.

Klassenwechsel

B-Zellen exprimieren nach der ersten Aktivierung immer IgM- und IgD-Antikörper. Um andere Isotypen produzieren zu können, durchlaufen sie je nach Zytokinmilieu den sog. Klassenwechsel. Die meisten B-Zellen wechseln durch T-Zell-Hilfe, IL-4 und IL-6 zu IgG1. Dazu wird die konstante Region des IgM genomisch entfernt und die Gene des IgG werden in Nähe zu den rekombinierten variablen Genen gebracht. IL-2 und IFNγ führen zu IgG2. Dagegen bekommen B-Zellen an den Epithelien starke TGFβ-, IL-10- und IL-5-Signale und wechseln dadurch bevorzugt zu IgA.

Affinitätsreifung

Antigene werden über Jahrzehnte von follikulären dendritischen Zellen (FDZ) im LK präsentiert. Diese Präsentation ermöglicht bereits aktivierten B-Zellen, ihre Antikörper zu verbessern. In einem Prozess, der als „Affinitätsreifung" bezeichnet wird, kommt es in den Antikörpergenen, vor allem in den Antigenbindungsstellen (CDR), zu Mutationen. Durch die Interaktion mit den Antigenen an den FDZ werden B-Zellen selektiert, die dadurch bessere Antikörper bilden können. „Besser" bedeutet eine stärkere Bindung und höhere Spezifität. Dieser Prozess ist mitverantwortlich für die bei erneuter Antigenexposition schneller und effektiver einsetzende Immunantwort.

Feedback-Hemmung

Bindet nicht nur ein Antigen, sondern ein Immunkomplex an den BZR, dann kann der Antikörper des Immunkomplexes zur Inaktivierung der B-Zelle führen. Dies geschieht, indem der Antikörper den Fc-Rezeptor (CD32) in die Nähe des BZR bringt und so intrazellulär mittels immunotyrosinbasierter Inhibitionsmotive die Signalübertragung des BZR blockiert. Auf diese Weise kann verhindert werden, dass unsinnig viele B-Zellen in späten Phasen der Immunantwort aktiviert werden. Da CD32 niedrigaffin an IgG bindet, kommt es nur bei überschießenden humoralen Antworten zu dieser Blockierung.

Plasmazellen

Aktivierte B-Zellen können sich zu Plasmazellen differenzieren und die Menge an produzierten Antikörpern nimmt stark zu. Die Antikörper der Plasmazellen sollen über Jahrzehnte bis lebenslang vor den Pathogenen schützen und sind eine wichtige Komponente der Gedächtnisbildung.
Plasmazellen produzieren im Knochenmark oder im Darm große Mengen Antikörper und exprimieren CD138. Histologisch erkennt man Plasmazellen an der typischen „Spiegelei"-Form mit hellem Zytoplasma in Kernnähe, die den Golgi-Apparat darstellt. Elektronenmikroskopisch fallen der typische Radspeichenkern und der enorm entwickelte Golgi-Apparat auf (▌ Abb. 3).

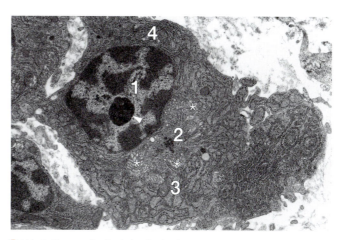

▌ Abb. 3: Plasmazelle. Typischer Radspeichenkern 1 mit Nukleolus (▲), * Golgi-Apparat, 2: Zytozentrum mit Zentriole, 3: raues ER, 4: Mitochondrien. [18]

Zusammenfassung

✖ Antikörper sind wichtige Effektormoleküle der erworbenen Immunantwort und werden von aktivierten B-Zellen und von Plasmazellen gebildet.

✖ Die variable Region, die an das Antigen bindet, bleibt bis auf Mutationen (Affinitätsreifung) konstant, die konstante Region (Fc-Teil) kann aber durch Klassenwechsel geändert werden.

✖ Zuerst wird IgM gebildet, das durch Affinitätsreifung weiterentwickelt werden kann. Später wird dann der IgG-Isotyp gebildet.

✖ Weitere Subtypen haben unterschiedliche Funktionen: IgA findet sich an mukosalen Oberflächen und in der Muttermilch, IgE bindet an Mastzellrezeptoren.

Zelluläre Immunreaktionen

Zelluläre Immunreaktionen führen zu humoralen und zytotoxischen Reaktionen; Letztere dienen vor allem der Immunabwehr gegen Viren und intrazelluläre Bakterien. CD4-T-Zellen steuern diese Polarisierung entweder in die zytotoxische oder in die humorale Richtung (■ Abb. 1). Da CD4 an MHC-Klasse-II-Moleküle bindet und CD8 an solche der Klasse I, können die Zellen nur die entsprechenden Peptid-MHC-Komplexe erkennen.

CD4-Zellen

CD4-T-Zellen (T-Helferzellen) rezirkulieren durch die lymphatischen Organe, bis sie einen passenden Peptid-MHC-Klasse-II-Komplex erkennen und aktiviert werden. Sie haben dann meist keine direkte Funktion in der Bekämpfung von Pathogenen, sondern dirigieren die anderen Zellen des Immunsystems.

Aktivierung

Naive T-Zellen werden am effektivsten durch DZ aktiviert. Andere APZ (Makrophagen und B-Zellen) können dies aber in begrenzterem Maße auch. Das wichtigste Signal ist die Erkennung des Antigens in Form von Peptid-MHC-Klasse-II-Komplexen durch den TZR. Das Peptid hat 13 oder mehr Aminosäuren und wird im Klasse-II-Molekül zwischen zwei α-Helices gebunden.
Neben dem Signal des TZR ist ein weiteres Signal über kostimulatorische Moleküle CD28 notwendig. Ohne dieses Signal wird die T-Zelle anerg (inaktiviert, sog. Low-zone-Toleranz). CD28 bindet an CD80 oder CD86 der professionellen APZ. Weitere Signale sind hilfreich. Vor allem Zytokine (IL-7 und IL-12) und andere Rezeptorinteraktionen (z. B. mit Integrinen) stabilisieren die T-Zell-Aktivierung.
Nach Aktivierung beginnen die T-Zellen mit einer massiven, IL-2-abhängigen Proliferation. Nach etwa sieben Tagen ist das Maximum dieser klonalen Expansion erreicht, die Zellen sind im ganzen Körper verteilt. Gegenregulationen, z. B. die Expression von CTLA-4 (CD152), begrenzen die Expansion. Ein Teil der Zellen wird zu Gedächtniszellen, während der Großteil abstirbt. Eine überstarke Aktivierung (sog. High-zone-Toleranz) führt zur Apoptose der T-Zellen (activation-induced cell death, AICD).

Th1 vs. Th2

Je nach Zytokinmilieu und aktivierenden DZ können sich CD4-Zellen (undifferenziert als „Th0" bezeichnet) entweder in Th1- oder in Th2-Richtung differenzieren. Die Th0-Zellen gelangen durch CCR7 und CD62L in die LK, wo die Polarisierung stattfindet. TGFβ hemmt diese Differenzierung in peripheren Geweben. Der Prozess wird durch unterschiedliche Transkriptionsfaktoren (GATA-3 bei Th0, Stat-4 bei Th1, Stat-6 bei Th2) vermittelt, die die Genexpression in den Th0-Zellen ändern. Die Th1-Zellen blockieren die Th2-Entwicklung und umgekehrt.
Th1-Zellen produzieren große Mengen an IFNγ, IL-2 und TNF-β. Sie unterstützen die Entwicklung von zytotoxischen T-Zellen sowie das Abtöten von intrazellulären Bakterien in Makrophagen. Die Chemokinrezeptoren CCR1, CCR5 und CXCR3 leiten die Zellen in periphere Gewebe.
Th2-Zellen synthetisieren IL-4, IL-5, IL-6 und IL-10 und fördern die B-Zell-Aktivierung und -Differenzierung. Die Expression von CCR3 und CCR4 ist für die Migration zu den Keimzentren notwendig, wo B-Zellen warten.

CD8-Zellen

CD8-Zellen sind zytotoxische T-Zellen, die virusinfizierte Zellen erkennen und abtöten können. Sie erkennen Peptid-MHC-Klasse-I-Komplexe, die auf fast allen Körperzellen präsentiert werden, und werden ähnlich wie CD4-Zellen durch DZ aktiviert. Es gibt zwei wesentliche Mechanismen zur Abtötung der Zielzellen (s. Seite 11):

▶ Die CD8-Zellen bilden nach Aktivierung Granula mit Granzymen und Perforinen. Die Ausschüttung der Granula führt zu Löchern in der Membran der Zielzelle (durch Perforin), durch die Granzyme eindringen und Apoptose auslösen können.
▶ Der zweite Mechanismus kann über Fas-FasL-Interaktion mit der Zielzelle Apoptose über intrazelluläre Kaskaden auslösen.

Gedächtnisbildung

Charakteristikum der Gedächtnisfunktion ist eine schnellere und effektivere Immunantwort bei erneuter Konfrontation mit dem Pathogen. Die bereits von der vorherigen Infektion vermehrt vorhandenen T- und B-Zell-Klone können schneller expandieren. Die CD4-Zellen sind durch die Differenzierung bereits in eine Richtung geprägt, sodass die passenden Zytokine und Funktionen rascher einsetzen.
Effektiver wird die T-Zell-Antwort vor allem durch die zunehmende klonale Selektion von hochaffinen, also besser bindenden T-Zellen mit entsprechend hochaffinen TZR. Bei chronisch reaktivierenden Infektionen, z. B. CMV, kommt es zu beinahe monoklonalen T-Zell-Repertoires, die höchstaffine TZR besitzen.
Effektor-T-Zellen exprimieren meist CD45RA, die Gedächtniszellen eine andere Splicevariante: CD45RO. Gedächtniszellen rezirkulieren auch durch die LK. Man kann je nach Chemokinrezeptor zwei Typen unterscheiden: längerlebige zentrale (CCR7+) und kurzlebige periphere (CCR5+) Gedächtniszellen.

■ Abb. 1: CD4-T-Zell-Differenzierung.

NK-Zellen

NK-Zellen stellen sicher, dass alle Körperzellen außerhalb des ZNS MHC-Moleküle besitzen. Durch deren Suppression könnten Viren der zytotoxischen Immunantwort entgehen. Einige Viren (z. B. CMV) supprimieren MHC-Moleküle und produzieren eigene, MHC-ähnliche Proteine, welche die NK-Zellen täuschen können.
NK-Zellen töten praktisch alle Zellen, falls sie nicht durch inhibitorische Rezeptoren, die an MHC-Komplexe binden, inaktiviert werden. Es gibt eine Vielzahl von inhibitorischen NK-Zell-Rezeptoren (killer inhibitory receptors, KIR), die heterogen auf den NK-Zellen exprimiert werden. So gibt es viele Untergruppen mit unterschiedlichen Mischungen der KIR. Anderseits gibt es auch aktivierende Rezeptoren, die zur Apoptose der Zielzellen führen können.
Die Zytotoxizität erfolgt ähnlich wie bei den CD8-Zellen über Fas oder Granzyme. Ein dritter Mechanismus ist die antikörperabhängige Zytotoxizität, bei der Zielzellen, die mit Antikörpern markiert sind, über Fc-Rezeptoren erkannt und mittels Granzymen lysiert werden. NK-Zellen sind außerdem eine wichtige Zytokinquelle, vor allem von IFNγ.
Es gibt auch sog. NK-T-Zellen mit TZR, die Lipid-CD1d-Komplexe erkennen und IL-4, IL-12 und IFNγ sezernieren.

γδ-T-Zellen

Der T-Zell-Rezeptor der meisten T-Zellen besteht aus der α- und der β-Kette. Vor allem bei der mukosalen Immunität spielen jedoch γδ-T-Zellen eine große Rolle. Diese erkennen fremde Lipide auf Zielzellen, meist Isopentenylpyrophosphat, oder andere Lipide, die mittels CD1c präsentiert werden können. Lipide können auch von unkonventionellen αβ-T-Zellen erkannt werden, die dann oft CD4- und CD8-doppelnegativ (erkennen Lipid-CD1d-Komplexe) oder doppelpositiv (erkennen Lipid-CD1a-, -b- oder -c-Komplexe) sind.

Exkurs: Listerien

Listeria monocytogenes ist ein intrazelluläres Bakterium, das nur bei Immunsupprimierten und Schwangeren zu symptomatischen Infektionen führt. Die Infektion erfolgt mit kontaminierter Nahrung; die Listerien durchbrechen die Darmschleimhaut und führen zu einer systemischen Besiedelung.
Die Bakterien werden rasch von Makrophagen aufgenommen; ähnlich wie bei der Tuberkulose sind zur Zerstörung der Bakterien jedoch Th1-Zellen nötig. Fehlen CD4-Zellen oder funktionieren sie nicht korrekt, kommt es zu einer Bakteriämie mit Absiedlungsherden. Bei Schwangeren können Listerien den Fetus infizieren, da das Immunsystem vor allem in der fetoplazentaren Einheit supprimiert ist (um Alloreaktionen gegen paternale Antigene zu verhindern; ▌ Abb. 2).

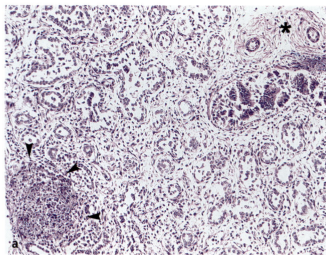
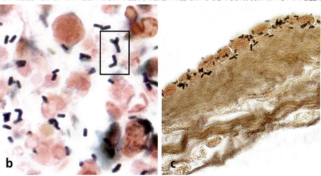

▌ Abb. 2: Listerien; a) Granulomartige Entzündungsherde in der fetalen Lunge (▲), *: Pulmonalarterien; b) Versilberung zeigt Stäbchenbakterien mit listerientypischen V und Y-Formen; c) Listerientypisches intrazelluläres Bakterienwachstum in der Eihaut der infizierten Plazenta. [1]

Zusammenfassung

✖ Zelluläre Immunreaktionen werden von T- und NK-Zellen durchgeführt.

✖ NK-Zellen können Zielzellen abtöten, die kein MHC-Molekül exprimieren, und produzieren große Mengen Interferon.

✖ CD4-T-Zellen können sich in Th1- und Th2-Phänotyp differenzieren.

✖ Th1-Zellen stimulieren die Bildung zytotoxischer CD8-T-Zellen und aktivieren Makrophagen. Th2-Zellen stimulieren B-Zellen (T-Zell-Hilfe).

Zytokine, Chemokine und Interferone

Signalmoleküle koordinieren das Immunsystem und steuern lokale Reaktionen (▌ Tab. 1). Man unterscheidet Interleukine (Signalmoleküle und Wachstumsfaktoren für Immunzellen), Chemokine (Steuerung der Migration) und Interferone (v. a. antivirale Wirkung).

Interleukine

Proentzündliche Faktoren

Bei lokalen Entzündungsreaktionen produzieren v. a. Makrophagen IL-1, IL-6 und TNFα. Diese führen zur Aktivierung von Endothelzellen und Lymphozyten sowie zu systemischen Reaktionen wie Fieber, Kachexie, Hypotonie und Akute-Phase-Reaktion. Gedächtnis-CD4-T-Zellen bilden IL-17, das ähnlich wie TNFα proinflammatorisch auf Fibroblasten und Stromazellen wirkt.

T-Zell-Wachstumsfaktoren

Nach Aktivierung sind T-Zellen von IL-2 abhängig, in geringerem Umfang auch von IL-4. IL-2 wird auch durch Aktivierung von T-Zellen gebildet, dies ist also ein autokriner Regelkreis. IL-15 hat ähnliche Effekte, wird aber in vielen Geweben gebildet. IL-21 wirkt auch IL-2-ähnlich.
IL-7 ist für die Lymphozytenentwicklung und für die Aktivierung naiver T-Zellen notwendig. GM-CSF und wohl auch IL-16 wirken antiapoptotisch auf aktivierte T-Zellen.

Wachstumsfaktoren für Vorläuferzellen im Knochenmark

IL-3 wird von T-Zellen, Mastzellen und Eosinophilen gebildet und fördert die Reifung von allen Knochenmarkzellen. IL-6 hat ähnliche Effekte. IL-5 wird von Th2-Zellen gebildet und fördert im Knochenmark die Differenzierung von Eosinophilen. IL-9 fördert dagegen die Bildung von Basophilen. IL-11 wird lokal im Knochenmark von Stromazellen gebildet und fördert die Hämatopoese.

Th1-Zytokine

IL-12 wird von DZ, Makrophagen und in geringen Mengen von B-Zellen gebildet und stimuliert die Differenzierung von CD4-T-Zellen in Th1-Richtung. Es regt wie auch IL-18 und IL-23 die IFNγ-Produktion von T- und NK-Zellen an. IL-27 stimuliert die IL-12-Rezeptor-Expression und wird von Makrophagen und DZ gebildet.

Faktor	Produktionsort	Zielzellen	Funktion
GM-CSF	CD4-Zellen	Hämatopoetische Progenitorzellen	Proliferation und Differenzierung zu Monozyten und DZ
IL-1a IL-1b	Monozyten, Makrophagen, B-Zellen, DZ, NK-Zellen, Fibroblasten	Makrophagen	Aktivierung
		B-Zellen	Reifung und Proliferation
		NK- und T-Zellen	Aktivierung
		Verschiedene Zellen (v. a. Hepatozyten und Osteoklasten)	Entzündung, Akute-Phase-Reaktion, Fieber, Katabolie, Hypotonie
IL-2	T-Zellen	Aktivierte T- und B-Zellen, NK-Zellen, Monozyten, Makrophagen, Oligodendrozyten	Proliferation und Aktivierung
IL-3	CD4-Zellen, Mastzellen, Eosinophile	Stammzellen	Proliferation und Differenzierung
		B-Zellen, Monozyten	Reifung und Proliferation
IL-4	Th2-Zellen, Mastzellen, Knochenmarkstroma	Aktivierte B-Zellen	Proliferation und Differenzierung
		Makrophagen	Aktivierung
		T-Zellen	Proliferation
IL-5	Th2-Zellen, Mastzellen, Eosinophile	Eosinophile	Differenzierung
IL-6	T- und B-Zellen, Plasmazellen, Makrophagen, Knochenmarkstroma, Fibroblasten	Aktivierte B- und T-Zellen	Wachstum und Differenzierung
		Plasmazellen	Antikörperproduktion
		Stammzellen	Differenzierung
		Hepatozyten	Akute-Phase-Reaktion
IL-7	Knochenmarkstroma, Thymusstroma, Milzzellen	B- und T-Zellen	Proliferation und Differenzierung von Progenitorzellen
IL-8	Makrophagen, Endothelzellen	Neutrophile und T-Zellen	Chemotaxis
IL-10	Th0- und Th2-Zellen, CD8-Zellen, Monozyten, Makrophagen, DZ	Makrophagen	Aktivierung
		B-Zellen, Mastzellen	Aktivierung und Proliferation
IL-12	Makrophagen, B-Zellen, DZ	Th1-Zellen	Aktivierung und Differenzierung
		NK und T-Zellen	Aktivierung von IFNγ-Sekretion
IFNα	Leukozyten	Fast alle Körperzellen	Induktion von Virusresistenz, Inhibition von Proliferation, MHC-Expressions-Regulation
IFNβ	Fibroblasten und Epithelzellen	Fast alle Körperzellen	Wie IFNα
IFNγ	T- und NK-Zellen	B- und T-Zellen, Makrophagen und NK-Zellen	Aktivierung, Proliferation und Differenzierung
		Th2-Zellen	Suppression
		Verschiedene Zellen	Induktion von Virusresistenz und MHC-Expression
MIP-1a	Makrophagen	Monozyten, T-Zellen	Chemotaxis
MIP-1b	Lymphozyten	Monozyten, T-Zellen	Chemotaxis
TGFβ	T-Zellen, Monozyten	Monozyten, Makrophagen	Chemotaxis
		Aktivierte Makrophagen	IL-1-Synthese
		Aktivierte B-Zellen	IgA-Synthese
		Verschiedene Zellen	Proliferation
TNFα	Makrophagen, Mastzellen, NK-Zellen	Makrophagen	CAM und Zytokinexpression
		Tumorzellen	Apoptose
TNFβ	Th1- und CD8-Zellen	Phagozyten	Phagozytose, NO-Produktion
		Tumorzellen	Apoptose

▌ Tab. 1: Übersicht über wichtige Zytokine.

Molekulare und zelluläre Mechanismen

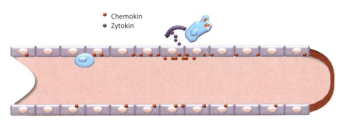

Abb. 1: Lokale Entzündungsreaktionen führen zur Freisetzung von Zytokinen, die dann Endothelzellen zur Chemokinproduktion anregen. Die produzierten Chemokine bilden an der Gefäßwand u. a. durch Bindung an Heparansulfat einen Gradienten; Lymphozyten können den Ort der höchsten Konzentration finden und dort das Gefäßsystem verlassen (Diapedese).

Th2- und B-Zell-Zytokine

Zytokine, die von Th2-Zellen gebildet werden, sind v. a. IL-3, IL-4, IL-5, IL-6 und IL-10. Sie stimulieren u. a. B-Zellen. IL-25 ruft auch eine Th2-Reaktion hervor, wird aber im Knochenmarkstroma gebildet. IL-10 kann sowohl inhibitorisch als auch aktivierend auf B-Zellen wirken. Es wird von vielen Zellen, jedoch nicht von Th1-Zellen gebildet und blockiert die Th1-Zell-Entwicklung.
IL-13 und IL-14 induzieren Proliferation von aktivierten B-Zellen IL-14 hemmt aber die Immunglobulinsynthese. IL-13 stimuliert die Differenzierung von B-Zellen und den Klassenwechsel zu IgE.

Chemokine

Bisher wurden im Menschen mehr als 50 verschiedene Chemokine beschrieben, die nicht nur die Migration von Leukozyten regeln, sondern auch aktivieren oder blockieren können.
Alle Chemokine haben Disulfidbrücken und oft zwei benachbarte Cysteine. Je nachdem, wie viele andere Aminosäuren (AS) sich zwischen diesen beiden konservierten Cysteinen befinden, werden die Chemokine in Gruppen eingeteilt: CC-Chemokine (keine AS dazwischen), CXC (eine AS dazwischen), CX3C (drei AS dazwischen) und XC-Chemokine (nur ein Cystein). Die einzelnen Chemokine werden durchnummeriert und als Liganden des Rezeptors bezeichnet, also z. B. CCL2.

Entzündungschemokine

Bei Entzündungsreaktionen wird IL-8 durch aktivierte Makrophagen sezerniert und lockt Neutrophile, Basophile und T-Zellen an. Es wirkt aber auch aktivierend und degranulierend auf die Neutrophilen. MCP-1 wirkt ähnlich, jedoch auf Monozyten und Basophile, und fördert die Histaminfreisetzung von Basophilen.
Komplementbestandteile, v. a. C5a, wirken chemotaktisch und aktivierend auf Granulozyten.

Lymphozytenchemotaxis

Lymphozyten können unterschiedliche Gewebe durch Expression bestimmter Chemokinrezeptoren erreichen (Abb. 1). Stammzellen bleiben im Knochenmark durch Expression von CXCR4, da das Knochenmarkstroma CXCL12 (SDF-1) bildet. Lymphozytenvorläufer erreichen den Thymus durch Expression von CCR9 entlang dem CCL25-Gradienten. Aktivierte Lymphozyten produzieren andere Integrine und gelangen mit demselben Mechanismus in den Dünndarm. Naive Lymphozyten gelangen durch Expression von CCR7, der CCL21 (SLC) und CCL19 bindet, in Thymus und Lymphknoten. Auch zentrale Gedächtniszellen benutzen diesen Mechanismus, um in den LK zu rezirkulieren.

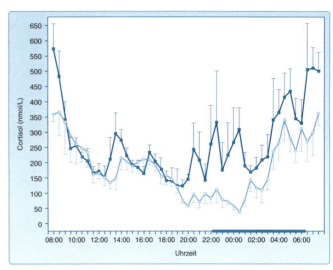

Abb. 2: 24-Stunden-Profil der Plasmakortisolspiegel. Bei Personen mit langer Schlafdauer (helle Kreise) sind die Konzentrationen im Vergleich zu solchen mit geringer Schlafdauer (dunkle Quadrate) erniedrigt. [12]

Durch Expression von CCR10 und dem CCL28-Gradienten können aktivierte T-Zellen in den Dickdarm gelangen. Expression von CCR10 und Nutzung des CCL27-Gradienten führen die Zellen in die Haut.

Interferone

Die Hauptfunktion der Interferone ist, in Körperzellen eine Virusresistenz zu fördern.
IFNα und -β hemmen die Zellteilung und erhöhen die Expression von Peptid-MHC-Klasse-I-Komplexen. IFNα ist eine Proteingruppe von 24 Genen, die von Lymphozyten und Makrophagen gebildet wird. IFNβ dagegen wird von Fibroblasten und Epithelzellen produziert. IFNγ wird von CD8-, CD4-Th1- und v. a. NK-Zellen gebildet. Es führt zur Aktivierung von B- und T-Zellen, Makrophagen, NK-Zellen und Differenzierung von T-Zellen in Th1-Richtung. Es wirkt auf viele Körperzellen und verbessert die Antigenpräsentation.

Exkurs: zirkadiane Rhythmik

Die Körpertemperatur und auch Fieber sind meist morgens etwa ein Grad niedriger als abends, was sich mit der zirkadianen Rhythmik der Zytokinfreisetzung erklären lässt. So beträgt morgens der Kortisolspiegel das Fünffache vom Abendwert, abends ist dagegen der TNFα-Spiegel höher (Abb. 2). TNFα wirkt neben IL-6 und IL-1 pyrogen in der Temperaturkontrollregion, der Area preoptica des Hypothalamus.

Zusammenfassung

✘ Zytokine sind Signalmoleküle, mit denen sich die Zellen der Immunantwort koordinieren.

✘ Interleukine sind Faktoren, die zwischen Lymphozyten wirken und meist Wachstums-, Aktivierungs- oder supprimierende Faktoren darstellen.

✘ Chemokine steuern die Migration der Zellen.

✘ Interferone wirken auf fast alle Körperzellen (v. a. antiviral).

Der Histokompatibilitätskomplex und die Antigenpräsentation

Antigenpräsentation

APZ präsentieren Peptide als Peptid-MHC-Komplexe. Die CD4-Zellen können auf B-Zellen, Makrophagen und DZ Peptid-MHC-Klasse-II-Komplexe erkennen und diese aktivieren. CD8-Zellen erkennen Peptid-MHC-Klasse-I-Komplexe und induzieren eine Apoptose der Zielzelle.

Intrazelluläre Antigene

Intrazelluläre Proteine werden von fast allen Körperzellen in Form von Peptid-MHC-Klasse-I-Komplexen an CD8-T-Zellen präsentiert. Da dieser Prozess bereits während der T-Zell-Entwicklung im Thymus stattfindet, werden diese körpereigenen Proteine toleriert. Bei einer Virusinfektion präsentiert die Zelle neue, virale Peptide und kann von virusspezifischen T-Zellen abgetötet werden.

Zum Abbau bestimmte Proteine werden mit Ubiquitin markiert und dann von einem speziellen Proteasenkomplex, dem Proteasom, in kleine Peptide gespalten. Das Proteasom gibt es in zwei Varianten: dem normalen und dem sog. Immunproteasom. Das Immunproteasom wird in APZ und IFNγ-stimulierten normalen Zellen gebildet. Es führt zu anderen Peptiden als das Standardproteasom.

Ein Teil der gebildeten Peptide, vor allem diejenigen mit einer Länge von acht bis zehn Aminosäuren, werden mittels des „transporter associated with antigen processing" in das endoplasmatische Retikulum (ER) eingeschleust. Im ER befinden sich die leeren MHC-Klasse-I-Moleküle. Diese werden mit den Peptiden beladen und binden dann $\beta_2 M$ (β_2-Mikroglobulin). Danach werden komplette Peptid-MHC-Komplexe durch Exozytose über den Golgi-Apparat an die Zelloberfläche transportiert.

Für die Bindung an das MHC-Klasse-I-Molekül müssen die Peptide sogenannte Ankeraminosäuren besitzen. Diese sind je nach HLA-Allel unterschiedlich und befinden sich an den Positionen 2 und 9 des Peptids (❚ Tab. 1).

Extrazelluläre Antigene

Durch Endozytose aufgenommene Antigene werden von APZ über MHC-Klasse-II-Komplexe präsentiert und können dann von CD4-T-Zellen erkannt werden. Dieser Prozess wird von allen professionellen APZ, also Makrophagen, B-Zellen und dendritischen Zellen, durchgeführt. Es gibt hauptsächlich drei Wege:

	HLA-A2	HLA-A3	HLA-B7
P2-Position	Leucin	Leucin	Leucin
P9-Position	Valin, Tyrosin	Lysin	Prolin

❚ Tab. 1: Ankeraminosäuren einiger häufiger HLA-Moleküle.

▶ Entweder werden gemeinsame Pathogenmotive erkannt und die Endozytose erfolgt über TLR (s. Seite 12) oder sie erfolgt nach Erkennung von Zuckermotiven über Rezeptoren vom C-Lektin-Typ.
▶ Ein weiterer Weg ist die Mikro- und Makropinozytose, über die entsprechend kleine und größere Mengen Flüssigkeit mit Antigen recht unspezifisch aufgenommen werden.
▶ Die Aufnahme über Komplementrezeptoren oder, falls bereits Antikörper vorhanden sind, über Fc-Rezeptoren ist ein dritter Weg. Bei B-Zellen erfolgt die Aufnahme vor allem durch den BZR, bei Makrophagen auch durch Scavenger-Rezeptoren (Straßenkehrer).

Nach Aufnahme des Antigens durch Endozytose befindet es sich im frühen Endosom, das zunehmend angesäuert wird. Durch Abfall des pH-Werts und Aktivität von Cystein-Proteasen (Kathepsine) werden die Proteine innerhalb weniger Stunden in Peptide gespalten. Die Endosomen fusionieren dann mit Vesikeln, in denen MHC-Klasse-II-Moleküle enthalten sind. Calnexin hält die einzelnen MHC-Komplex-Ketten (α, β und „class-II-associated invariant chain peptide" [CLIP]) so lange zurück, bis die Komplexe im ER fertig zusammengesetzt sind; erst dann kommen sie in Vesikel.

Nach Fusion geschieht die Antigenbeladung im „MHC-class II compartment". Die Klasse-II-Moleküle enthalten das CLIP, um eine vorzeitige Beladung mit ER-Peptiden zu verhindern. Das CLIP wird dann mithilfe von HLA-DM gegen die endosomalen Antigenpeptide ausgetauscht. Der fertige Antigenpeptid-MHC-Klasse-II-Komplex wird über den Golgi-Apparat an die Zelloberfläche transportiert.

Die präsentierten Peptide können zwölf bis 24 Aminosäuren lang sein und haben meist vier Ankeraminosäuren. Im Gegensatz zu

MHC-Klasse-I-Komplexen können die Peptide aus der Bindungsstelle hinausragen; so ist die Bindung längerer Peptide möglich.

Dendritische Zellen

DZ können extrazelluläre Antigene sowohl über MHC-Klasse-I- als auch über MHC-Klasse-II-Komplexe präsentieren. Dies ist notwendig, da DZ im LK sowohl naive CD8- als auch CD4-Zellen aktivieren. Bei bestimmten Pathogenen ist die Aktivierung von T-Zellen von DZ abhängig und kann nicht durch andere APZ erfolgen.

Das aufgenommene Material befindet sich je nach Aufnahmemodalität in frühen oder späten Endosomen mit noch neutralen oder bereits sehr niedrigen pH-Werten. Aufgenommenes Antigen wird von DZ etwa 100-mal effizienter über den Klasse-I-Weg prozessiert als eigene intrazelluläre Antigene. Vor allem Antigene, die durch Makropinozytose in sog. Makropinosomen vorliegen, können ins Zytoplasma entlassen und so über den MHC-Klasse-I-Weg präsentiert werden. Die Makropinosomen weisen eine geringe proteolytische Aktivität auf und speichern Antigene, sodass DZ länger Antigene präsentieren als z. B. Makrophagen. Die Antigene werden aber auch durch Fusion mit MHC-Klasse-II-Vesikeln über den Klasse-II-Weg präsentiert.

Ein weiterer Mechanismus ist ein spezieller Weg mittels phagosomenassoziierter Proteasomen, die Antigen-Peptide hocheffizient ins ER einschleusen.

Histokompatibilitätskomplex

Antigene werden in Form von Peptid-MHC-Komplexen präsentiert. Die MHC-Komplexe werden von den entsprechenden MHC-Allenen im Genort der MHC-Gene kodiert. Diese Gene wurden zuerst bei Transplantation entdeckt; Unterschiede führen zur Organabstoßung. Man unterscheidet MHC-Klasse-I-, -II- und -III-Gene. Die Klasse-III-Gene bestehen aus Komplement- und Zytokingenen. Die Klasse-I- und Klasse-II-Gene codieren je für drei HLA-Proteine. Es gibt also insgesamt sechs HLA-Moleküle. Da es zwei Chromosomen gibt, finden sich also in jedem Menschen zwölf Allele (❚ Tab. 2). Der MHC-Komplex ist der am stärksten po-

MHC (zzgl. Klasse III)											
Genort	MHC Klasse I						MHC Klasse II				
Gen	HLA-A		HLA-B		HLA-C		HLA-DR		HLA-DP		HLA-DQ	
Allel (Bsp.)	A2	A27	B2	B7	C3	C6	DR3	DR7	DP1	DP2	DQ2	DQ3

❚ Tab. 2: Organisation des MHC-Locus.

Molekulare und zelluläre Mechanismen

lymorphe Genort des Menschen. Die Allele der Varianten werden durchnummeriert. Es gibt eine alte Nomenklatur, die durch Antikörper definiert wurde (HLA-A1, -A2 etc.). Jedoch zeigten Sequenzierungen, dass es auch innerhalb von HLA-A1 Allelvarianten gibt. So wurde eine neue Nomenklatur eingeführt: HLA-A0101. Die zweite Zahl gibt den sogenannten „Split" an, also Subvarianten von HLA-A1.

Die Bezeichung der Klasse-II-Moleküle ist komplexer, da diese aus zwei Ketten bestehen: α und β. Das Gen der ersten β-Kette von HLA-DR4 wird mit „HLA-DRB1*0401" bezeichnet. Das B steht für β, nach dem Stern werden die Varianten angeben, die durch die Standardantikörper unterschieden werden, sowie der „Split". Die 1 nach dem B bezeichnet das erste β-Ketten-Gen, da es nur bei der β-Kette mehrere Genloci geben

kann. Leider wurde die Nummerierung bei der neuen und alten Nomenklatur oft geändert, so entspricht „DR2" nun „DRB1*1501".
Vor allem Autoimmunerkrankungen kommen gehäuft familiär vor. Humangenetisch sind bestimmte Allele entscheidend, sog. Risikoallele (▮ Tab. 3). Es gibt auch protektive Allele, die das Risiko verringern.

HLA-Allel	Erkrankung	RR
A1	Gold-Nephropathie	28,3
	Myasthenia gravis	2,6
	SLE	7,1
A1/B8/DR3	Analgetika-Asthma-Syndrom	28,9
	Nephropathie	28,9
A2/A11	Schizophrenie	9,8
A3	Hämochromatose	6,7
A3/B14	Hämochromatose	90
A9/B27	Schizophrenie	11,9
A19	Cholelithiasis	131
A29	Birdshot-Retinochoroidopathie	48–224,3
	SSPE (subakute sklerosierende Panenzephalitis)	3,6
A30	Lichen planus	0,2
B7	Insulin-Allergie	3,6
	Kreuzkraut-Allergie	3,6
	M. Alzheimer	2,8
	Rekurrierende aphthöse Stomatitis	5,9
B7/Cw3	M. Alzheimer	28
B8	Diabetische Retinopathie	4
	Gold-Nephropathie	4,2
	Lupus erythematodes	4,6
	M. Addison	3,9
	M. Basedow	3,3
	Myasthenia gravis	3,4
	Sarkoidose	2,8
	Zöliakie	11
	Autoimmunhepatitis	11,6
	Dermatitis herpetiformis	8,7–17,3
B8/B13	HCV-assoziierte Kryoglobulinämie	5,9
	Sarkoidose	8,5
B8/DR3	Chronisch-aktive Hepatitis	13,9
B12	Alopecia areata	5,4
B13	Psoriasis vulgaris	4,7
	Sarkoidose	3,1
B14	Hämochromatose	26,7
B15	Skleritis	4,1
B17	Psoriasis vulgaris	4,7
B27	Akute anteriore Uveitis	8,2–10,4
	Psoriasis-Arthritis	10,7
	Reaktive Arthritis durch Gonokokken	13,9
	Reaktive Arthritis durch Salmonellen	17,6
	Reaktive Arthritis durch Shigellen	20,7
	Reaktive Arthritis durch Yersinien	17,6
	Reaktive Arthritis, M. Reiter	37
	Spondylitis ankylosans	87,4
B35	Moya-Moya	4,2
	AK gegen autologe Erythrozyten	6
	HBV, chronischer Verlauf	158
	Mukokutane Läsionen	10,3
	Subakute Thyreoiditis	13,7

HLA-Allel	Erkrankung	RR
B37	Psoriasis vulgaris	6,7
B38	Psoriasis-Arthritis	9,1
B40	Interstitielle Pneumonie	5,6
B41	Gesunde HbsAg-Träger	11,2
B47	21-Hydroxylase-Mangel	9,9
	Kongenitale NNR-Hyperplasie	15,4
B51	21-Hydroxylase-Mangel	3,6
	M. Behçet	3,8–6,3
Cw6	Pemphigus vulgaris	13,3
Cw*0602	Psoriasis	14,5
Cw*07	M. Menière	3,1
DQ1	Lichen planus	5,3
DQA1 * 0301	Guillain-Barré-Syndrom	2,9
DQA1 * 0302	Guillain-Barré-Syndrom	3,6
DQB1*02	Pemphigus vulgaris	0,3
DQB1*0201	Diabetes Typ 1	2,4
DQB1*0201, DQA1*0501 als HLA-DQ (α1*501, β1*02) heterodimer; DR7, DR11	Zöliakie	6,0–10,0
DQB1*0302	Diabetes Typ 1	9,5
	Pemphigus vulgaris	71,8
DQB1*0602	Narkolepsie	130–250
DQ2	Aspirinsensitives Asthma	4,1
	Diabetes Typ 1	38
DQ3	Diabetes Typ 1	22,5
DQ6*0603	Chronisch-aktive Hepatitis	14
DQ7	Diabetes Typ 1	0,1
DR1	Lichen planus	11,8
	Pemphigus foliaceus	7,3
DRB1*03	Polyglanduläres Autoimmunsyndrom (PGA)	2,3
DRB1*0301	Autoimmunhepatitis	4,6
DRB1*03 011	Poststreptokokken-Nephritis	3,7
DRB1*04	Polyglanduläres Autoimmunsyndrom (PGA)	2,4
DRB1*0402	Pemphigus vulgaris	44,7
DRB1*0404	Autoimmunhepatitis	7,7
DRB1*0701	Autoimmunhepatitis Typ 2	3,1
DRB1*1401	Pemphigus vulgaris	117,9
DR2	Autoimmune thrombopenische Purpura	9,2
	Diabetes Typ 1	0,19
	Goodpasture-Syndrom	15,9
	Lyme-Arthritis, chronische Form	5
	Multiple Sklerose	4,1
	Narkolepsie	16,9
DR2/DR4	Lyme-Arthritis, chronische Form	22
DR2, DRB1*1501, DRB5*0101, DQB1*0602	Multiple Sklerose	4,1

HLA-Allel	Erkrankung	RR
DR2/DQ1	Lupus-Nephritis	14
DR3	Autoimmunhepatitis	11,7
	Dermatitis herpetiformis	15,4–15,9
	Diabetes Typ 1	3,3–5,8
	Kongenitale NNR-Hyperplasie	6,3
	M. Basedow	3,2–3,7
	Membranöse Glomerulonephritis	12
	M. Addison	6,3
	Myasthenia gravis	2,5–2,9
	Sjögren-Syndrom, Sicca -Syndrom	9,7
	Sklerodermie	16,7
	SLE	4,3-5,8
	Zöliakie	10,8
	HCV-assoziierte Kryoglobulinämie	3,7
DR3/DR7, DQ2, DR4	Zöliakie	52,1
DRB3*0101	HPA-1A-Antikörper-Bildung der Mutter	24,9
DR4	Autoimmunhepatitis	6,0
	Diabetes Typ 1	6,4
	Felty-Syndrom	76
	Hashimoto-Thyreoiditis	3,1
	IgA-Nephropathie	5,5
	Lyme-Arthritis, chronische Form	13
	Pemphigus vulgaris	14,4
	Postpartum-Thyreoiditis	5,3
	Rheumatoide Arthritis	4,2–10,2
DRB4*0101	Hashimoto-Thyreoiditis	4,5
DRB1*0405	Diabetes Typ 1	49
DR5	Hashimoto-Thyreoiditis	3,2
	Juvenile RA	3,3
	Myasthenia gravis	2,6
	Perniziöse Anämie	5,4
	Postpartum-Thyreoiditis	3,2
	Diabetes Typ 1	0,4
DR6	Chronische exogen-allergische Alveolitis	16,5
DR7	Zöliakie	11,9
	Psoriasis	15,1
	Endokarditis bei rheumatoider Arthritis	2,4–3,8
DR8	Juvenile RA	9
DRw8	Juvenile chronische Arthritis	3,6
DR11	CREST-Syndrom	8,1
	Hashimoto-Thyreoiditis	3,2
	Sklerodermie	4,2
HLA-DRB*1301	Protrahierte Hepatitis-A-Infektion	7,6
DR15	Diabetes Typ 1	0,2
DRB1*1501, DQB1*0602	Diabetes Typ 1	0,15

▮ Tab. 3: Assoziation von MHC-Allelen mit Erkrankungen. Angegeben ist das relative Risiko (RR) gegenüber anderen Allelen, die keine Assoziation zeigen.

Der Ablauf einer Immunreaktion

Die meisten Immunreaktionen entstehen an mukosalen und kutanen Oberflächen nach Verletzungen oder nach Infektion der Epithelien mit einem Pathogen. Der Ablauf der Immunreaktion ist immer ähnlich und anfangs fast unabhängig von der Art des Pathogens. Jedoch können Gedächtnisfunktionen die Immunantwort bei wiedererkannten Pathogenen rasch in eine Richtung lenken. Die Kinetik der Reaktion wird auf Seite 36 zusammengefasst.

Lokale Reaktion

Zum Auslösen der Immunreaktion sind zwei Dinge nötig: ein körperfremdes Antigen und ein „Danger"-Signal.
Körperfremde Antigene, die nicht zu einer Aktivierung der angeborenen Immunität führen, können meist auch keine erworbene Immunität auslösen, sondern führen im Gegenteil zur Toleranzentwicklung (s. Seite 26). Beispiele sind die meisten Nahrungsbestandteile, die zur mukosalen Toleranz führen. Andererseits führen „Danger"-Signale ohne Antigen nur zu kurzen Entzündungsvorgängen, die auch ohne Entwicklung erworbener Immunität abläuft. Typisches Beispiel hierfür wäre eine Verletzung mit Gewebezerstörung (z. B. kleine Verbrennung), jedoch ohne Infektion.
Das Antigen (z. B. ein Virus) kann durch Motiverkennung die Langerhans-Zellen (DZ der Dermis) und die lokalen Makrophagen aktivieren (s. Seite 12). Man nimmt an, dass es über hundert verschiedene Rezeptoren gibt, die gemeinsame Motive von Pathogenen erkennen können. Am besten untersucht sind die TLR. Virus-DNA oder bakterielle Lipoproteine können so ein „Danger"-Signal liefern und die Langerhans-Zellen aktivieren. Gewebezerstörung, also nekrotische Prozesse durch lytische Virusinfektionen, setzen Zellinnenbestandteile frei, die ebenfalls zur Aktivierung führen. Dagegen führt der kontrollierte Zelltod, die Apoptose, nicht zu Entzündungsprozessen.
Nach Aktivierung der Langerhans-Zellen nehmen diese vermehrt Antigen auf, differenzieren zu dendritischen Zellen, exprimieren CCR7 und folgen so den SLC-Gradienten der Lymphe zum Lymphknoten.
Aktivierte Makrophagen lösen durch Zytokinsekretion die lokale Invasion von Neutrophilen und Lymphozyten aus. Durch IL-1 und TNFα werden die Endothelzellen aktiviert, die IL-8 bilden und Adhäsionsmoleküle hochregulieren. IL-8 wird auch von Makrophagen sezerniert und ist das wichtigste Chemokin, um Leukozyten zur Entzündungsstelle zu dirigieren (s. Seite 21). Die aktivierten Endothelzellen bilden auch die Integrinliganden ICAM-1 und ICAM-2, an die Neutrophile mittels MAC-1 und LFA-1 binden und aktiviert werden. Die aktivierten Neutrophile binden an das Endothel („Rolling"), durchdringen es (Diapedesis) und finden den Entzündungsherd im Gewebe durch den IL-8-Gradienten (▌ Abb. 1). Derselbe Prozess leitet später aktivierte Lymphozyten zum Entzündungsherd. Komplementaktivierung kann über Anaphylatoxine (C3a, C4a und C5a) oder über Komplementrezeptoraktivierung ebenfalls ein „Danger"-Signal liefern. Vor allem C5a ist hochpotent und führt zur Chemotaxis und Aktivierung von Neutrophilen. Mastzellen können durch mechanischen oder chemischen Stress aktiviert werden und durch Zytokine und Histamin zur Endothelzellaktivierung führen.

Lymphknotenreaktion

Nach wenigen Stunden sind die aktivierten, antigenbeladenen DZ in der T-Zell-Region des LK angekommen. Sie präsentieren dann das Antigen in Form von Peptid-MHC-Komplexen an T-Zellen.
Naive Lymphozyten gelangen durch Bindung mittels L-Selektin an CD34 der HEV in den Lymphknoten. Unaktiviert treten sie über die Lymphe wieder aus, gelangen ins Blut und verteilen sich neu auf die LK. Treffen die antigenspezifischen T-Zellen auf die passenden Peptid-MHC-Komplexe der DZ, so werden sie aktiviert. Da DZ Antigen sowohl über MHC-Klasse-I- als auch über MHC-Klasse-II-Komplexe präsentieren, können antigenspezifische CD8- und CD4-T-Zellen aktiviert werden. Wichtig ist das kostimulatorische Signal der DZ (s. Seite 18). Die aktivierten T-Zellen verlassen dann den Lymphknoten und können in anderen lymphatischen Geweben Zellen aktivieren (T-Zell-Hilfe) oder als Effektorzellen zum Entzündungsherd migrieren.
B-Zellen können Antigene am Entzündungsherd aufnehmen und dann zum Lymphknoten wandern oder sie nehmen Antigene, die mittels der Lymphe zum LK transportiert wurden, dort auf. Sie werden durch Vernetzen des B-Zell-Rezeptors bei repetitiven Antigenen

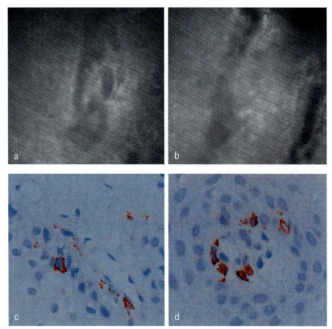

▌ Abb. 1: DTH-Reaktion bei der Mendel-Mantoux-Probe (a) Vor der Probe sind keine Leukozyten vorhanden. (b) 48 Stunden nach Injektion sammeln sich Leukozyten an. (c) Biopsie vor Injektion; Immunhistochemie mit Anti-CD45, es zeigen sich kaum Leukozyten. (d) 48 Stunden nach Injektion migrieren viele Leukozyten zum Entzündungsherd. [32]

Molekulare und zelluläre Mechanismen

(z. B. bei Viruspartikeln) oder durch T-Zell-Hilfe aktiviert. Die CD4-T-Zellen erkennen Peptid-MHC-Klasse-II-Komplexe auf den B-Zellen und aktivieren diese mittels CD40-CD40L-Interaktion. Die B-Zellen beginnen dann, antigenspezifische IgM-Antikörper zu bilden. Sie proliferieren, können Klassenwechsel und Affinitätsreifung durchlaufen und sich zu langlebigen Plasmazellen entwickeln (s. Seite 16).

Späte Reaktion

Bei einer länger dauernden Entzündungsreaktion finden sich meist nur noch Lymphozyten und Makrophagen, Neutrophile fehlen oft. Die Lymphozyten und Makrophagen können dann in einer Fremdkörperreaktion zur Granulombildung führen (s. Seite 11).

Exkurs: Impfung

Die Entwicklung von Impfstoffen stellt einen der großen Fortschritte der Medizin dar. Impfungen sollten konsequent durchgeführt werden.

Man unterscheidet aktive Impfungen (mittels veränderten Erregers) von passiven Impfungen (Transfer von Immunglobulinen oder Lymphozyten). Die aktiven Impfungen sind in den ▌ Tabellen 1 bis 3 zusammengefasst. Es gibt eine Vielzahl passiver Impfungen, die teilweise angewendet werden (Immunglobuline gegen Tollwut, CMV etc., s. Seite 32), teils experimentell sind (T-Zell-Transfer).

Kontraindikationen gegen eine Impfung sind vor allem vorangegangene anaphylaktische Reaktionen und bei Lebendimpfstoffen Immunsuppression. Vor allem wenn Familienmitglieder immunsupprimiert oder schwanger sind, sollten Lebendimpfstoffe nicht angewendet werden.

Um lebenslangen Schutz zu erhalten, sollten eine Grundimmunisierung sowie, v. a. bei Totimpfstoffen, alle zehn Jahre eine Auffrischimpfung erfolgen. Zur Grundimmunisierung reicht eine einzelne Gabe oft nicht aus, häufig wird dreimal geimpft. Zwischen den einzelnen Gaben des Impfstoffs sollten jeweils mindestens drei Wochen liegen, die letzte Gabe erfolgt meist sechs Monate nach der zweiten.

Impfungen können Erkrankungen, die kein natürliches Reservoir besitzen, ausrotten. Dies geschah bereits für die Pocken und ist für Polio geplant. Durch Impfung gegen Hepatitis B und humane Papillomaviren können Tumorerkrankungen verhindert werden.

Impfung	Geburt	\multicolumn{3}{c}{Alter in Monaten}				\multicolumn{6}{c}{Alter in Jahren}					
	Geburt	2	3	4	11–14	15–23	5–6	9–11	12–17	Ab 18	> 60
Tetanus		1.	2.	3.	4.		A	A		Alle 10 Jahre	
Diphtherie		1.	2.	3.	4.		A	A		Alle 10 Jahre	
Pertussis		1.	2.	3.	4.		A	A			
Haemophilus influenzae		1.	(2.)	3.	4.						
Polio trivalent		1.	(2.)	3.	4.		A				
Hepatitis B	Post Exposition	1.	(2.)	3.	4.		\multicolumn{3}{l}{Noch Ungeimpfte}			
Pneumokokken		1.	2.	3.	4.						Regel-Impfung
Meningokokken					\multicolumn{2}{l}{Ab 12 Monate}					
Masern, Mumps, Röteln					1.	2.					
Varizellen					1.	(2.)		\multicolumn{2}{l}{Noch Ungeimpfte}			
Influenza											jährlich
Humane Papillomaviren								\multicolumn{2}{l}{3 Dosen (bei Mädchen)}			

▌ Tab. 1: Impfkalender nach der Ständigen Impfkommission (STIKO), Stand Juli 2008; A: Auffrischimpfung.

Cholera	Auf Verlangen des Ziel- oder Transitlandes
Frühsommer-Meningo-enzephalitis (FSME)	In Risikogebieten (Baden-Württemberg, Bayern, Hessen, Rheinland-Pfalz, Thüringen) bei Zecken- und beruflich Exponierten
Gelbfieber	Auf Verlangen des Ziel- oder Transitlandes sowie bei Aufenthalt in Endemiegebieten (trop. Afrika, Südamerika)
Hepatitis A	Risikopersonen (Sexualverhalten, Blutprodukte, Psychiatrie, Gesundheitsdienste, Küche, Labor, Asylheime, Kanalarbeiter, Kindertagesstätten), Kontakt zu Infizierten und bei Reisen in Endemiegebiete
Tollwut	Bei Wildtierkontakten, Reisende mit hoher Gefährdung
Typhus	Bei Aufenthalt in Endemiegebieten

▌ Tab. 2: Weitere Impfungen und Indikationen nach der STIKO.

Erreger (Erkrankung)	Zielgruppe
Bacillus anthracis (Milzbrand)	Anwendung bei Biowaffenangriffen
Borrelia burgdorferi (Borreliose)	Personen in Endemiegebieten
Coxiella burnetii (Q-Fieber)	Metzger
Mycobacterium leprae (Lepra)	Personen in Endemiegebieten
Mycobacterium tuberculosis (Tbc)	In Deutschland nicht mehr empfohlen
Staphylococcus aureus	Patienten mit Immundefekten
Yersinia pestis (Pest)	Personen in Endemiegebieten
Adenoviren (Atemwegserkrankungen)	Militärpersonal
Japanische Enzephalitis (Meningoenzephalitis)	Personen in Endemiegebieten
Variola vera (Pocken)	Laborpersonal
Leishmania (Kala-Azar, Orientbeule)	Personen in Endemiegebieten
Coccidioides immitis (fungale Pneumonie)	Personen in Endemiegebieten

▌ Tab. 3: Weitere bereits verfügbare Impfstoffe (zugelassen teilweise nur in den USA).

Zusammenfassung

✖ Pathogene werden durch das angeborene Immunsystem erkannt und von Phagozyten aufgenommen.

✖ Dendritische Zellen transportieren die Antigene in die regionalen Lymphknoten und aktivieren dort Lymphozyten.

✖ Th1-CD4-Zellen können dann CD8-Zellen und Makrophagen aktivieren (bei Virusinfekten und intrazellulären Pathogenen), Th2-CD4-Zellen aktivieren B-Zellen, die dann Antikörper produzieren.

Toleranz und Autoimmunreaktionen

Toleranzmechanismen

Zentrale Toleranz

Die negative Selektion der B- und T-Zell-Entwicklung entfernt die meisten autoreaktiven Zellen (s. Seite 14). Nur niedrigaffine Lymphozyten oder Lymphozyten, die sich v. a. pränatal entwickeln, können diesen Prozess umgehen.

Periphere Toleranz

Apoptose
Ein wichtiger Prozess der peripheren Toleranz ist die Induktion von Apoptose in autoreaktiven Lymphozyten. Vor allem bei hohen Antigenkonzentrationen sterben nicht aktivierte Zellen ab (sog. Highzone-Toleranz). Aber auch bei zu starker Aktivierung kann es zur Apoptose, dem sog. AICD, kommen. Autoreaktive B-Zellen können so in den T-Zell-Zonen der Milz und der Lymphknoten deletiert werden.
T-Zellen können aufgrund eines fehlenden kostimulatorischen Signals oder aufgrund fehlender Wachstumsfaktoren (zu wenig IL-2) deletiert werden. Das alleinige Signal über den TZR führt meist zur Apoptose, jedoch kann ein sehr starkes TZR-Signal auch zur Aktivierung führen. AICD entsteht bei T-Zellen vor allem, wenn Antigen und hohe Zytokinkonzentrationen (z. B. IL-2) zusammentreffen, ohne dass ein kostimulatorisches Signal schützend wirkt. Apoptose kann auch gezielt von APZ durch Fas-Ligand-Interaktion induziert werden.

Ignoranz und Anergie
Zwei wichtige Mechanismen können bei niedrigen Antigenkonzentrationen die Lymphozyten inaktivieren (sog. Low-zone-Toleranz).

▶ Einerseits können die Zellen bei langer Antigenexposition und fehlender Aktivierung inreagibel werden (sog. Anergie). Vor allem bei der mukosalen Toleranzinduktion, also bei ständiger Aufnahme von Nahrungsantigenen, spielt dies eine Rolle. Anergie kann durch zu geringe Peptid-MHC-Konzentration auf APZ oder durch fehlende Kostimulation induziert werden. Anerge T-Zellen produzieren kein IL-2, nachdem sie einen passenden Peptid-MHC-Komplex erkannt haben, und mindern so die Aktivierung anderer, naiver T-Zellen. Einige anerge T-Zellen sezernieren IL-10 und wirken so supprimierend auf andere Lymphozyten.
▶ Die Zellen können aber auch das Antigen vorübergehend ignorieren. Dieser Mechanismus trifft vor allem auf die Trennung von Lymphozyten und dem Autoantigen zu. Erst nach Aktivierung können die Lymphozyten in das Gewebe migrieren und auf das Antigen treffen. T-Zellen können z. B. gegen Myelin basic protein ignorant sein. Eine Störung der Blut-Hirn-Schranke kann dann zur multiplen Sklerose führen.

Autoreaktive B-Zellen werden oft aufgrund fehlender T-Zell-Hilfe bei persistierendem Antigen anerg. B-Zellen können aber auch durch Veränderung des Immunglobulin-Gens (Rezeptor-Editing) modifiziert werden und in der Folge zur Entfernung der Autoreaktivität führen. Das Fehlen der T-Zell-Hilfe ist aber der wichtigste Mechanismus zur peripheren Verminderung autoreaktiver B-Zellen.

Regulatorische T-Zellen
Besondere Populationen der T-Zellen (CD4+ und CD25+) werden als Tregs bezeichnet. Sie können autoreaktive T-Zellen blockieren.

Die Entfernung der Tregs begünstigt die Entstehung von Autoimmunerkrankungen. Der Mechanismus ist noch nicht ganz geklärt, jedoch wurde gezeigt, dass Tregs die inhibitorisch wirkenden Zytokine IL-10 und TGFβ produzieren. Möglicherweise entziehen sie aber auch den anderen T-Zellen durch den hochaffinen IL-2-Rezeptor (CD25) IL-2 und führen so zu deren Apoptose.

Autoimmunität

Die zentrale und periphere Toleranz des Immunsystems funktioniert nicht hundertprozentig. So können trotz klonaler negativer Selektion Lymphozyten und Antikörper gebildet werden, die ein Autoantigen, also ein Selbstantigen, noch schwach – mit niedriger Affinität – erkennen. Oft ist diese Autoreaktivität ein Nebenprodukt einer allgemeinen Immunreaktion gegen einen Infektionserreger oder wird durch massive Entzündungsreaktionen, z. B. im Rahmen einer Tumorerkrankung, verursacht.

Kreuzreaktivität

Eine virale Magen-Darm-Grippe führt zur massiven Antikörperproduktion gegen das Virus, wobei ein Teil dieser Antikörper Blutplättchen erkennen kann. Es ist wichtig zu verstehen, dass die Antikörper, die die Plättchen erkennen, noch viel stärker an Virusproteine binden, aber eben trotzdem leicht an Plättchen. Dies führt dann klinisch zu idiopathischen thrombozytopenen Purpura (ITP).
Möglich ist dies, da plättchenreaktive B-Zellen im Rahmen der zentralen Toleranz nicht vollständig entfernt wurden. Die normalen B-Zellen, die im Knochenmark entstehen, durchlaufen die negative Selektion (der zentrale Toleranzmechanismus, der Autoreaktivität verhindert) praktisch vollständig, sodass von ihnen kaum Autoimmunreaktionen ausgehen können. Es gibt aber noch andere B-Zellen, die B1-Zellen (CD5+), die nicht im Knochenmark gebildet werden.

B1-B-Zellen

Die B1-B-Zellen entstehen früh in der Entwicklung, um dem Organismus ein „Startpaket" mitgeben zu können, da die Produktion der „normalen" B-Zellen noch dauern würde und Kleinkinder dann kaum eine humorale Immunität entwickeln könnten. Diese B1-Zellen durchlaufen eine unvollständige negative Selektion und können so Autoimmunreaktionen leichter auslösen. Sie finden sich lebenslang in der Milz und könnten die häufigen Autoimmunphänomene bei CD5+-B-Zell-Lymphomen erklären. Diese Lymphome entstehen nicht aus „normalen" B-Zellen, sondern aus dieser schlecht negativ selektierten Population. Wenn ein Klon also zum Lymphom wird, kann es sein, dass die Antikörper dieses Klons z. B. noch Erythrozyten erkennen und klinisch zu einer autoimmunhämolytischen Anämie (AIHA) führen.

Klinische Autoimmunität

In allen Menschen finden sich Autoantikörper in unterschiedlichem Ausmaß, Autoimmunerkrankungen treten aber nur in ≈5 % aller Menschen auf. Entscheidend ist, ob die Autoantikörper mit Krankheiten assoziiert sind und ob diese dann rein diagnostisch oder auch als Ätiologie infrage kommen. Einigen Autoantikörpern konnte tatsächlich eine pathogene Rolle nachgewiesen werden.
So führt der Transfer von Immunglobulinen aus Patienten mit Pemphigus in eine Nacktmaus zur Reproduktion der Erkrankung. Leider

Molekulare Pathogenese in der klinischen Immunologie

sind Tiermodelle nur selten erfolgreich. Durch transplazentaren Transfer von Mutter zu Kind konnte Autoantikörpern bei Myasthenia gravis, Schenkelblock bei Lupus, Sjögren-Syndrom und M. Basedow eine pathogene Rolle nachgewiesen werden. Bei hämatologischen Autoimmunerkrankungen gibt es in vitro Hinweise auf eine pathogene Rolle der Antikörper. Antikörper gegen intrazelluläre Antigene sind oft nicht von pathogenetischer Relevanz und stellen ein Epiphänomen der Zellzerstörung dar.

Für T-Zell-abhängige Autoimmunmechanismen gibt es kaum validierte Testsysteme, sodass es hier sehr schwierig ist, ihnen eine ätiologische Rolle nachzuweisen. Alle Tests, die zur Verfügung stehen, sind entweder indirekt oder führen möglicherweise zu artifiziellen Veränderungen durch Kultur etc.

Exkurs: Uveitis

Uveitis ist eine Entzündung der mittleren Augenhaut (Uvea), die in einigen Punkten der Arthritis ähnelt. Sie kann idiopathisch auftreten oder einen wichtigen und leicht sichtbaren Befund bei systemischen Autoimmunerkrankungen darstellen.

Die anteriore Uvea besteht aus der Regenbogenhaut (Iris) und dem Ziliarkörper (Strahlenkörper), die posteriore aus der Aderhaut (Chorioidea). Man unterscheidet so anteriore (synonym mit Iritis bzw. Iridozyklitis, wenn der Ziliarkörper mit betroffen ist), posteriore und Panuveitis (die ganze Uvea betreffend). Bei der posterioren Uveitis findet man je nach Befall eine Chorioiditis, meist mit zusätzlicher Retinitis (Chorioretinitis), selten mit Vitritis.

Symptome der anterioren Uveitis sind meist milde Schmerzen und Rötung. Die posteriore Uveitis ist dagegen meist schmerzlos und tritt ohne Rötung auf, sie kann jedoch Sehstörungen wie Mouches volantes („fliegende Mücken", Rußregen) verursachen.

Differentialdiagnosen des geröteten Auges müssen abgegrenzt werden und umfassen Keratitis, Konjunktivitis, Skleritis, Episkleritis und akutes Glaukom. Im Gegensatz zu den Differentialdiagnosen geht eine anteriore Uveitis vor allem mit Rötung des Limbus (Übergang Kornea/Sklera), Miosis der Pupille und Schmerzen einher. Diagnostisch sind Leukozyten in der Vorderkammer, die mittels Spaltlampe nachgewiesen werden können.

Infektionserkrankungen, die zu einer Uveitis führen, sind vor allem CMV-Reaktivierung, Toxoplasmose, Tuberkulose, Syphilis und Katzenkratzkrankheit. Selten können Malignome und Augeninfarkte als „maskierte Uveitis" auftreten.

Unterschiedliche systemische Autoimmunerkrankungen können zu einer Uveitis führen (Tab. 1).

Nach Behçet ist das Vogt-Koyanagi-Harada Syndrom in Japan die zweithäufigste Ursache einer Uveitis. Es tritt als bilaterale, posteriore Uveitis mit Flüssigkeitsansammlungen unter der Retina auf und kann zur Netzhautablösung führen.

Syndrom	Häufigkeit der Uveitis	Art der Uveitis	Kommentar
Behçet	80%	Oft bilateral mit retinaler Vaskulitis, episodisches Auftreten jedoch ohne komplette Regressionen	Unbehandelt kommt es zur Erblindung.
Spondylitis ankylosans und M. Reiter (vor allem HLA-B27-positive)	20 – 40%	Akut einsetzende, fast immer unilaterale Uveitis	Häufiger bei Männern, Regression meist innerhalb von 3 Monaten
Juvenile rheumatoide Arthritis	20 – 25%	Akut einsetzende, bilateral chronische anteriore Uveitis	Oft bei Frauen mit positiven ANA oder Kindern im Alter von 2 bis 8 Jahren. Die Uveitis ist eine schwere Manifestation bei oft nur minimaler Arthritis.
Sarkoidose	20%	Anteriore und posteriore Uveitis	Vaskulitische Retinitis, meist persistierend
Arthritis psoriatica	7%	Meist akut einsetzende, bilateral posteriore Uveitis	
M. Crohn und Colitis ulcerosa (vor allem HLA-B27-positive Patienten)	2 – 9%	Schleichend beginnende bilateral chronische posteriore Uveitis	Häufiger bei Frauen
Interstitielle Nephritis	Selten	Meist anteriore, bilaterale Uveitis	Vor allem bei Mädchen mit grippalen Symptomen als TINU-Syndrom (akutes tubulointerstitielles Nephritis- und Uveitis-Syndrom).
Multiple Sklerose	Selten	Granulomatöse anteriore Uveitis	Optikusneuritis häufiger als Uveitis
Sjögren-Syndrom	Selten	Bilateral chronische anteriore und posteriore Uveitis	Häufiger bei Frauen
Systemischer Lupus erythematodes	Selten	Retinale Vaskulitis, seltener anteriore Uveitis	Oft mit Keratoconjunctivitis sicca
Kawasaki-Syndrom	Selten	Milde anteriore Uveitis	Oft mit Konjunktivitis

Tab. 1: Systemische Erkrankungen, die mit Uveitis einhergehen können.

Zusammenfassung

✖ Man unterscheidet zentrale Toleranz, bei der autoreaktive Lymphozyten während der Entwicklung entfernt werden, von peripherer Toleranz.

✖ Durch periphere Toleranz werden Autoimmunreaktionen meist regional verhindert.

✖ Besonders wichtig sind die regulatorischen CD4+-CD25+-T-Zellen (Treg).

✖ Autoimmunerkrankungen entstehen meist durch Kreuzreaktionen von pathogenreaktiven Immunantworten.

Allergien und Effekte einer generalisierten Immunantwort

Allergien

Bei keiner Immunreaktion wird die enorme Spezifität des Immunsystems klinisch so offensichtlich wie bei den Allergien. Patienten können allergisch gegen eine einzelne Blütenpolle sein und gleichzeitig keine Reaktion gegen alle anderen Allergene bzw. Pollen aufweisen. Diese Spezifität wird durch hochspezifische Antikörper vom IgE-Typ vermittelt. IgE bindet mit sehr hoher Affinität, praktisch irreversibel, an den IgE-Rezeptor von Mastzellen. Bei Bindung der IgE-Moleküle an ein Allergenmolekül wird der Rezeptor quervernetzt und eine intrazelluläre Signalkaskade führt zur Ausschüttung von Histamin und anderen Faktoren aus den Granula der Mastzellen. Diese Faktoren lösen dann lokale oder in schlimmen Fällen systemische Entzündungsreaktionen aus.

Die systemische, möglicherweise lebensbedrohende allergische Reaktion nennt man „Anaphylaxie". Eine der ersten Beschreibungen der Anaphylaxie stammt aus dem Jahr 1902 vom französischen Eugeniker Charles Richet, wofür er 1913 den Nobelpreis erhielt. Richet hielt die Anaphylaxie für einen Mechanismus der natürlichen Selektion, daher der Wortstamm „phylaxia" („Schutz").

Allergenspezifisches IgE

IgE wird wie alle Antikörper von aktivierten B-Zellen oder von Plasmazellen produziert (s. Seite 16).

Die allergenspezifischen B-Zellen produzieren zuerst IgM und können dann den „Klassenwechsel" zu IgE durchführen. Dieser Wechsel hängt von der Art des Antigens, von der Hilfe durch T-Helferzellen und vom Zytokinmilieu ab. Das Gesamt-IgE von Allergikern ist im Blutplasma oft erhöht, allergenspezifisches IgE kann nachgewiesen werden.

Eine Allergie z. B. gegen Birkenpollen kann also klinisch auch durch den Nachweis von birkenpollenspezifischem IgE im Blut diagnostiziert werden. Dieser Nachweis ist aber teuer, sodass man Allergien häufig durch den Pricktest nachweist. Dazu wird eine Testlösung auf die Haut getropft und die Stelle leicht angeritzt. Da es sich um eine Sofortreaktion (Typ 1) handelt, kann man bereits nach 20 Minuten das Ergebnis ablesen.

Mastzellen

Mastzellen sind gewebeständige Zellen, die sich aus den basophilen Granulozyten des Blutes entwickeln. Sie lösen lokale Entzündungsreaktionen auf eine Vielzahl von Stimuli wie chemische (Säure/Base), thermische oder mechanische Reize aus. Außerdem können sie über den IgE-Rezeptor aktiviert werden.

Die Aktivierung, egal durch welchen Stimulus, führt zur Freisetzung der Granula und der darin enthaltenen Faktoren. Der am schnellsten wirkende Faktor ist Histamin, aber auch Zytokine (vor allem IL-4) und Enzyme werden ausgeschüttet.

Histamin und Heparinderivate erhöhen die vaskuläre Permeabilität und führen so zu einem Ödem und den klinischen Entzündungszeichen (Tumor, Rubor, Calor und Dolor). Weiterhin führen sie zur Kontraktion der glatten Muskelzellen (u. a. Bronchospasmus), sind toxisch für Parasiten und begrenzen Immunreaktionen lokal.

Enzyme (Tryptase, Chymase, Cathepsin G und Carboxypeptidase) führen zum Umbau der ECM, um die Migration von Leukozyten zu erleichtern.

Viele Zytokine werden ausgeschüttet und dann auch neu gebildet. IL-4 und IL-13 führen zur Verstärkung der Th2-Antwort. IL-3, IL-5 und GM-CSF stimulieren die Bildung von Eosinophilen im Knochenmark. TNFα fördert Entzündungsprozesse und aktiviert das Endothel.

Vor allem das Chemokin MIP-1α lockt Makrophagen und Neutrophile an.

Außerdem bilden Mastzellen eine Vielzahl von histaminähnlich wirkenden Leukotrienen (C4, D4, E4) und den chemotaktisch wirkenden plättchenaktivierenden Faktor.

Immungenetik

Es konnten zahlreiche genetische Faktoren identifiziert werden, die zu bestimmten Autoimmunerkrankungen prädisponieren. Familiäre Neigungen zu Allergien sind schon lange bekannt; solche Patienten wurden als „Atopiker" bezeichnet, da sie äußerlich erkennbare Stigmata aufweisen:

▶ Xerose (trockene Haut)
▶ Hertoghe-Zeichen (dünne laterale Augenbrauen)
▶ palmare Hyperlinearität (verstärkte Linienzeichnung)
▶ infraorbitale Dennie-Morgan-Falte (doppelte Lidfalte)
▶ periorbitale Verschattung
▶ weißer Dermografismus (Blässe der Haut nach Kompression) und Anämie

Systemische Effekte einer generalisierten Immunantwort

Anaphylaxie

Anaphylaxie ist eine akute, lebensbedrohliche, systemische Reaktion auf ausgedehnte Freisetzung von Mastzell- und Basophilenmediatoren. Ursachen sind meist Hypersensitivitätsreaktionen vom Typ 1, z. B. Nahrungsmittelallergie, Insektenstich oder Medikamente. IgE-vermittelte Reaktionen werden als anaphylaktisch, nicht IgE-vermittelte (z. B. Kontrastmittelreaktionen) Reaktionen als „anaphylaktoid" bezeichnet.

Die anaphylaktische Reaktion wird durch eine Vielzahl von Mediatoren aus Mastzellen, Basophilen, Eosinophilen, Komplementreaktionen, Gerinnungskaskaden und dem Kallikrein-Kinin-System ausgelöst:

▶ Histamin führt systemisch erst zu einer milden Vasodilatation, die durch ein erhöhtes Herzzeitvolumen kompensiert wird. Alarmzeichen von erhöhter Histaminfreisetzung kann eine Erhöhung des Pulsdrucks (systol. RR minus diastol. RR) sein. Histamin führt auch zu Flush-Symptomatik und Kopfschmerzen.
▶ Arachnoidonsäurederivate (Leukotriene, Prostaglandine und plättchenaktivierender Faktor) haben vielfältige Effekte, verstärken jedoch meist den Histamineffekt und sind teilweise chemotaktisch (Leukotrien B4, Prostaglandin D2) für Granulozyten.
▶ Tryptase aus Mastzellen aktiviert das Komplementsystem und die Gerinnungskaskade sowie das Kallikrein-Kinin-System. Folgen können Angioödem, Hypotension und Gerinnungsstörungen sein. Es kann zur disseminierten intravasalen Gerinnung bzw. Verbrauchskoagulopathie kommen (s. u.). Vor allem Infusions- und schwere anaphylaktische Reaktionen führen zu massiver Tryptasefreisetzung, Nahrungsmittelallergien dagegen nur zu minimaler.
▶ Physiologisches NO wirkt einerseits der Anaphylaxiereaktion entgegen, indem es zur Bronchodilatation, Koronargefäßerweiterung

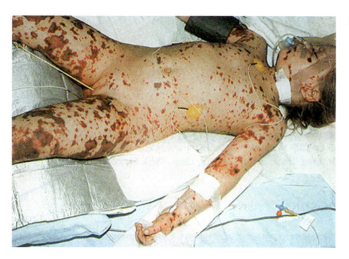

Abb. 1: Schwere Sepsis führt zur Verbrauchskoagulopathie mit disseminierten Pupura. [15]

und verringerter Histaminfreisetzung führt. Andererseits führt es zur Relaxation der glatten Muskulatur der Blutgefäße und verstärkt so die Hypotension.
▶ Kallikrein-Aktivierung führt zur Aktivierung des Faktors XII.

Sepsis

„Sepsis" ist definiert als „Infektion mit zusätzlicher systemischer Entzündungsreaktion" (systemic inflammatory response syndrome, SIRS). SIRS ist als systemische Entzündungsreaktion ohne Erreger definiert, z. B. nach großen operativen Eingriffen oder nach Polytraumata.
SIRS ist gegeben, wenn mindestens drei der folgenden Punkte erfüllt sind:

▶ Temperatur > 38 °C oder < 36 °C
▶ Herzfrequenz über 90/min
▶ Atemfrequenz über 20/min oder $PaCO_2$ < 32 mmHg
▶ Leukozytose (> 12 000/µl), Leukopenie (< 4000/µl) oder > 10 % stabkernige Granulozyten.

Die Mortalität ist hoch und hängt von vielen Faktoren ab. Sie ist vor allem bei Sepsis durch Candida oder Pseudomonas aeruginosa stark erhöht.
Besonders die Freisetzung von TNFα durch Makrophagen und von IL-1 durch Endothelien führt zu den systemischen Effekten. Sie sind Auslöser von Fieber, Hypotension, Akute-Phase-Reaktion, Induktion von IL-6 und IL-8, Leukozytose, Stresshormonausschüttung und Gerinnungsaktivierung. TNFα führt zusätzlich zur Degranulation von Neutrophilen, erhöhter Gefäßwandpermeabilität, Glukoneogenese und Lipolyse.
Man nimmt an, dass diese überschießenden Effekte für die hohe Mortalität verantwortlich sind. Auch wenn TNFα-Antikörper im Tiermodell die Mortalität senken, fehlen bisher positive Ergebnisse beim Menschen; einige klinische Studien sind eher negativ. Anti-CRP-Antikörper werden gerade getestet.

Verbrauchskoagulopathie

Starke systemische Entzündungsprozesse (SIRS oder Sepsis) können über das Kallikrein-Kinin-System oder durch Freisetzung von Gewebefaktor aus zerstörtem Gewebe zur Aktivierung der Gerinnungskaskade führen. Die häufigsten Ursachen sind Infektionen, Malignome und Operationen oder Traumata. Die erste Verbrauchskoagulopathie wurde beim Waterhouse-Friderichsen-Syndrom nach Meningokokkensepsis beschrieben.
Milde Verbrauchskoagulopathien sind häufig, zu klinisch manifesten Formen kommt es in etwa der Hälfte aller Sepsispatienten mit Infektionen durch gramnegativen Erreger.
Durch Aktivierung v. a. der extrinsischen Gerinnungskaskade kommt es zu einer thrombotischen Mikroangiopathie mit Organschäden durch Perfusionsdefizit. Der Verbrauch an Gerinnungsfaktoren führt zu Purpura und Einblutungen v. a. in gut durchbluteten Organen wie den Nebennieren (▶ Abb. 1). Im Blutausstrich kann man ähnlich wie beim hämolytisch-urämischen Syndrom Schistozyten (sog. Eierschalen) als fragmentierte Erythrozyten erkennen.

Stevens-Johnson-Syndrom

Das Stevens-Johnson-Syndrom (SJS) ist eine kutane Reaktion, die meist nach Medikamentenexposition auftritt. Auch wenn die Pathogenese noch unklar ist, führt neben direkten toxischen Effekten vor allem eine Immunreaktion gegen Metaboliten zum Keratinozytenuntergang. Die Keratinozyten exprimieren vermehrt Fas und werden so für Apoptose empfindlich. Massive Makrophagen- und Lymphozytenansammlungen lassen sich in den frühen Stadien in der Haut nachweisen.
Die Zerstörung der Keratinozyten führt zu disseminierten Hautablösungen und zu Bullae. Man unterscheidet das SJS mit unter 10 % Hautablösung von der toxischen Epidermolyse mit über 30 % Ablösung. Zwischenformen werden als „Overlap-Syndrome" bezeichnet.

Zusammenfassung

✖ Allergien und systemische Infekte (Sepsis) können zu lebensbedrohenden Zuständen durch Hypotension und Organversagen führen.
✖ Die systemische Freisetzung von Zytokinen führt zur Gefäßweitstellung und damit zum Schock.
✖ Der anaphylaktische Schock entsteht bereits Sekunden nach der Antigenexposition, bei der Sepsis führen subakute Prozesse zu Organschäden.

Nachweismethoden von Immunantworten

Im Labor können die Komponenten des Immunsystems detailliert untersucht werden. Man kann die Tests in die Kategorien Antigennachweis, Antikörpernachweis, Zellbestimmung und T-Zell-Funktion unterteilen (Tab. 1).

Antikörper- und Antigennachweis

Enzym-linked immunosorbent assay (ELISA)

Meist wird Antigen von plattengebundenen Antikörpern absorbiert und mit einem enzymgekoppelten Antikörper detektiert. Das Enzym setzt Substrat um, die Konzentration des Produkts dieser Enzymreaktion korreliert mit der Konzentration des Antigens, dessen Konzentration durch Vergleich mit einer Standardreihe bestimmt wird.

Anstelle von Antigenen können auch Antikörper bestimmt werden. Dazu muss das Antigen an die Testplatten gebunden werden und das Serum wird hinzugegeben. Mit einem enzymgekoppelten Detektionsantikörper (Sekundärantikörper) können dann die Menge und der Typ des Patientenantikörpers im Serum detektiert werden.

Radioimmunassay (RIA)

Der RIA funktioniert ähnlich wie der ELISA. Jedoch werden radioaktiv markierte Antikörper verwendet. Die Menge an Radioaktivität korreliert mit der Konzentration des Antigens. Dieser Test ist sensitiver als der ELISA; so können Antigene in niedrigsten Konzentrationen (z. B. Steroidhormone) nachgewiesen werden.

Funktion	Test	Mechanismus	Vor- und Nachteile	Anwendungsgebiete
Antigennachweis	ELISA	Nachweis mittels enzymgekoppelten Antikörpers in Lösung	Hohe Sensitivität und Spezifität	Nachweis und Quantifizierung von Proteinen (Tumormarker, Virusproteine etc.)
	RIA	Nachweis mittels radioaktiv markierter Antikörper in Lösung	Höchste Sensitivität und hohe Spezifität	Bestimmung von Hormonen und Molekülen in niedrigsten Konzentrationen
	Diffusion	Nachweis durch Diffusion von Antigenen und Antikörpern im Agarosegel	Wenig sensitiv, mäßig spezifisch	Veraltet
	Western-Blot	Nachweis von Antigenen nach Auftrennung im Proteingel	Hochspezifisch, wenig sensitiv, nicht quantitativ	Bestimmung von Antigenen (z. B. Bestimmung von Borrelien-Stämmen, HIV1 vs. HIV2 etc.)
Antikörpernachweis	ELISA	Nachweis mittels enzymgekoppelten Antikörpers und Antigens in Lösung	Hohe Sensitivität und Spezifität	Nachweis und Quantifizierung von Antikörperantworten (Titerbestimmungen z. B. nach Impfung, Infektion)
Komplementfunktion	CH50	Bestimmung der Komplementaktivität	Auch für einzelne Komplementfaktoren anwendbar	Vaskulitisnachweis, Lupus
Zellbestimmung	Durchflusszytometrie	Zellen werden mittels fluoreszenzfarbstoffgekoppelter Antikörper nachgewiesen	Sowohl Zellzahl als auch Dichte der Oberflächenmoleküle lassen sich bestimmen.	Nachweis von Immundefekten (CD4-Zell-Zahl bei AIDS) oder Immunfunktion (HLA-DR-Molekül-Dichte auf Monozyten bei Sepsis)
T-Zell-Funktion	ELISPOT	Zytokinsezernierende Zellen werden mit enzymgekoppeltem Antikörper angefärbt und gezählt.	Konzentration von antigenreaktiven Zellen lässt sich nachweisen.	Konzentration von mykobakterienreaktiven T-Zellen bei Tbc
	Durchflusszytometrie	Zytokinsezernierende Zellen werden mit enzymgekoppeltem Antikörper angefärbt und gezählt.	Stärke der Zytokinsekretion und Konzentration der antigenreaktiven Zellen werden bestimmt.	T-Zell-Antworten gegen CMV
		Färbung von T-Zellen mittels Peptid-MHC-Komplexen	Hochsensitiver und spezifischer Nachweis von antigenspezifischen T-Zellen; mäßige Aussage über Funktion	T-Zell-Antworten bei Virusinfektionen

Tab. 1: Übersicht über die wichtigsten Testverfahren in der Immunologie.

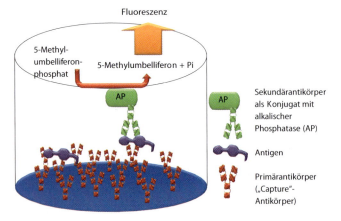

Abb. 1: Funktionsprinzip des ELISA. Ein antikörpergekoppeltes Enzym wandelt ein Substrat um, hier eine Vorstufe eines Fluoreszenzfarbstoffs. Nach der Reaktion fluoresziert das Substrat, wobei die Menge an Fluoreszenz proportional zum gebundenen Antikörper ist. In älteren ELISAs wird ein farbloses Substrat in ein farbiges umgewandelt.

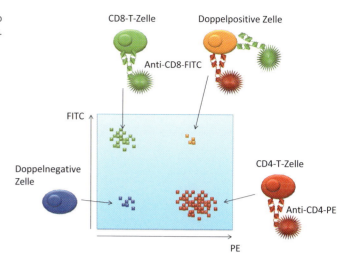

Abb. 2: Funktionsprinzip der Durchflusszytometrie.

Diffusion

Die Diffusion wurde vor etwa 100 Jahren entdeckt. Antikörper-Antigen-Komplexe fallen im Agarosegel als sichtbares Präzipitat bei einer bestimmten Konzentration aus. Bei dieser Methode lässt man also Antikörper und Antigen in einem Agarosegel gegeneinander diffundieren und der Abstand des gebildeten Präzipitats korreliert mit der Konzentration.

Western-Blot

Beim Western-Blot wird ein Antigengemisch der Größe nach in einem Proteingel aufgetrennt und dann auf eine Membran geblottet. Die Membran wird dann mit enzymgekoppelten Antikörpern inkubiert, die ein farbloses Substrat in ein farbiges Produkt umsetzen. An den Stellen der Membran, an denen sich Antigen befindet, bilden sich farbige Linien. Da das Antigen der Größe nach getrennt wurde, kann die Größe des erkannten Antigens bestimmt werden. Diese Methode kann z. B. zur Unterscheidung von Virus-Subtypen benutzt werden, bei denen Proteine unterschiedliche Größe haben.

Durchflusszytometrie (FACS)

Bei der Durchflusszytometrie (fluorescence-activated cell sorting – FACS; Abb. 2) werden Zellen mit monoklonalen Antikörpern inkubiert, an denen Fluoreszenzfarbstoffe gekoppelt wurden. Besitzt die Zelle das gesuchte Membranprotein, so bindet sie den Antikörper und leuchtet dann im Laserlicht. Man kann die Menge an Membranprotein bestimmen, da je nach Menge an der Oberfläche der Zelle auch entsprechende Antikörper und damit entsprechende Mengen an Fluoreszenzfarbstoff binden. So können nicht nur positive und negative Zellen gezählt, sondern kann auch die Menge des Membranproteins exakt bestimmt werden.
Es können verschiedene Antikörper mit unterschiedlich „farbigen" Fluoreszenzfarbstoffen benutzt werden. So können Zellen, die nur eines der Membranproteine besitzen, von solchen unterschieden werden, die beide besitzen (doppelpositiv). Die Zellen werden dann je nach Expression der beiden Antigene in einem Plot dargestellt.
Zusätzlich können sezernierte Zytokine mit einem bispezifischen Antikörper an der Zellmembran fixiert und dann nachgewiesen werden. So sind funktionelle T-Zell-Testverfahren nach Antigenstimulation möglich.

Histologie und Immunfluoreszenz

Antikörper können mit einem Fluoreszenzfarbstoff oder mit einem Enzym gekoppelt in der Histologie bzw. Zytologie eingesetzt werden. Je nachdem leuchten diese dann im UV-Licht oder setzen einen Farbstoff um (Abb. 3).

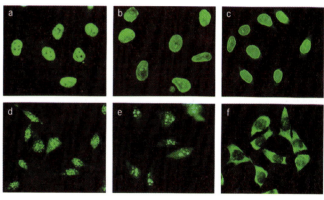

Abb. 3: Serum von Patienten kann auf antinukleäre Antikörper (ANA) getestet werden. Dies ist eine wichtige Diagnostik bei Kollagenosen. Je nach Typ der ANA führen diese zu unterschiedlichen Fluoreszenzmustern: a) fein gesprenkelt mit Nukleolusaussparung (bei Anti-RNP); b) homogen diffus (bei Anti-dsDNA bei SLE); c) peripheres (Rim) kernmembranbezogenes Muster (bei Anti-Laminin B); d) Zentromer-Färbung (Anti-CENP-B bei CREST-Syndrom); e) nukleoläres Muster (Anti-Fibrillarin, Anti-U3-RNP bei Sklerodermie); f) zytoplasmatisches Muster (antiribosomale Antikörper). [13]

Zusammenfassung

✱ Die wichtigsten Methoden in der Immunologie sind der ELISA und die Durchflusszytometrie. Sie beruhen auf dem Nachweis von Antigenen mittels enzym- bzw. fluoreszenzfarbstoffgekoppelter Antikörper.

✱ Beide Verfahren ermöglichen hochspezifische und hochsensitive sowohl qualitative als auch quantitative Aussagen.

Antikörpertherapien

Monoklonale Antikörper sind wirksame Substanzen bei Tumorerkrankungen, meist mit geringen Nebenwirkungen. In der Diagnostik ermöglichen sie hochspezifische und hochsensitive Tests.

Serumtherapien

Paul Ehrlich entwickelte das Diphtherie-Antiserum, das noch heute verwendet wird. Es wird durch Immunisierung von Pferden gewonnen und neutralisiert das Diphtherietoxin.

Um polyklonale Seren zu erzeugen, werden Tiere mit einem Antigen immunisiert; danach wird das Serum im Patienten eingesetzt. Alternativ können Seren von Menschen, die bestimmte Antikörper (z. B. gegen CMV oder Röteln) haben, gesammelt werden, um bei bestimmten Infektionen Antiseren mit hoher Aktivität zu geben. Zur Suppression des Immunsystems kann Antithymozytenglobulin (ATG) eingesetzt werden. Es wird zur Verhinderung einer Organabstoßung nach Transplantation oder bei Autoimmunerkrankungen (z. B. aplastische Anämie) eingesetzt und führt v. a. zur Zerstörung der T-Zellen. Weitere tierische Seren, die zum Einsatz kommen, sind Antiseren gegen Botulinumtoxin, Tollwut und Schlangenbisse.

Bei Gabe von Serum (v. a. bei Pferdeseren) kommt es in 10 bzw. 80% (entspr. 20 bzw. 100 ml Serum) der Patienten zur Serumkrankheit, meist nach ein bis zwei Wochen. Sie fällt durch die Triade Fieber, Polyarthralgien/Polyarthritis und juckendes Erythem auf. Der Ausschlag ähnelt der Urtikaria, betrifft nicht die Mukosa und beginnt meist an der Injektionsstelle. Falls bereits Antikörper vorhanden waren, also bei Reexposition, kann die Gabe eines Serums zu schweren anaphylaktischen, lebensbedrohenden Reaktionen führen. Deshalb sollte zuvor eine Testdosis appliziert werden und Adrenalin bereitliegen.

Immuntherapie mit monoklonalen Antikörpern

Herstellung monoklonaler Antikörper

Hauptziel der Herstellung (Abb. 1) ist meist, die zwei Gene für die schwere und leichte Kette eines Antikörpers zu erhalten. Zuerst werden Tiere, meist Mäuse, immunisiert und deren B-Zellen isoliert. Durch Fusion mit Myelomzellen entstehen unsterbliche Hybridome, die man klonieren kann. Nachdem man den Klon mit dem gewünschten Antikörper gefunden hat, kann dieser direkt zur Produktion der Antikörper benutzt werden oder man isoliert die Antikörpergene zur genetischen Optimierung.

Typen von Antikörpern und Derivate

Die Gene der monoklonalen Antikörper können humanisiert werden. Dies verringert Nebenwirkungen und die Bildung von humanen Anti-Maus-Antikörpern. Letztere können eine wiederholte Gabe des monoklonalen Antikörpers einschränken und zu allergischen Reaktionen führen.

Meist muss nur die Bindungsstelle (CDR) beibehalten werden. Der gesamte Rest wird gegen die humanen Sequenzen ausgetauscht und man erhält einen vollhumanisierten Antikörper. Wird nur die konstante Region ausgetauscht, dann spricht man von einem „chimären Antikörper" (Abb. 2). Am besten geeignet sind humane Antikörper, also solche, die von Genen aus humanen Sequenzen erzeugt wurden.

Nomenklatur

Die monoklonalen Antikörper werden je nach Herkunft und Zielstruktur benannt (Tab. 1).

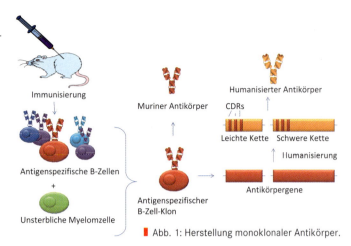

Abb. 1: Herstellung monoklonaler Antikörper.

Nebenwirkungen

Je höher der humane Anteil des monoklonalen Antikörpers, desto geringer meist die Nebenwirkungen. Infusionsreaktionen treten meist 0,5–2 h nach Infusionsbeginn auf, können aber auch bis zu 24 h später beginnen.

Infusionsreaktionen können jedes Organ betreffen, sind jedoch meist mild. Häufig treten Fieber, Schüttelfrost, Juckreiz, Dyspnoe, Rücken-

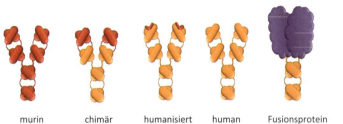

Abb. 2: Typen von Antikörpern und Derivate.

Präfix	Zielstrukturen		Herkunft bzw. Typ	Suffix
Variabel	-vi(r)-	Viral	-u-	Mensch	-mab
	-ba(c)-	Bakteriell	-o-	Maus	
	-li(m)-	Immunsystem	-a-	Ratte	
	-le(s)-	Infektionsläsionen	-e-	Hamster	
	-ci(r)-	Kardiovaskulär	-i-	Primaten	
	-fu(ng)-	Fungal	-xi-	Chimär	
	-ne(r)-	ZNS	-zu-	Humanisiert	
	-ki(n)-	Interleukin	-axo-	Ratte-Maus-Hybrid	
	-mu(l)-	Muskuloskeletal	-xizu-	Chimär und humanisiert	
	-o(s)-	Knochen			
	-tox(a)-	Toxine			
	-co(l)-	Kolon-Ca			
	-me(l)-	Melanom			
	-ma(r)-	Mamma-Ca			
	-go(t)-	Hoden-Ca			
	-go(v)-	Ovar-Ca			
	-pr(o)-	Prostata-Ca			
	-tu(m)-	Andere Tumoren			

Tab. 1: Nomenklatur der monoklonalen Antikörper.

Molekulare Pathogenese in der klinischen Immunologie

Name	Typ	Zielstruktur	Wirkweise	Anwendungsgebiete
Basiliximab	Chimär	CD25, α-Untereinheit (Interleukin-2-Rezeptor) auf aktivierten T-Zellen	Hemmt die T-Zell-Proliferation, aber nicht die Aktivierung, da nur aktivierte T-Zellen CD25 exprimieren und ein IL-2-Signal benötigen	Abstoßungsreaktion bei Organtransplantation
Daclizumab	Humanisiert			
Muromonab-CD3	Murin	CD3-Rezeptor auf T-Zellen	Führt zur T-Zellen-Elimination und ist ein hochpotentes Immunsuppressivum. Stimuliert möglicherweise Toleranzinduktion über Tregs	
Efalizumab	Humanisiert	CD11a (α-Untereinheit von LFA-1)	Die Bindung von ICAM-1/2 an LFA-1 ist Voraussetzung für T-Zell-Migration in das Gewebe und wird blockiert.	Psoriasis
Alefacept	Fusionsprotein (extrazelluläre Domäne von LFA3 und Fc-Teil von IgG1)	CD2	Der Fc-Teil bindet an NK-Zellen und Monozyten, die so v. a. in Gedächtnis-T-Zellen Apoptose induzieren (v. a. Gedächtnis-T-Zellen erhalten über CD2-CD58-Interaktion ein kostimulatorisches Signal).	
Mepolizumab	Humanisiert	IL-5	IL-5 ist ein wichtiges Zytokin bei der Aktivierung von Eosinophilen.	Churg-Strauss-Syndrom, hypereosinophiles Syndrom, Asthma
Omalizumab	Humanisiert	IgE (Fc-Teil)	Die Bindung von IgE an Fc-Rezeptoren der Mastzellen wird blockiert und der IgE-Spiegel im Blut gesenkt.	Schweres Asthma bronchiale
Natalizumab	Humanisiert	α4-Integrin (in CD49d und LPAM-1)	α4-Integrin wird auf Leukozyten, jedoch nicht auf Neutrophilen exprimiert. Die Bindung der Zellen an VCAM-1 und MadCAM-1 und damit die Transmigration werden blockiert.	Multiple Sklerose
Adalimumab	Human	TNF-α	TNF-α ist ein wichtiges Zytokin bei Entzündungsprozessen. Die Blockierung des TNF-α-Signals führt in Makrophagen zu Apoptose, verringert die Endothelzellaktivierung und damit die Leukozytenrekrutierung.	Rheumatoide Arthritis, Spondylarthritiden, M. Crohn, Psoriasis
Rituximab	Chimär	CD20 auf B-Zellen	CD20 wird nur von reifen und leicht unreifen B-Zellen exprimiert. Rituximab induziert Apoptose in normalen, aber auch in neoplastischen B-Zellen. Ibritumomab und Tositumomab sind mit Radiotherapeutika gekoppelt, die dann zur Radiotherapie eingesetzt werden und weniger Nebenwirkungen als konventionelle Bestrahlung haben.	Non-Hodgkin-Lymphome, Vaskulitiden (v. a. Wegener-Granulomatose), rheumatoide Arthritis, SLE, membranöse Nephropathien, Autoimmunzytopenien
Ibritumomab-Tiuxetan	Murin, 90Y-gekoppelt			Non-Hodgkin-Lymphome
Tositumomab	Murin, 131I-gekoppelt			Non-Hodgkin-Lymphome
Gemtuzumab-Ozogamicin	Humanisiert, ozogamicin-gekoppelt	CD33	Nach Bindung an Leukämiezellen kommt es zur Internalisierung und Freisetzung von Ozogamicin, das die DNA-Synthese stört.	Akute myeloische Leukämie
Alemtuzumab	Humanisiert	CD52	CD52 wird auf fast allen Lymphozyten und Monozyten exprimiert. Bindung von Alemtuzumab führt zur Zytokinfreisetzung (Nebenwirkung) und Apoptose.	B-CLL, T-Zell-Lymphome, ALL, multiple Sklerose, Organtransplantation
Trastuzumab	Humanisiert	HER2/neu	Bindung blockiert Wachstum, da HER2/neu-Signale Proliferation anregen. Zusätzlich kann immunvermittelte Zellzerstörung einsetzen.	Mamma-Ca, Prostata-Ca, Ovarial-Ca, NSCLC
Pertuzumab				
Cetuximab	Chimär	EGF-Rezeptor	Bindung blockiert Wachstum, da EGF-Signale zur Proliferation benötigt werden.	Kopf- und Halstumoren Kolon-Ca, Mamma-Ca, Bronchial-Ca
Bevacizumab	Humanisiert	VEGF	Hemmt Angiogenese und führt zu Tumornekrosen	
Denosumab	Human	RANK-Ligand	RANKL fördert die Osteoklastendifferenzierung, Aktivierung und Überleben.	Osteoporose
Abciximab	Chimär, Fab$_2$-Fragment	GPIIb/IIIa (Fibrinogen-Rezeptor) auf Thrombozyten	Verhindert Plättchenaggregation	Infarktprophylaxe v. a. nach Bypass-OP
Palivizumab	Humanisiert	Fusionsprotein von RSV	Frühgeborene und Säuglinge mit Lungenerkrankungen haben ein erhöhtes Risiko der respiratorischen Insuffizienz nach RSV-Infektion.	Prophylaxe der RSV-Pneumonie

▌ Tab. 2: Liste der am häufigsten angewandten monoklonalen Antikörper.

und Bauchschmerzen, Übelkeit, Diarrhö und Veränderungen des Blutdrucks und der Herzfrequenz auf. Es kann ein urtikariaähnlicher oder morbilliformer Ausschlag auftreten. Um den Reaktionen entgegenzuwirken, werden vor Gabe meist Paracetamol, Antihistaminika und Steroide verabreicht.

Anwendungsgebiete

Es gibt sehr viele monoklonale Antikörper; ▌ Tabelle 2 stellt nur die wichtigsten kurz vor.

Zusammenfassung

✖ Immuntherapie kann bei Infektionen mit polyklonalen Seren, v. a. in der Onkologie und bei Autoimmunerkrankungen mit monoklonalen Antikörpern erfolgen.

✖ Es gibt bereits eine Vielzahl von Präparaten, die meist geringe Nebenwirkungen haben, und hunderte Antikörper sind in der Entwicklung.

Akute und chronische Infektionen

36 Akute Infektionen und
reaktive Arthritiden
38 Chronische Infektionen I:
Tuberkulose
40 Fortsetzung Tuberkulose
42 Chronische Infektionen II:
Herpesviren
44 Chronische Infektionen III:
Hepatitisviren
46 Parasitäre Infektionen

Immundefekte

48 Angeborene Immundefekte I
50 Angeborene Immundefekte II
52 Erworbene Immundefekte I: AIDS
54 Fortsetzung AIDS
56 Erworbene Immundefekte II:
Virusinfektionen und Bakterien
58 Erworbene Immundefekte III:
Parasiten und Fungi

Autoimmunreaktionen

60 Hauterkrankungen
62 Allergien und
Überempfindlichkeitsreaktionen

64 Chronische Darmentzündungen
66 Gastroenterologische
Autoimmunreaktionen
68 Arthritiden
70 Lupus
72 Vaskulitis
74 Sarkoidose und Sklerodermie
76 Hämatologische
Autoimmunreaktionen
78 Neurologische
Autoimmunreaktionen
80 Nephrologische
Autoimmunreaktionen
82 Endokrinologische
Autoimmunreaktionen

Therapien und therapieassoziierte Erkrankungen

84 Virusassoziierte Tumoren und
Tumorimmunologie
86 Allogene Knochenmark-
transplantation und GvHD
88 Therapie der
Autoimmunerkrankungen I
90 Therapie der
Autoimmunerkrankungen II
92 Therapie der
Autoimmunerkrankungen III

B Spezieller Teil

Akute Infektionen und reaktive Arthritiden

Nach einer Infektion dauert die Entwicklung erregerspezifischer Lymphozyten im LK etwa sieben Tage, die Antikörperbildung meist etwas länger (Abb. 1). Lymphadenopathie lässt sich daher klinisch nach wenigen Tagen feststellen.

Ein gutes Beispiel einer schweren, jedoch bei Immunkompetenten vom Immunsystem kontrollierten Infektion ist die Influenza.

Influenza

Inzidenz: 23/100 000/a
(Deutschland 2007)

Die Viren werden durch Tröpfcheninfektion übertragen und infizieren dann die Epithelzellen der Atemwege. Die Virusreplikation beginnt nach ≈ 12–24 h und erreicht nach zwei Tagen das Maximum. Durch die rasche Immunantwort dauert die Replikation nur insgesamt 5–7 Tage an. Die Symptome beginnen meist abrupt am dritten Tag, die Krisis am siebten Tag mit Symptomrückgang ab dem neunten Tag nach Kontakt. Ein Teil der Symptome (Gliederschmerzen, Fieber) sind nicht durch das Virus, sondern durch Mediatoren (IFNγ, IL-6 und TNFα) der Immunreaktion verursacht.

Erste virusspezifische CD8-T-Zellen sind im Blut zusammen mit ersten höheren Antikörpertitern am siebten Tag nach Infektion nachweisbar. Da meist schon eine gewisse kreuzreaktive Gedächtnisfunktion durch frühere Kontakte vorhanden ist, steigen unverzüglich IgG- und IgA- ebenso wie IgM-Titer an. Die Influenza-Antigene fallen daraufhin schnell ab und sind am zehnten Tag nicht mehr nachweisbar. Die Antikörpertiter erreichen nach einem Monat ihr Maximum.

Vor allem bei Immungeschwächten kann es zu Komplikationen wie primärer viraler Pneumonie, sek. bakterieller Pneumonie, Myositis und ZNS-Beteiligung kommen. Um die Immunantwort zu umgehen, ändern die Viren durch Antigenshift (Änderung des Gens) und Antigendrift (kleine Änderungen durch Mutationen) die wichtigsten Proteine: Neuraminidase (N) und Hämagglutinin (H). Die Gene werden durchnummeriert, sodass die Spanische Grippe 1918 durch H1N1-Viren verursacht wurde. Sie führte weltweit durch schwere hämorrhagische Pneumonien zu über 20 Millionen Toten. Vor allem Antigenshift, der bei Influenza-A-Viren vorkommt, führt durch die fehlende Herdimmunität zu Pandemien. 1957 fand ein Shift zu H2N2 statt, 1968 einer zu H3N2 und 1977 eine Rückkehr des H1N1. Influenza-B-Viren können scheinbar nur durch Antigendrift variieren. Das natürliche Reservoir sind Vögel, sodass Shifts in avianen Viren (H5N1) zu neuen Pandemien führen können.

Durch Infektionen ausgelöste Autoimmunreaktionen

Die Immunantwort ist hochspezifisch, jedoch besitzen Mikroorganismen teilweise Epitope, die dem Organismus ähnlich sind. Gegen diese Epitope existiert oft Toleranz; somit sind die Erreger gegen Immunmechanismen teilweise geschützt. Kommt es jedoch zur Immunreaktion, dann kann diese kreuzreaktiv gegen körpereigene Gewebe gerichtet sein (Autoimmunreaktion). Die Ähnlichkeit der Antigene wird als „molekulare Mimikry" bezeichnet.

Vermutlich gibt es eine ganze Reihe von Erkrankungen, bei denen eine Autoimmunreaktion infolge molekularer Mimikry zur Pathogenese beiträgt. Neben den hier beschriebenen Autoimmunreaktionen können Streptokokken zur Glomerulonephritis (s. Seite 81), Campylobacter zum Guillain-Barré-Syndrom (s. Seite 79) und Diarrhö-Erreger zu ITP (s. Seite 76) führen. Auch multiple Sklerose, Thyreopathien, Diabetes Typ 1 und andere stehen im Verdacht, durch Infektionen ausgelöst zu werden.

Rheumatisches Fieber

Inzidenz: ≈ 2/100 000/a; weltweit ≈ 470 000 Fälle/a mit 230 000 Toten/a durch Klappenfehler

Das akute rheumatische Fieber (ARF) tritt etwa 2–4 Wochen nach Infektion der oberen Atemwege mit Typ-A-Streptokokken auf, somit in der Zeit der höchsten Antikörpertiter und T-Zell-Frequenzen. Die Erkrankung heilt gewöhnlich von selbst wieder aus, eine Behandlung sollte jedoch zur Verhinderung von Herzklappenschäden rasch erfolgen. Die Erkrankung kann in seltenen Fällen zum Tod durch Herzversagen führen. Am häufigsten sind Kinder im Alter von 4–9 Jahren betroffen. Das ARF beginnt meist akut mit Fieber und mind. einem der folgenden Symptome: migrierende Polyarthritis der großen Gelenke (v. a. Beingelenke), Pankarditis (einschl. der Valvulitis), ZNS-Beteiligung (Sydenham-Chorea) oder Ausschlag (Abb. 2, 3). Die Valvulitis ist an den Segelklappen am ausgeprägtesten und führt vor allem zu Mitralinsuffizienz. Subkutane Knötchen treten häufig in der Nähe

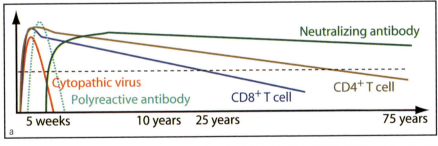
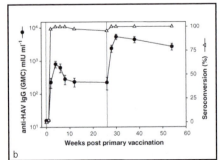
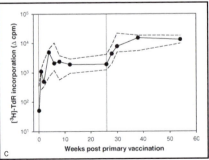

Abb. 1: a) Kinetik der Immunreaktion nach einer Erstinfektion. [24], b) Kinetik der humoralen Immunantwort nach HAV-Grundimpfung und Auffrischimpfung nach 26 Wochen (45 Geimpfte). Serumkonversion (Dreiecke) und IgG-Antwort (Kreise). [33], c) Kinetik der zellulären Immunantwort nach HAV-Impfung (Mittelung von 15 Geimpften) und Auffrischimpfung nach 26 Wochen. [33]

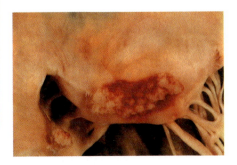

Abb. 2: Endocarditis verrucosa rheumatica bei rheumatischem Fieber. [2]

Akute und chronische Infektionen

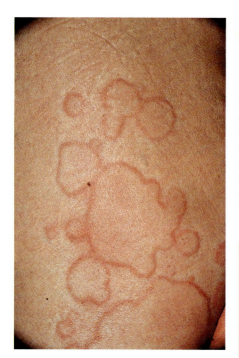

Abb. 3: Erythema (anulare) marginatum bei rheumatischem Fieber findet sich häufig am Rumpf, bei etwa 7% der Patienten. [5]

durch Yersinia, Salmonella, Shigella, Campylobacter und Clostridium difficile, dazu führen. Die RA tritt Tage bis Wochen nach der Infektion auf.

Die Erkrankung wird wie auch die undifferenzierte Spondylarthritis, Spondylitis ankylosans, Psoriasis arthropathica und Spondylarthritis der entzündlichen Darmerkrankungen zur Spondylarthritis-Familie gezählt (s. Seite 69). Jedoch zeigt sich bei nur ≈ 1% der Patienten mit Spondylarthritis ein Morbus Reiter.

Typische Symptome sind die klassische Trias aus Urethritis, Arthritis und Konjunktivitis. Die Arthritis ist eine asymmetrische Mono- oder Oligoarthritis und betrifft zusammen mit der Enthesitis (Sehnenentzündung) v. a. die untere Extremität. Ein Hautausschlag, das sog. Keratoderma blennorrhagicum, tritt als Hyperkeratose an Handflächen und Fußsohle auf (Abb. 4). Die Diagnose beruht meist auf klinischen Befunden. Die Erkrankung bildet sich meist spontan nach etwa sechs Monaten zurück. Bei starken Symptomen sollten NSAID und Steroide eingesetzt werden.

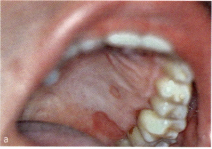
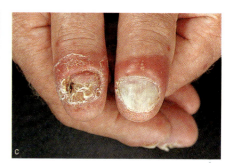
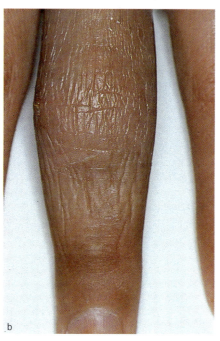
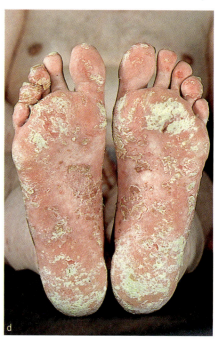

von Sehnen oder Knochenvorsprüngen auf. Selten kommt es zum Erythema marginatum. Zur Diagnosestellung eignen sich die klinischen Jones-Kriterien und Anti-Streptokinase- oder Anti-Streptolysin-Antikörper. Obwohl eine Vielzahl von kreuzreaktiven Antikörpern beschrieben wurde, ist die genaue Pathogenese unklar. Die immundominanten Strukturen des streptokokkalen N-acetyl-β-D-Glucosamins und des M-Proteins ähneln dem kardialen Myosin und können so die Myokarditis erklären.

Morbus Reiter

Inzidenz: ≈ 5–28/100 000/a;
Prävalenz: ≈ 40/100 000.
Morbus Reiter, auch „reaktive Arthritis" genannt, tritt nach bakteriellen Infektionen auf. Typisch ist die Urethritis durch Chlamydia trachomatis als Ursache. Jedoch können auch andere Infekte, vor allem Darminfekte

Abb. 4: a) Ulzera (Aphthen) der Mundschleimhaut, b) Monoarthritis, c) Nagelbefall und d) plantare Hyperkeratose bei Morbus Reiter. [5]

Zusammenfassung

✖ Kreuzreaktive Immunreaktionen können v. a. nach Darm- oder Atemwegsinfekten auftreten.

✖ Nach Chlamydien-Infekten kann es zu Morbus Reiter (mit Urethritis, Arthritis und Konjunktivitis), nach Tonsillitis mit Streptokokken zum rheumatischen Fieber kommen.

✖ Schwere Komplikationen wie Herzklappenschäden können auftreten.

Chronische Infektionen I: Tuberkulose

In Deutschland gibt es pro Jahr etwa 6000 Erkrankungen mit 200 Todesfällen. Die höchste Inzidenz der Tbc findet sich im südlichen Afrika, in Indien, China, auf den Inseln von Südostasien und in Mikronesien.
Als Robert Koch 1882 das Mycobacterium tuberculosis als Erreger identifizierte, starb jeder Siebte in Europa an Tbc. Heute ist die Tbc mit acht Millionen neuen Fällen und drei Millionen Toten pro Jahr die häufigste Todesursache durch Infektion weltweit. Etwa 30% der Weltbevölkerung sind latente Träger.
Die Ausbreitung der Tbc nimmt v. a. im Rahmen der HIV-Pandemie zu; resistente Stämme erschweren die Therapie. Tbc ist enorm mit dem sozioökonomischen Status und der Abstammung assoziiert.

Pathogenese

Kontakt und Primärinfektion

Durch Tröpfcheninfektion kommt es zu einer Besiedelung des Alveolarraums der Lunge. Falls das angeborene Immunsystem die Mykobakterien nicht abtötet, vermehren sie sich in den Makrophagen. Dies führt zur Zytokin- und Chemokinfreisetzung und so zur Ansammlung von Entzündungszellen, vor allem Monozyten, Neutrophilen und Alveolarmakrophagen, die dann die Mykobakterien mitsamt den infizierten Makrophagen in einer Art Fremdkörperreaktion lokal abkapseln (Abb. 1). Dabei entsteht ein verkäsendes Granulom (Tuberkel), typischerweise in den oberen Lungenabschnitten, wo die Sauerstoffversorgung etwas geringer ist. Das Granulom kann bei kompromittiertem Allgemeinzustand (durch Hunger, Armut) weiterwachsen und die Mykobakterien können über die Lymphe zu regionären LK abtransportiert werden. Die entstehende Lymphadenopathie ist charakteristisch für eine primäre Tbc und wird zusammen mit dem wachsenden Tuberkel im Lungenparenchym als „Ghon-Komplex" (Abb. 2) bezeichnet. Im Gegensatz dazu führt eine Reaktivierung oft nur zu lokalen Reaktionen und nicht zur Lymphadenopathie.
Die Vermehrung der Mykobakterien hält etwa 2–6 Wochen an, bis eine effektive zelluläre Immunantwort des adaptiven Immunsystems vorhanden ist. Kommt es zu keiner effektiven Immunantwort oder zu einer Reaktivierung (z. B. durch Hunger, Krieg, AIDS), dann wird die Barriere des Granuloms überwunden. Es erfolgen eine zunehmende Zerstörung der Lunge und eine hämatologische Aussaat, eine Miliar-Tbc. Wenn der Tuberkel Anschluss an einen Bronchus bekommt, wird der Patient ansteckend. Mykobakterien können dann im Sputum nachgewiesen werden. Unbehandelt sterben 80% der Patienten mit offener Tbc.

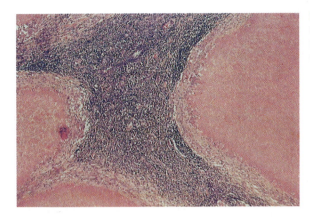

Abb. 1: Zentral verkäsendes Granulom. Anschnitt mehrerer Epitheloidzellgranulome, links eine Langhans-Riesenzelle. [2]

Reaktivierung und Komplikationen

Zu einer Reaktivierung kann es bei einer chronischen Schwächung des Immunsystems kommen (HIV-Infektion, Nierenversagen im Endstadium, Diabetes mellitus, maligne Lymphome, Steroidbehandlung, Mangelernährung und hohes Alter).
Bei ≈ 10% kommt es zu einer Bakteriämie nach Primärinfektion oder bei einer Reaktivierung. So kann es zu Absiedlungsherden in Knochen (spinal als M. Pott) und Nebennieren kommen. Die septische Aussaat führt meist zu kleineren Tuberkeln. Daraus können sich größere Herde, Tuberkulome, entwickeln. Diese können rupturieren und zu einer Aussaat in Körperhöhlen führen (tuberkulöse Meningitis, Peritonitis oder Pleuritis). Nach Lunge und LK sind Urogenitaltrakt und ZNS am häufigsten von der Tbc betroffen (Tab. 1). Vor allem im Alter nehmen die Tbc, die weder lungen- noch lymphknotenassoziiert sind, stark zu.
Die Kontrolle der Mykobakterien nach einer Reaktivierung oder Primärinfektion hängt stark vom Immunstatus ab. So haben Patienten mit geschädigtem Immunsystem ein erhöhtes Risiko für Komplikationen. Heut-

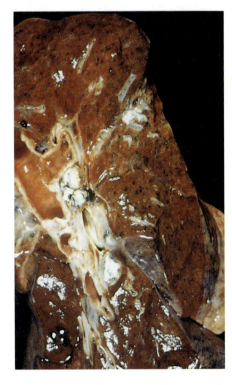

Abb. 2: Ghon-Komplex: Primäraffekt mit Lymphknotentuberkulose (hiläre LK) mit verkäsenden Nekrosen. [11]

Lunge, offen	Lunge, geschlossen	LK, extrathorakal	Pleura	LK, intrathorakal	Urogenitaltrakt	Wirbelsäule und ZNS	Knochen und Gelenke	Gastrointestinal
58,1%	20,3%	7,6%	3,8%	2,9%	2,8%	1,6%	1,4%	1,1%

Tabelle 1: Prozentualer Anteil der Tbc-Organmanifestation nach betroffenem Hauptorgan in Deutschland (N = 5884), RKI 2005.

Akute und chronische Infektionen

zutage sind 20% der Patienten mit extrapulmonaler Tbc HIV-positiv. Auch führen genetische Polymorphismen (vor allem Mutation im Toll-IL-1-Rezeptor-Adapterprotein) zu einem erhöhten Risiko.

Lungen-Tbc

Etwa 70% der Patienten haben bei der Primärinfektion niedriges Fieber, meist nur wenige Wochen lang. Nur 25% haben zusätzliche Symptome, vor allem pleuritischen Brustschmerz.
Primärinfizierte zeigen in einer Häufigkeit von etwa 15% über Monate zunehmende Infiltrate und entwickeln eine primär progressive Tbc. Ansonsten kommt es entweder zu einer latenten Infektion oder zu einer Ausheilung. Die primär progressive Infektion führt meist innerhalb von 2–3 Jahren zu einer klinischen Tbc.
Etwa 90% der Tbc-Fälle beim Erwachsenen sind reaktivierte Infektionen. Sie entstehen aus ruhenden Herden und kommen besonders häufig in apikalen, posterioren Lungensegmenten vor. Die Symptome sind meist Monate vor Diagnosestellung vorhanden und bestehen hauptsächlich aus morgendlichem Husten, Gewichtsverlust (Schwindsucht) und Müdigkeit. Die Hälfte der Patienten hat Fieber und/oder Nachtschweiß, ≈ 30% Brustschmerzen und Dyspnoe. Das Sputum wird in späteren Stadien gelbgrünlich, teilweise faulig riechend und kann sich in ≈ 25% zu Hämoptysen entwickeln. Bei Erosion eines Lungengefäßes besteht die Gefahr einer tuberkulösen Rhexisblutung (Blutsturz), die etwa 5% der Todesfälle durch Tbc ausmacht. Etwa 5–15% aller Hämoptysen sind auf Tbc zurückzuführen. Ein Teil der Hämoptysen – und zwar massive – wird durch ein sog. Rasmussen-Aneurysma verursacht, das durch die Ausbreitung der Tbc in die Adventitia und Media der Bronchialarterien ausgelöst wird.
Seltene Komplikationen sind Pneumothorax, Lungenempyem, Lungengangrän (Mortalität von 75%) und Ulzera im Mund bzw. Gastrointestinaltrakt, die durch Verschlucken infektiösen Sputums entstehen.
Bei der klinischen Untersuchung lassen sich manchmal ein verminderter Stimmfremitus mit dumpfem Klopfschall (durch Pleuraverdickung bzw. -erguss) und posttussive Rasselgeräusche feststellen. In späten Stadien können über Kavernen (selten) sogenannte amphorische (ähnlich dem Geräusch beim Blasen über eine Amphore), distal gelegene Geräusche auskultiert werden.
Eine endobronchiale Tbc (20–50% der Tbc) imponiert klinisch mit bellendem Husten, selten mit Bronchorrhö (über 500 ml Sputum pro Tag) oder Lithoptysis (Aushusten verkalkter Granulomreste). Dyspnoe kann auf Atelektasen oder Obstruktion hinweisen und bei akutem Auftreten zu einer Verwechslung mit einer bakteriellen Pneumonie, Fremdkörperaspiration oder einem Bronchialkarzinom führen.
In der Regel sind die meisten Laborparameter bei einer Lungen-Tbc im Normbereich. Lediglich in fortgeschrittenen Stadien kann es zu einer normozytären Anämie, Leukozytose und insbesondere zu einer Monozytose kommen. Hyponatriämie kann als Zeichen eines SIADH oder als Nebenniereninsuffizienz auftreten. Seltener kann es zu Hypoalbuminämie und Hypergammaglobulinämie kommen.
Radiologisch entwickelt sich in etwa 65% der Fälle eine Woche nach Primärinfektion eine hiläre Lymphadenopathie, die bis zu über einem Jahr besteht. Bei ≈ 30% lässt sich ein Pleuraerguss nachweisen (nach zwei bis drei Monaten, selten nach über einem Jahr). Ein Infiltrat lässt sich nur bei ≈ 30% der Patienten nachweisen. Der mittlere Lungenlappen ist am häufigsten betroffen. Dort kann man den abgeheilten Primäraffekt als sogenannte Simon-Narbe nachweisen. Bei Reaktivierung kommt es in ≈ 80% zu Herden in den apikalen, posterioren Lungensegmenten. 20–40% der Patienten zeigen Kavernen-, 20% eine Spiegelbildung (Abb. 3).
Das CT imponiert bei einer bronchialen Ausbreitung der Tbc mit zentrilobulären, nodulären Verdichtungen, dem sogenannten Blütenbaum (tree in bud, arbre en fleur), die einem Zweig mit Blüten ähneln. Die Verdichtungen entsprechen exsudativen bronchiolären Erweiterungen.

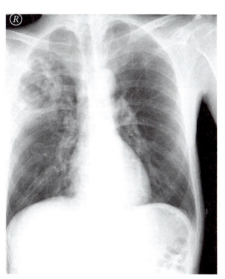
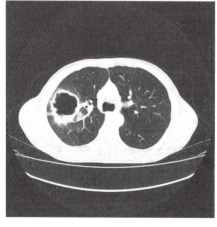
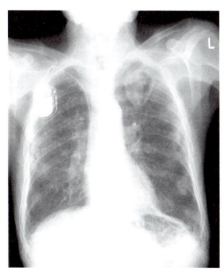
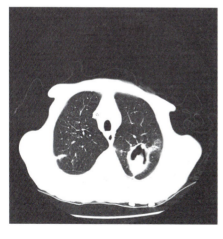

Abb. 3: Kavernöse Tbc im Röntgen-Thorax und CT. Oben eine Tbc des rechten, unten eine des linken Oberlappens. [Mit freundlicher Genehmigung von Prof. Schröder, Radiologie Charité Universitätsmedizin Berlin]

Tuberkulose (Fortsetzung)

Miliar-Tbc

Der Name leidet sich von „milium" (lat. für Hirsekorn) ab, eine morphologische Beschreibung der tuberkulösen Septikopyämie (▌ Abb. 4). Sie tritt selten hochakut nach Primärinfektion auf, wobei bei 50% der Patienten eine pulmonale Beteiligung vorliegt (▌ Abb. 5). Häufige Organbeteiligungen sind der Magen-Darm-Trakt (abdominelle Schmerzen) und das ZNS (bei ≈ 20%). Hautmanifestationen im Rahmen einer Tuberculosis cutis miliaris disseminata mit 5–10 mm großen Papeln sind eher selten. Klinisch kann man bei einer Miliar-Tbc am Augenfundus mit einem Ophthalmoskop häufig kleine erhabene gelbweißliche Knötchen in der Nähe der Fovea (Tuberkel) erkennen.

Zerebrale Tbc

Eine frühe Erkennung der zerebralen Tbc (Mortalität: 15–40%) ist entscheidend, da eine Verzögerung des Therapiebeginns die Prognose enorm verschlechtert. Unbehandelt führt sie nach etwa 5–8 Wochen zum Tod. Klinisch kommt es v. a. zu einer Meningitis, seltener zu einem intrakranialen Tuberkulom oder einer spinalen tuberkulösen Arachnoiditis mit folgenden Pathologien:

▶ proliferative Arachnoiditis, bei der eine fibröse Masse an der Hirnbasis Hirnnerven komprimiert und Blutgefäße erodiert
▶ Vaskulitis mit Thrombosen und Infarkten (v. a. Basalganglien, Pons und Zerebellum). Hydrozephalus durch Liquorzirkulationsstörungen mit teilweise markanten Proteinerhöhungen im Liquor.

Neben Meningitissymptomen sind folgende Liquorveränderungen typisch: Glukose↓, Protein↑, lymphozytäre Pleozytose. DD: neoplastische Meningitis, Neurosarkoidose, Neuroborreliose, Kryptokokkose, granulomatöse Pilzinfektion (Histoplasmose, Blastomykose), Brucellose, Neurosyphilis. Eine Virusenzephalitis führt zu kaum verändertem Glukosespiegel im Liquor.
Radiologisch sind der CT-Nachweis (positiv in ≈ 70% d. Fälle) einer verstärkten basalen meningealen Zeichnung und irgendein Hinweis auf einen Hydrozephalus suspekt auf eine tuberkulöse Meningitis.

Nachweis der Tbc

Der Tuberkulintest

Der ursprünglich von R. Koch entwickelte Tuberkulintest wurde von der intradermalen

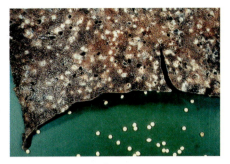

▌ Abb. 4: Hepatische Miliartuberkulose mit Hirsesamen zum Vergleich. [1]

Mendel-Mantoux-Probe abgelöst. Man injiziert 0,1 ml gereinigte Proteinbestandteile intradermal und liest nach 48, besser 72 Stunden ab. Man misst nur die tastbare Schwellung, nicht das Erythem im Durchmesser aus. In folgenden Fällen ist der Test positiv:

▶ > 5 mm: bei HIV-Positiven, bei kürzlichem Kontakt mit Tbc-Erkrankten, bei fibrösen post-Tbc-verdächtigen Veränderungen im Röntgen-Thorax und bei Patienten unter Medikation mit > 15 mg Prednisolon pro Tag
▶ > 10 mm: bei Immigranten aus Afrika, Asien, Lateinamerika oder Osteuropa; bei Drogenabhängigen; bei anderweitig Immunsupprimierten; bei Angestellten oder Insassen von Gefängnissen, Krankenhäusern, Altenheimen etc.; Vorerkrankungen mit erhöhtem Tbc-Risiko (Silikose, Nierenversagen, Malignome) und bei Kindern unter vier Jahren
▶ > 15 mm: bei allen sonst unauffälligen Personen.

Der Test kann allerdings bei bis zu 25% der Lungen-Tbc und 50% der disseminierten Tbc falsch negativ sein (Anergie). Bei BCG-vakzinierten Personen kann ein größerer Durchmesser bei der Mantoux-Probe als beim Vortest auf eine Infektion hindeuten.

Mykobakterienkultur

Die Kultur aus Sputum ist bei ≈ 80% der offenen Tbc-Fälle positiv. Lediglich bei Kindern können nur 35% positiv sein. Trotz der langen Kulturdauer von acht bis zwölf Wochen ist eine Kultur zur Resistenzbestimmung sinnvoll.

Ziehl-Neelsen-Färbung

Die Färbung basiert auf einer Resistenz der Tuberkelbazillen (welche auch für das Überleben in den Makrophagen verantwortlich ist) und ist bei der Untersuchung von Sputum je nach Altersgruppe bei ≈ 10–40% der Tbc-Fälle positiv. Bei wiederholter Sputumuntersuchung steigt die Sensitivität (z. B. Morgensputum über drei Tage).
Zum Nachweis im Liquor entnimmt man eine größere Menge Liquor (10–15 ml), wobei ein Nachweis im Sediment am ehesten gelingt. Man wiederholt die Liquorprobe vier Tage lang täglich und erreicht in fast 90% der Fälle eine positive Färbung. Bei einer einzelnen Probe sind ≈ 40% positiv.

PCR-Nachweis

Teilweise sind nur 60% der mit Ziehl-Neelsen-Färbung positiven Proben auch positiv in der PCR. Die Sensitivität liegt – stark laborabhängig – bei ≈ 56%, die Spezifität bei ≈ 98%. Nach Daten des RKI sind 85% der Sputumproben von Tbc-Erkrankten in der PCR positiv. Beim Liquor sind 66%, bei Magensaft 68% positiv.

Therapie

Alle Formen der Tbc werden mit einer Kombination von Chemotherapeutika über sechs bis zwölf Monate behandelt. Da es keine

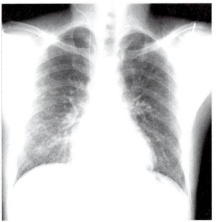
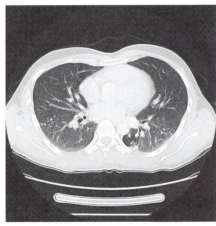

▌ Abb. 5: Pulmonale Miliar-Tbc im Röntgen-Thorax und CT. [Mit freundlicher Genehmigung von Prof. Schröder, Radiologie Charité Universitätsmedizin Berlin]

Akute und chronische Infektionen

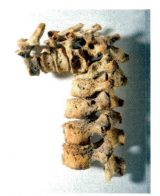
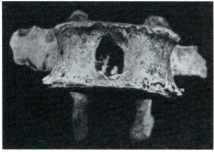
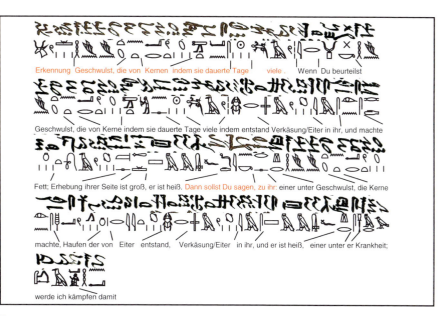

Abb. 6: Links sind Wirbelsäule und Wirbelkörper von Mumien (ca. 3400 und 2000 v. Chr.) mit M.-Pott-typischen Läsionen dargestellt. Daneben ist der im Text erwähnte Ausschnitt des Papyrus Ebers mit mittelägyptischer Transkription und Übersetzung dargestellt. [21; 23]

Studien über Kombinationen bei verschiedenen Organmanifestationen gibt, wird meist eine der Standardkombinationen angewandt. Oft wird eine intensive Therapiephase (Induktion) über die ersten zwei Monate, danach eine Konsolidierungstherapie über fünf Monate durchgeführt. Die Therapie der nicht resistenten Tbc kann mit einer Dreier- oder besser einer Viererkombination von Ethambutol, Isoniazid (INH), Pyrazinamid (PZA), Rifampicin (RIF) und Rifapentin erfolgen.

Die Chemotherapeutika erreichen unterschiedliche Wirkspiegel in den Geweben, sodass man die Therapie anpassen sollte. INH, PZA und RIF sind bakterizid, erreichen gute Konzentrationen im Liquor und eignen sich daher für die Behandlung einer ZNS-Tbc. Ethambutol erreicht nur mittlere Wirkspiegel im Liquor. Bei klinisch sichtbaren Tuberkulomen oder bei Wegfall von PZA aufgrund von Nebenwirkungen sollte man die Therapie auf 18 Monate verlängern.

Steroidtherapie bei zerebraler Tbc

Ähnlich wie bei bakteriellen Meningitiden kann bei der ZNS-Tbc die Gabe eines Steroids (Dexamethason) die Mortalität senken. Dexamethason ist vor allem in frühen Stadien hilfreich, HIV-positive Patienten profitieren aber nicht. Prednisolon reduziert bei Kindern die Mortalität um ca. 10% und erhöht den IQ. Die Steroide führen zu einer schnelleren Auflösung der fibrösen Absonderungen.

Resistente Mykobakterien

In Deutschland weisen ≈ 14% der M. tuberculosis eine Resistenz auf. Dabei sind nur ≈ 8% der in Deutschland geborenen Patienten mit einer resistenten Form infiziert, jedoch ≈ 20% der im Ausland geborenen Patienten. Vor allem Streptomycin- und INH-Resistenzen sind häufig. Multiresistenzen finden sich bei 1% der in Deutschland geborenen Patienten und bei ca. 5% der im Ausland geborenen.

Am häufigsten sind die multiresistenten Tbc-Infektionen bei Patienten mit Vorerkrankungen, die im Ausland geboren sind und eine inkomplette Vortherapie erhalten haben. In dieser Kohorte reagieren nur noch 20% der Patienten sensibel auf die Standardtherapien.

INH-Resistenz wird durch eine längere Therapiedauer behandelt, bei RIF-Resistenz (häufig bei AIDS) addiert man oft Streptomycin (häufig Resistenzen). Dies ist toxischer als RIF und PZA.

Exkurs: Tuberkulose im alten Ägypten

In Mumien konnte man Mykobakterien nachweisen, M.-Pott-typische Wirkelkörperdestruktionen sind häufig vorhanden (Abb. 6). In dem 3600 Jahre alten hieratischen Papyrus Ebers findet sich die Beschreibung einer Tbc-ähnlichen Symptomatik (Eb 862, 105, 16–106,2): „Die Symptome einer knotigen Geschwulst, die seit vielen Tagen besteht: Wenn du eine knotige Geschwulst, die seit vielen Tagen besteht, diagnostizierst, in ihr Verkäsung entstanden ist, sie Fett entwickelt hat, die Erhebung an ihrer Seite groß ist und der Patient Fieber hat, dann sollst du sagen: Derjenige mit einer knotigen Geschwulst, die eine große Menge Eiter hervorbrachte und in der Verkäsung entstanden ist, hat Fieber. Er hat eine Krankheit, die ich bekämpfen werde."

Zusammenfassung

- Die häufigste Form der Tbc ist eine Lungen-Tbc; diese ist in ≈ 50% der Fälle eine offene Tbc.
- Vor allem pleuritischer Brustschmerz, morgendlicher Husten, Gewichtsverlust und Nachschweiß sind Hinweise.
- Häufige extrapulmonale Formen sind ZNS- und Urogenital-Tbc.
- Die Therapie besteht aus einer Kombination über sechs bis zwölf Monate.
- Resistenzbildung ist ein großes Problem.

Chronische Infektionen II: Herpesviren

Herpesviren sind DNA-Viren mit breitem Tropismus, d. h., sie können eine Vielzahl von Zielzellen infizieren. Durch die lange Koevolution mit dem Menschen haben sie sich hervorragend an das Immunsystem angepasst und können nicht vollständig eliminiert werden. Sie befinden sich lebenslang unter Kontrolle des Immunsystems und können bei Immunschwäche reaktiviert werden.

Alphaherpesviren

HSV1 hat einen bevorzugten Tropismus für orale Mukosa, HSV2 für genitale Mukosa und VZV für die Haut.

HHV-1: Herpes-simplex-Virus 1 (HSV1)

Seroprävalenz ≈ 60%
Die Primärinfektion mit HSV1 geht mit vesikulären Läsionen, Gingivostomatitis, Lymphadenitis sowie Fieber und Schwäche einher. Eine Abheilung der Läsionen beginnt nach ca. zwei Wochen, HSV persistiert danach im Nervenganglion.
Stress und Immunsuppression führen zur Reaktivierung. Die viralen Kapside bewegen sich intrazellulär an den Axonen entlang und infizieren dann Epithelzellen im innervierten Dermatom. In einem Prodromalstadium fallen Brennen und Jucken auf. Nach 6–50 Stunden bilden sich Bläschen, die verkrusten und abfallen. Die Heilung ab dem Beginn des Prodromalstadiums dauert etwa fünf Tage.
Ähnlich wie VZV kann HSV 1 bei Immunsupprimierten zu einer okulären Infektion, Keratitis und akuter Retinanekrose mit Erblindung führen. Die lebensbedrohliche HSV-Enzephalitis fällt durch raschen Fieberbeginn, Kopfschmerzen, epileptiforme Anfälle, fokale Ausfälle und rasche Bewusstseinsstörungen auf. Selten tritt eine schwere Hepatitis auf.

HHV-2: Herpes-simplex-Virus 2 (HSV2)

Seroprävalenz ≈ 20%
HSV2 wird durch Sexualverkehr übertragen, meist im Rahmen von Beziehungen (mittlere Beziehungsdauer: ≈ 3,5 Monate, mittlere Anzahl der Geschlechtsakte: ≈ 40). Primärinfektion und Reaktivierung erfolgen mit ähnlichen Symptomen wie beim HSV1, jedoch an genitaler Mukosa mit schmerzhaften Ulzera, Dysurie und Kopfschmerzen; seltener asymptomatisch. Die Heilung ab Beginn der Symptome dauert bei Primärinfektion etwa 20, bei Reaktivierung zehn Tage. HSV2 reaktiviert seltener als HSV1. Primärinfektion und Reaktivierung sind Indikationen für antivirale Therapie mit Aciclovir, Famciclovir oder Valaciclovir. In schweren Fällen sollte Aciclovir i. v. gegeben werden.
Es kommt oft zu asymptomatischer Virusfreisetzung. Bei HIV-positiven Frauen findet sich HSV2 in ≈ 30% bei Routinezervixabstrichen, in 70% der Fälle ohne Symptome. Bei Immunkompetenten kann in 3–20% eine Virusfreisetzung gefunden werden.

HHV-3: Varicella-Zoster-Virus (VZV)

Seroprävalenz 95%
Die hochansteckende Primärinfektion ist als „Varizellen" (Windpocken) bekannt. VZV repliziert primär an der Inokulationsstelle und infiziert nach 4–6 Tagen die regionären LK. Danach kommt es zu einer ersten Virämie mit Besiedelung des RES. An den Tagen 9 bis 14 kommt es zu einer zweiten, nun ausgeprägten Virämie mit Besiedelung der Haut. Die Inkubationszeit bis zum Auftreten der Bläschen beträgt etwa zwei Wochen.
Es kommt zu einem Prodromalstadium mit Fieber, Schwäche und Pharyngitis. Danach entsteht innerhalb von 24 h ein generalisierter Ausschlag, die Varizellen. Es kommt zu juckenden Bläschen, die in unterschiedlichen Abheilungsstadien nebeneinander bestehen (sog. Sternenhimmel; ▮ Abb. 1a) und sich über etwa vier Tage bilden. Am sechsten Tag sind meist alle Läsionen verkrustet.
Die häufigsten Komplikationen sind bakterielle Superinfektionen; gefürchtet wird die Varizellenpneumonie, die in 0,25% der Primärinfektionen auftritt. Selten kommt es zu einer Hepatitis oder Meningoenzephalitis. Nach Gabe von ASS kann es zum Reye-Syndrom mit Übelkeit, Erbrechen,

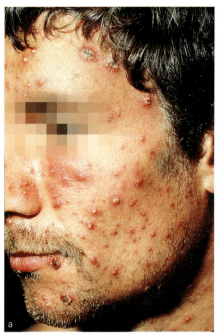

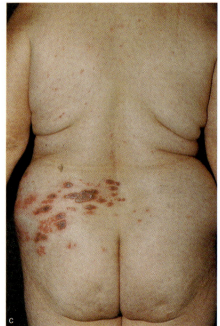

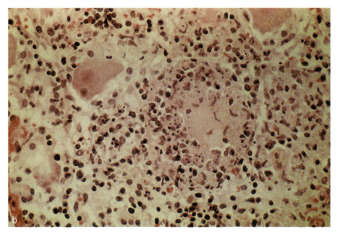

▮ Abb. 1: a) Verschieden alte vesikuläre Eruptionen bei primärer VZV-Infektion (Sternenhimmel). [16]. b) Ganglion mit VZV-Infektion. Zellnekrosen und Entzündungsreaktion sind sichtbar. [6] c) Typische dermatombezogene Gürtelrose. [16]

Kopfschmerzen, Erregbarkeit und Delir mit Progression zum Koma kommen. Bei Immunsupprimierten kommt es zu protrahierter Virämie. Kutane Komplikationen sind Varicella bullosa, Purpura fulminans und nekrotisierende Fasziitis.

VZV persistiert in sensorischen Ganglien (Abb. 1b), die Reaktivierung verläuft ähnlich wie bei HSV1. In einem Dermatom bilden sich Bläschen, die innerhalb von vier Tagen hämorrhagisch imponieren und dann abheilen (Abb. 1c). Oft kommt es zu einer akuten Neuritis, die in 20–30% der Fälle chronisch mit schweren neuropathischen Schmerzen als postherpetische Neuralgie persistieren kann.

Bei Immunsupprimierten führt eine Reaktivierung zu schweren Verläufen (s. Seite 56).

Betaherpesviren

HHV-5: Zytomegalievirus (CMV)

Seroprävalenz 40–100%
Die Primärinfektion erfolgt durch Sexualkontakte, enges Zusammenleben, Blut- und Plasmaprodukte, Gewebetransplantation und perinatal. Die Symptome sind dem Pfeiffer'schen Drüsenfieber ähnlich (s. u. EBV), es kommt zur sog. CMV-Mononukleose. Im Gegensatz zum EBV finden sich jedoch keine heterophilen Antikörper, Lymphadenitis und Splenomegalie sind von geringerem Ausmaß oder fehlen. Fieber und systemische Effekte dominieren (typhoider Charakter), eine exudative Tonsillitis ist ein häufiger Befund.
Bei Immunkompetenten kommt es zu einzelnen Organbeteiligungen (Kolitis, Hepatitis, Enzephalitis, Pneumonie und sehr selten Karditis), fulminante Infektionen sind aber selten. Nach wenigen Wochen heilt die Infektion spontan aus und CMV persistiert. Eine Reaktivierung tritt praktisch nur bei Immunsuppression auf und führt durch schwere Verläufe zu einer hohen Mortalität nach Organtransplantation (s. Seite 56).

HHV-6 und HHV-7

Seroprävalenz 80–95%
HHV-6-Infektion führt bei Kleinkindern typischerweise zum Dreitagefieber und zum Roseola infantum (auch „Exanthema subitum"). Es kommt zu einem stammbetonten makulopapulären Ausschlag und Rhinorrhö. Die Primärinfektion von HHV-7 ist dagegen meist asymptomatisch, kann jedoch ähnlich wie HHV-6 verlaufen.
Beide Viren infizieren CD4-T-Zellen und persistieren im Körper. Bei Immunsuppression werden sie häufig reaktiviert, die klinische Signifikanz ist aber unklar.

Gammaherpesviren

HHV-4: Epstein-Barr-Virus (EBV)

Seroprävalenz 90–95%
Die Primärinfektion erfolgt bei Kindern oft asymptomatisch, bei Erwachsenen als Pfeiffer-Drüsenfieber (auch „kissing disease" oder „akute Mononukleose"). Symptome sind Gingivostomatitis, hohes Fieber, Nachtschweiß, Lymphadenitis und Hepatosplenomegalie. Es kommt zu starker Tonsillenschwellung, bei der sich die Tonsillen berühren können, mit fauligem Foetor ex ore. Im Blutausstrich fallen EBV-spezifische T-Zellen als atypische Lymphozyten auf, die im Labor oft falsch als Monozyten gezählt werden (Abb. 2).
EBV infiziert primär B-Zellen über den Komplementrezeptor 2

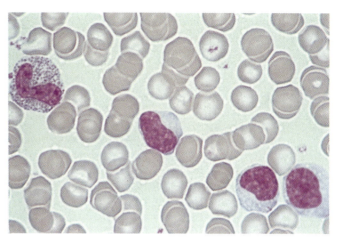

Abb. 2: Aktivierte T-Zellen im Blut eines Patienten mit akuter Mononukleose. [5]

(CD21), kann aber auch T-Zellen, Epithelzellen und Myozyten infizieren. Im Gegensatz zu HSV oder CMV zeigt EBV keinen zytopathischen Effekt, hat jedoch onkogenes Potenzial für B-Lymphozyten, sodass B-Zell-Lymphome entstehen können.
EBV persistiert lebenslang; bei Reaktivierung kann es zu einer Virämie kommen. Besonders gefährlich ist die progressive Transformation, sodass es zunächst zu oligoklonalen Proliferationen der B-Zellen kommt. Es können sich aber auch B-Zell-Lymphome mit hoher Malignität entwickeln. Diese haben besonders bei Immunsuppression nach Organtransplantation eine hohe Mortalität (s. Seite 84). Selten kann EBV zu nasopharyngealen Karzinomen führen.

HHV-8: Kaposi-Sarkom-assoziierter HHV

Seroprävalenz ≈ 30%, in homosexuellen Männern ≈ 80%
Primärinfektion erfolgt wie bei CMV, HHV-8 erreicht jedoch hohe Viruslasten in allen Körperflüssigkeiten wie Speichel, Sperma und Muttermilch. Symptome bei Kindern sind Fieber (≈ 10 d) und ein makulopapulöses Exanthem (≈ 6 d); bei Erwachsenen kann die Infektion auch mild mit leichter Lymphadenopathie einhergehen. HHV-8 bleibt latent in einer Vielzahl von Zelltypen, vor allem in B-Zellen und glandulären Epithelzellen.
HHV-8 führt v. a. bei Immunsuppression zum Kaposi-Sarkom, ist aber auch mit dem Castleman-Syndrom (einer systemischen Lymphadenopathie) und mit seltenen Lymphomen wie dem ergussassoziierten Lymphom assoziiert.

Zusammenfassung

✗ Die meisten Erwachsenen sind latent mit Herpesviren infiziert

✗ Die Primärinfektion geht meist mit fiebrigen Erkrankungen und Exanthem einher.

✗ Vor allem bei Immunsupprimierten kommt es zu lebensbedrohenden Reaktivierungen.

✗ Einige Herpesviren haben auch onkogenes Potenzial.

Chronische Infektionen III: Hepatitisviren

Hepatitis A (HAV) und E (HEV)

HAV: Inzidenz: 1,1/100 000/a, HEV: einzelne Fälle
Das HAV führt zu einer akuten Hepatitis, die praktisch nie chronisch wird. Es wird fäko-oral übertragen und findet sich häufiger in Meeresfrüchten. In Kindern ist die Infektion oft asymptomatisch.
Die Inkubationszeit beträgt 30 Tage. Das Prodromalstadium beginnt mit Schwäche, Übelkeit, Erbrechen, Anorexie, Fieber und Schmerzen im rechten Oberbauch. Innerhalb weniger Tage kommt es aufgrund der Cholestase zu einer Dunkelfärbung des Urins, acholischem Stuhl (Entfärbung), Pruritus und Ikterus (Abb. 1). Die stärkste Ausprägung erreicht der Ikterus in der zweiten Woche, meist mit Nachlassen der Prodromalsymptome. Klinisch lassen sich eine Hepatomegalie, hohe Transaminasen (> 1000 IU/dl) mit höherer ALT als AST und Cholestase finden. Die Erkrankung heilt meist innerhalb dreier Monate (selten sechs Monaten) spontan aus. Fast nie führt die Infektion allein zum fulminanten Leberversagen; ein solches tritt jedoch oft ($\approx 40\%$) auf, wenn bereits eine chronische HCV-Infektion vorliegt. Die Leberschädigung wird vor allem durch CD8-Zellen verursacht. HAV selbst ist nicht zytopathisch.
Hepatitis E verhält sich ähnlich, kommt jedoch viel seltener vor und geht mit schwererer und längerer Cholestase einher.

Hepatitis B und D

Hep. B: Inzidenz: 1,2/100 000/a; weltweit etwa 300 Millionen Infizierte mit 0,5 Millionen Toten/a, Hep. D: $\approx 10-20$ Fälle/a
Die Infektion erfolgt perinatal, im Westen häufiger durch Sexualkontakte und perkutan (i. v. Drogennutzer). Die Inkubationszeit beträgt 1–4 Monate. Nach Infektion entwickeln $\approx 70\%$ der Infizierten eine anikterische, $\approx 30\%$ eine ikterische Hepatitis. Verlauf und Befunde ähneln denen von HAV. Bis zu 0,5% der Patienten entwickeln eine fulminante Hepatitis. Eine Therapie der Primärinfektion ist meist nicht erforderlich.
Die Häufigkeit der Progression zur chronischen Hepatitis hängt vom Infektionszeitpunkt ab. Perinatal Infizierte entwickeln in > 90%, Infizierte im Kindesalter in 20–50% und Erwachsene in < 5% eine chronische Hepatitis. Da die Infektion in Südostasien meist perinatal erfolgt und eine Prävalenz von $\approx 20\%$ vorliegt, kommt es zu einer ausgeprägten Epidemie von chronischen Hepatitiden.
Die chronische Hepatitis verläuft meist asymptomatisch. Laborchemisch kann man milde Transaminasenerhöhungen und erhöhtes Alpha-Fetoprotein nachweisen. Im Verlauf kommt es zu Leberzirrhose, Leberversagen und hepatozellulären Karzinomen (HCC). Global ist HBV Ursache für 80% der primären HCC. Die häufigsten extrahepatischen Komplikationen der chronischen HBV-Infektion sind die Polyarteriitis nodosa (s. Seite 72) und die membranöse Nephropathie (s. Seite 80).
Man kann bei der chronischen HBV-Infektion einen Übergang von einer replikativen Phase (HBeAg+, Anti-HBeAg–, HBV-Virämie) zu einer nicht replikativen (HBeAg–, Anti-HBeAg+) finden. In der replikativen Phase, die vor allem bei perinatalen Infektionen lange andauert, kommt es zu Immuntoleranzmechanismen. Die nicht replikative Phase folgt nach ≈ 25 Jahren und wird durch eine Immunaktivierung mit Virusentfernung und Exazerbation der Hepatitis erreicht.
Das HBV persistiert latent über Jahrzehnte, auch wenn es nicht zu einer chronischen Hepatitis kommt. Es kann bei Immunsuppression reaktiviert werden.
Therapie der chronischen oder reaktivierten Infektion kann mit IFNα, Telbivudin, Lamivudin, Adefovir, Tenofovir oder Entecavir erfolgen. Die Therapie mit Virostatika erfolgt meist fünf Jahre oder länger, um einen Übergang zur nicht-replikativen Phase zu fördern und Lebergewebe zu schonen.
Hepatitis D ist von HBV abhängig und tritt als Über- oder Koinfektion auf. Das Virus führt zu schwereren Verläufen und zu einer höheren Rate fulminanten Leberversagens.

Hepatitis C

Inzidenz: 8–25/100 000/a, Prävalenz: $\approx 0,8\%$; enorm hohe Prävalenz in Arabien, Afrika und Asien (z. B. Ägypten > 20%).
Die Hepatitis C verläuft selten akut; erstes und oft auch einziges Anzeichen ist der positive HCV-RNA-Nachweis im Serum. Klinisch ist die Infektion oft asymptomatisch, nur 25% der Patienten bekommen einen milden Ikterus. Fulminantes Leberversagen ist sehr selten. Nach Exposition kommt es innerhalb von Tagen bis zwei Monaten zur Virämie. Ein leichter Transaminasenanstieg lässt sich 6–12 Wochen nach Exposition nachweisen. Etwa 80% der Infizierten entwickeln eine langsam progrediente chronische Hepatitis. Die Transaminasen sind meist im oberen Normbereich oder leicht erhöht und HCV-RNA lässt sich im Serum nachweisen (Abb. 2).
In $\approx 50\%$ kommt es innerhalb von 20–30 Jahren zur kompensierten Leberzirrhose. Etwa 4% der Patienten mit Zirrhose dekompensieren pro Jahr zum fulminanten Leberversagen. Bis zu 3% der Patienten entwickeln pro Jahr ein HCC. Beides ist Indikation zur Lebertransplantation. Die häufigste extrahepatische Komplikation einer chronischen HCV-Infektion ist die Kryoglobulinämie (s. Seite 73).
Die Therapie besteht aus einer Kombination von IFN und Ribavirin. Je nach Genotyp ist das Ansprechen variabel. Aktuell befinden sich neue immunmodulatorische und virustatische Therapien in der Zulassung.

Exkurs: Abstoßung bei Organtransplantation

Heutzutage ist das Risiko einer Abstoßung durch die Immunsuppressiva geringer als das Risiko schwerer Infektionen. Das Risiko einer Abstoßung hängt von der Übereinstimmung in den MHC-Genen, aber auch vom Organ ab. So kann die Leber Toleranz induzieren und das Abstoßungsrisiko ist geringer als z. B. bei Nieren- und Herztransplantationen (Abb. 3).

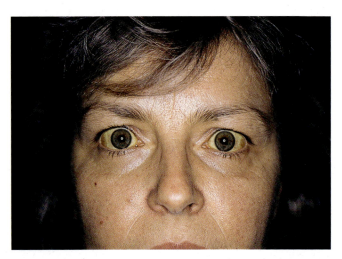

Abb. 1: Sklerenikterus bei akuter Hepatitis. [8]

Akute und chronische Infektionen

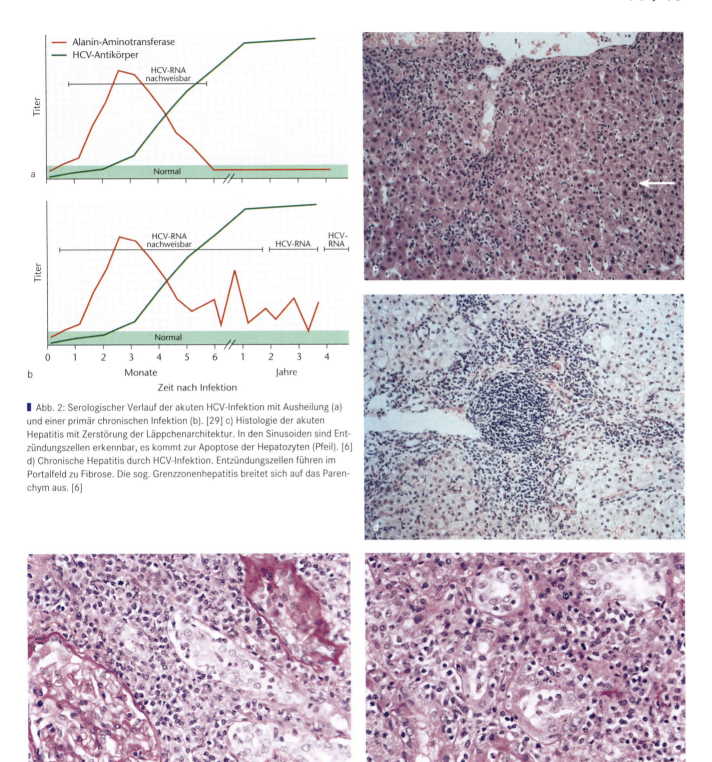

Abb. 2: Serologischer Verlauf der akuten HCV-Infektion mit Ausheilung (a) und einer primär chronischen Infektion (b). [29] c) Histologie der akuten Hepatitis mit Zerstörung der Läppchenarchitektur. In den Sinusoiden sind Entzündungszellen erkennbar, es kommt zur Apoptose der Hepatozyten (Pfeil). [6] d) Chronische Hepatitis durch HCV-Infektion. Entzündungszellen führen im Portalfeld zu Fibrose. Die sog. Grenzzonenhepatitis breitet sich auf das Parenchym aus. [6]

Abb. 3: Akute Abstoßung eines Nierentransplantats mit gemischtzelligem Entzündungsinfiltrat; a) peritubuläres mononukleäres Infiltrat (sog. Rundzellinfiltrat), b) Zerstörung der Tubuluszellen durch Lymphozyten (Tubuli an der Basalmembranfärbung erkennbar). [6]

Zusammenfassung

✱ Akute Hepatitis wird vor allem von HAV und seltener von HBV verursacht.

✱ Chronische Leberentzündungen führen nach Jahrzehnten zum Karzinom, v. a. HCV- und seltener HBV-Infektionen sind hierfür ursächlich.

✱ Therapie des Leberversagens und des HCC ist eine Lebertransplantation.

Parasitäre Infektionen

Malaria

Global: ≈ 500 Mio. Fälle/a, ≈ 1–2 Mio. Todesfälle/a; Deutschland (2007): 540 Fälle (86% aus Afrika)

Malaria wird in Deutschland aufgrund der neuen Reisegewohnheiten immer häufiger diagnostiziert. Sie wird meist durch P. falciparum oder P. vivax verursacht, seltener durch P. ovale und P. malariae. Die höchsten Übertragungsraten finden sich in Ozeanien mit einem Infektionsrisiko bei einmonatigem Aufenthalt von 1:30, im südlich der Sahara gelegenen Afrika mit 1:50, in Indien mit 1:250, in Südostasien mit 1:1000 und in Lateinamerika mit 1:2500.

Plasmodien werden in der Sporozoitenform durch den Biss der Anophelesmücke auf den Menschen übertragen. Sie infizieren Hepatozyten und entwickeln sich zu Schizonten, die nach 6–16 Tagen (Inkubationszeit) zum Bersten der Hepatozyten führen und große Mengen Merozoiten ins Blut freisetzen. Merozoiten infizieren Erythrozyten, in denen sie über das Trophozoitenstadium erneut zu Schizonten und zu neuen Merozoiten führen (❚ Abb. 1a). Zirkulierende Merozoiten infizieren wieder Erythrozyten oder können sich zu Gametozyten differenzieren und von der Anopheles bei einem Stich aufgenommen werden. P. vivax und P. ovale können in der Leber als Hypnozoiten (schlafende Formen) persistieren und nach Jahren noch zu Rezidiven führen.

Klinisch wird nur das Erythrozytenstadium mit Hämolyse, Splenomegalie, Anämie und hohem Fieber manifest. Die Splenomegalie kann zu Hypersplenismus mit Thrombozytopenie bis hin zur Milzruptur führen. Auch treten Myalgien, Diarrhö, Bauchkrämpfe, Erbrechen, Husten und Ikterus auf. Das Fieber ist zyklisch, meist mit Anstieg an jedem zweiten Tag (Malaria tertiana), bei P. malariae an jedem dritten Tag (Malaria quartana). Es läuft am Fiebertag meist als Abfolge von Schüttelfrost, Hitzewallungen und einer Ausschwitzphase ab.

P. falciparum kann auch junge Erythrozyten infizieren und führt zu morphologischen Veränderungen der Zellen, die dadurch mit nicht infizierten Erythrozyten am Endothel adhärieren (❚ Abb. 1b). Dies ist eine Escape-Strategie, da die infizierten Erythrozyten nicht von der Milz aus dem Blut gefiltert werden können, und führt zu hohen Parasitämien. Die Folge sind Mikroangiopathien mit Infarkten und zerebrale Malaria, die mit Koma und epileptiformen Anfällen einhergeht. P. falciparum führt so zur schwerer verlaufenden Malaria tropica und ist für die meisten Todesfälle verantwortlich.

Leishmaniose

Etwa 100–200 importierte Fälle/a in Deutschland

Fast global vorkommende Protozoen, die man grob in kutane (Orientbeule, ≈ 1,5 Mio. Fälle/a) und viszerale Formen (Kala-Azar, „schwarzes Fieber", ≈ 0,5 Mio. Fälle/a) unterteilt. Die meisten Infektionen verlaufen asymptomatisch.

Die Leishmanien werden von Sandfliegen übertragen und führen im Fliegendarm zu Verstopfung. Vom Hunger getrieben, stechen die infizierten Fliegen öfter und injizieren die Flagellaten in der promastigoten Form. Diese werden von Makrophagen aufgenommen, transformieren in die amastigote Form und vermehren sich in Phagolysosomen. Durch Makrophagen transportiert, können sich die Parasiten dann im RES verbreiten. Die typische Orientbeule (L. major) ist ein schmerzloses, exsudatives Ulkus (pizzaähnlich, bis 6 cm) und heilt häufig innerhalb von sechs Monaten spontan aus. L. tropica führt zu langsameren Verläufen, das Ulkus bleibt kleiner, entwickelt sich über Monate bis Jahre und ist nicht exsudativ.

Viszerale Leishmaniose (VL) wird durch den L.-donovani-Komplex verursacht. Die Inkubationszeit beträgt meist 4–6 Monate. Der Verlauf ist oft mild, jedoch kommt es bei Immunsupprimierten zu schweren und tödlichen Infektionen (Mortalität trotz Therapie ≈ 1%, sonst ≈ 30%). Symptome sind Organomegalie, Fieber, Kachexie, Panzytopenie und Hypergammaglobulinämie. VL ist die vierthäufigste Infektion bei AIDS-Patienten in Spanien. Der Name „schwarzes Fieber" kommt aus Indien, da hier die dunkelhäutigen Patienten mit Ikterus durch eine grauschwarze Hautfarbe imponieren.

Trypanosomen

Schlafkrankheit

In Afrika ≈ 500 000 Infizierte, ≈ 50 000 Neuinfektionen/a

Man unterscheidet eine schleichende, durch Trypanosoma brucei gambiense in Ostafrika verursachte und eine rapid progrediente, durch T. rhodesiense in Zentral- und Westafrika verursachte epidemische Verlaufsform (❚ Abb. 2). Die Protozoen werden durch die Tsetsefliege übertragen und verbreiten sich über Lymphe und später Blut. Proliferation in LK führt zu deutlicher Lymphadenitis. Später durchbrechen die Parasiten Gefäßwände und können so in den Liquorraum gelangen. Dort führen sie zu diffuser Meningoenzephalitis und multifokaler Demyelinisierung der weißen Substanz mit den schlafartigen Symptomen. Die Infektion endet unbehandelt fatal.

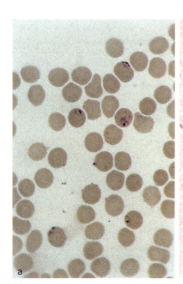
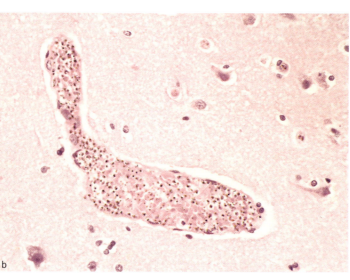

❚ Abb. 1a) Infizierte Erythrozyten bei Malaria tropica. Man erkennt Tropica-Ringe (Trophozoiten). [4]. b) An das Endothel adhärierte Erythrozyten nach Infektion mit P. falciparum. [6]

Akute und chronische Infektionen

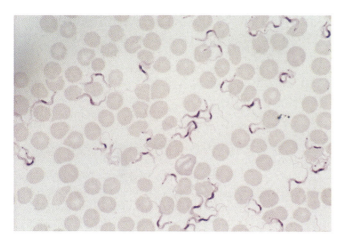

Abb. 2: Trypanosomen im Blutausstrich. [6]

Eine Immunantwort ist kaum effektiv, da die Parasiten als Escape-Mechanismus ihr Membranglykoprotein periodisch wechseln und recht komplementresistent sind. Die ineffektive humorale Antwort führt zu Hypergammaglobulinämie mit hohen IgM-Konzentrationen. Allerdings führt eine angeborene Immunfunktion teilweise zum Absterben der Trypanosomen: Aufgenommenes HDL-gebundenes Apolipoprotein L-1 bildet Poren in den Lysosomen der Parasiten und löst osmotischen Stress mit Zellruptur aus.

Chagas-Krankheit

Global 16–18 Mio. infiziert, ≈ 300 000 Neuinfektionen/a mit > 50 000 Todesfällen/a

Die Chagas-Krankheit wird durch T. cruzi verursacht und ist in Lateinamerika endemisch. Sie imponiert klinisch durch eine Trias von Megakolon, Megaösophagus und Myokarditis, die zu einer dilatativen Kardiomyopathie führt.

Die akute Phase mit Parasitämie dauert 4–8 Wochen. Parasiten lassen sich in allen Geweben nachweisen und führen u. a. zu Kardiomegalie mit Perikarderguss, Hepatosplenomegalie und diffuser Lymphadenopathie. ZNS- und PNS-Beteiligung kommen vor.

In etwa 50% der Infizierten kommt es zur chronischen Infektion, die oft asymptomatisch über Jahrzehnte progredient verläuft. Megakolon und Megaösophagus führen zu Dysphagie und Obstipation. Es kommt zu Fistelbildung, Ulzeration und schließlich zu Mangelernährung. Die Chagas-Kardiomyopathie ist die häufigste Kardiomyopathie in Lateinamerika und führt zu progredientem Herzversagen und plötzlichem Herztod.

Bilharziose

≈ 200 Mio. Fälle global mit ≈ 0,2 Mio. Todesfällen/a

Die Bilharziose (auch „Schistosomiase") wird durch Blutwürmer, die Schistosomen, verursacht. Deren Lebenszyklus ist komplex. Zwischenwirte sind Schlangen, die Infektion des Menschen erfolgt durch Kontakt mit larvenhaltigem Wasser. Die Larven penetrieren intakte Haut und erreichen über Lymphe, Lunge und Herz die Leber, in der sie zu adulten Würmern heranreifen. Diese wandern je nach Organismus gegen den Portalvenenfluss zu unterschiedlichen Organen: Dünndarm (Sch. mansoni und Sch. japonicum), Kolon (Sch. mansoni, Sch. intercalatum) und Harnblase (Sch. haematobium). Die Würmer leben dort jahre- bis jahrzehntelang und legen Eier (Abb. 3). Diese werden dann mit den Fäzes bzw. dem Urin (Sch. haematobium) ausgeschieden.

Die Würmer verursachen kaum Symptome, lediglich leichte Dermatitis, portale Hypertension oder bei Blasenbefall eine Hydronephrosis, selten mit akutem Nierenversagen. Komplikationen entstehen, falls Eier oder Würmer in empfindliche Organe wie Lunge, Gehirn oder Rückenmark gelangen und dort zu Granulombildung und Fibrose führen.

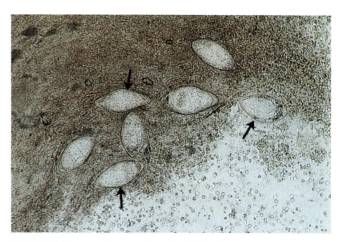

Abb. 3: Schistosoma-haematobium-Eier (Pfeile) im Urinsediment bei Blasenbilharziose. Die Eier haben den charakteristischen Endstachel (Ausziehung an einem Eipol). [4]

Zusammenfassung

- Es gibt viele parasitäre Erkrankungen, die lokal begrenzt oder systemisch auch lebensbedrohend verlaufen können.
- Meist haben sie einen schleichenden Verlauf und führen oft nur bei Immunsupprimierten rasch zum Tod.

Angeborene Immundefekte I

B-Zell-Defekte

Antikörpermangel führt v. a. zu rezidivierenden, schweren Atemwegsinfekten mit bekapselten Bakterien (z. B. S. pneumoniae, H. influenzae): Otitis media, Sinusitis und Pneumonie. Je nach Syndrom kommt es zu spezifischeren Infektionen.

Nach dem Ende des Stillens werden bei B-Zell-Defekten kaum Antikörper nachgebildet, sodass die Symptome meist im Alter von 6–12 Monaten beginnen, wenn der Nestschutz an Wirkung verliert.

IgA-Mangel

Prävalenz: ≈ 500/100 000 in Kaukasiern, ≈ 10/100 000 in Asiaten

IgA-Mangel ist einer der häufigsten humoralen Defekte. Bis zu 90% der Betroffenen sind asymptomatisch. Symptome bei schwerem Mangel sind die typischen Atemwegsinfekte (s. o.). Der Mangel ist mit Autoimmunsyndromen assoziiert, die durch fehlerhafte negative Selektion bei der zentralen Toleranzentwicklung entstehen. In ≈ 90% der Patienten lässt sich so mind. ein Autoantikörper nachweisen.

Bei vollständigem Fehlen von IgA kann es zu Transfusionsreaktionen durch Bildung von Anti-IgA-Antikörpern und vermehrten gastrointestinalen Infekten (v. a. Giardia lamblia) kommen. Letzteres tritt auch bei einer IgA-Sekretionsstörung auf.

IgG-Subklassendefekte

≈ 2% heterozygote Träger, Prävalenz: ≈ 20/100 000 (homozygote Defekte)

Der IgG-Subklassen-Defekt ist wohl der häufigste humorale Immundefekt. Bis zu 20% haben verminderte Spiegel einer IgG-Subklasse. Mutation in den Genen der schweren Kette führt selten zu stark verminderten Spiegeln mit Symptomen. Etwa 53% des IgG ist vom IgG1-Subtyp, sodass Defekte zu deutlicher Hypogammaglobulinämie mit Atemwegsinfekten führen (s. o.). IgG2-Mangel führt v. a. zu transienten Defekten gegen bekapselte Bakterien. IgG3-Defekte stören die Immunantwort gegen M. catarrhalis und S. pyogenes. IgG4-Defekte sind oft asymptomatisch.

Transiente Hypogamma-globulinämie der Kindheit

Prävalenz: ≈ 100/100 000

IgA wird über Muttermilch, IgG diaplazentar übertragen. Nach Ende des Stillens bzw. nach der Geburt müssen die Immunglobuline von den kindlichen B-Zellen allein produziert werden. Dies führt zu einem physiologischen Abfall der Plasmaspiegel mit erneutem Anstieg nach dem sechsten Monat. Ursache eines protrahierten Anstiegs können maternale Allo-Anti-IgG-Antikörper, genetische Defekte oder verzögerte Entwicklung der T-Helferzellen sein.

X-linked Agammaglobulinämie (XLA)

Prävalenz: ≈ 1/100 000

Die XLA (auch „Bruton-Syndrom") beruht auf X-chromosomalen Mutationen in der sog. Bruton-Tyrosinkinase und betrifft fast nur Männer. Es fehlen lymphatisches Gewebe und B-Zellen. Immunglobuline sind ganz oder stark vermindert. In ≈ 20% kommt es zu einer Neutropenie. Die zelluläre Immunität ist meist normal.

Bei schwerwiegenden Mutationen fallen Kinder im Alter von 6–18 Monaten mit bakteriellen Infekten auf. Durch den humoralen Immundefekt kann es zu disseminierten Enterovirusinfekten, in schweren Fällen so zu chronischer Meningoenzephalitis kommen. Milde Mutationen können bis ins Erwachsenenalter asymptomatisch bleiben.

Variabler Immundefekt (common variable immuno-deficiency, CVID)

Prävalenz: ≈ 4/100 000, erste Symptome häufig nach der Pubertät

CVID ist die häufigste Ursache für schwere humorale Immundefekte; sie wird durch eine gestörte B-Zell-Differenzierung verursacht. Die Plasmaspiegel von IgG sind verringert, IgA und vor allem IgM sind häufig nur leicht erniedrigt. T-Zell-Dysfunktionen können auftreten. Impfungen sind häufig ineffektiv. Symptome sind vermehrte Atemwegsinfekte (s. o.), Sensibilität gegen Enteroviren und gastrointestinale Pathogene (v. a. Giardien). Die Lungeninfekte führen zu teilweise schweren chronischen Lungenerkrankungen. In ≈ 20% der Patienten finden sich nicht verkäsende Granulome. Etwa 10% der Sarkoidose-Patienten haben eine CVID als Grunderkrankung. Auch entzündliche Darmerkrankungen, RA und hämatologische Autoimmunsyndrome sowie Lymphome kommen gehäuft vor.

Hyper-IgM-Syndrom

Prävalenz: ≈ 0,2/100 000

Eine Vielzahl von genetischen Defekten führt zur Störung des Klassenwechsels der B-Zellen. So werden kaum IgG und IgA gebildet und IgM kommt meist scheinbar vermehrt vor. Vor allem Mutationen des CD40 und CD40-Liganden (rezessiv X-chromosomal), der aktivierungsinduzierten Cytidindeaminase und Uracilnukleosid-Glykosylase wurden beschrieben.

Wie bei den zuvor beschriebenen Syndromen kommt es verstärkt zu Atemwegsinfekten, gastrointestinalen Infekten, viralen Meningitiden und Autoimmunphänomenen. Klinisch lässt sich oft eine Lymphadenopathie feststellen, die sich zu einer lymphoproliferativen Erkrankung ausbreiten kann.

Defekte des angeborenen Immunsystems

Defekte im Komplement- und Phagozytensystem können von asymptomatischen bis zu lebensbedrohlichen Infektionen reichen. Die Immunität gegen Bakterien und Pilze ist stark gestört, die Reaktion gegen Viren jedoch kaum betroffen.

Komplementdefekte

Prävalenz des homozygoten C2-Defekts 10/100 000

Vererbte Komplementdefekte wurden für praktisch jeden Komplementbestandteil beschrieben. Symptome sind neben rezidivierenden bakteriellen Infekten ähnlich wie bei Antikörpermangelsyndromen vor allem Autoimmunphänomene, u. a. SLE (> 90% mit C1q-, 30% mit C2- und 75% mit C4-Defekt) und hämolytisch-urämisches Syndrom (s. Seite 77).

Für den klinischen Gebrauch sehr wertvoll zur Bestimmung der gesamten Komplementkaskade und daher als Screeninguntersuchung geeignet ist der gesamthämolytische Komplementtest oder CH50.

C1-Inhibitor-Mangel

Prävalenz: 2 – 10/100 000

C1-Inhibitor-Mangel führt zum hereditären Angioödem, das sich ohne Urtikaria oder Pruritus schubweise manifestiert. Es ist meist selbstlimitierend im Gesichtsbereich (❚ Abb. 1), kann aber durch Larynxbeteiligung zum Erstickungstod führen. Unbehandelt sterben 30% auf diesem Weg, jedoch gibt es Notfallmedikamente mit rekombinantem C1-Inhibitor.

Immundefekte

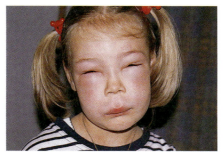 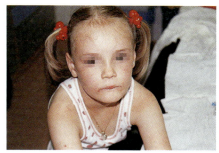

Abb. 1: Ein Kind mit Angioödem, links in einem akuten Anfall, rechts nach Therapie mit C1-Inhibitor. [14]

Granulozytendefekte

Chronische Granulomatose
Prävalenz: ≈ 0,5/100 000
Die chronische Granulomatose ist ein Defekt in der Bildung von Sauerstoffradikalen in Phagozyten, die zur Abtötung von Mikroorganismen benötigt werden. Funktionell gestört sind alle Phagozyten; so kommt es zu persistierenden Infektionen und zu Granulomen. Es wurden eine Vielzahl von Mutationen in Phagozytenoxidasen beschrieben: GP91 (X-chromosomal, 70% der Fälle) und autosomal-rezessive: p22, p47 und p67.
Manifestationen sind in absteigender Häufigkeit: Pneumonie, Abszesse, suppurative Adenitis, Osteomyelitis, Bakteriämie/Fungämie und Hautinfektionen (Zellulitis/Impetigo).

Leukozytenadhäsionsdefekt
Prävalenz: ≈ 1/100 000
Die Leukozytenmigration ins Gewebe ist abhängig von Integrinen und Selektinen und kann durch genetische Defekte gestört sein. Bei diesen Syndromen kommt es zu verminderter Diapedese und Aktivierung der Leukozyten. Drei Typen des Leukozytenadhäsionsdefekts (LAD) sind beschrieben worden:

▶ LAD I: fehlende $β_2$-Integrin-Expression (CD18/CD11b-Defekt)
▶ LAD II: defekter Fukosemetabolismus und damit Fehlen der Selektinliganden
▶ LAD III: defekte Aktivierung aller β-Integrine.

Symptome sind neben rezidivierenden bakteriellen Infektionen eine Leukozytose, gestörte Eiterbildung und Wundheilungsstörungen.

Chediak-Higashi-Syndrom
Viele Fallbeschreibungen, Prävalenz unbekannt
Beim Chediak-Higashi-Syndrom kommt es zur defekten Bildung von Lysosomen und Granula. Klinisch fallen rezidivierende pyogene Infektionen der Haut und Atemwege, partieller okulokutaner Albinismus und neurologische Symptome (Fotophobie, Nystagmus, periphere Neuropathie, Ataxie und Krampfanfälle) auf. Die Kinder sterben meist bis zum Alter von sieben Jahren.

Shwachman-Diamond-Syndrom (SDS)
Prävalenz: ≈ 1,3/100 000
SDS ist eine autosomal-rezessive Erkrankung, die zu exokriner Pankreasinsuffizienz, progredientem Knochenmarkversagen bis hin zu Panzytopenie und Skelettabnormitäten führt. Ursache sind Mutationen im SDS-Gen, die durch Konversion mit einem Pseudogen auftreten und u. a. zu atypischen Mitosen führen. Klinisch fallen Steatorrhö, Gedeihstörungen und rezidivierende Infekte auf. Oft finden sich ein verzögertes Knochenalter mit Minderwuchs, pathologische Frakturen und progrediente Deformationen. Das Risiko, eine AML zu entwickeln, ist stark erhöht.

Fanconi-Anämie
Prävalenz: ≈ 0,5/100 000, 0,3% heterozygot (1% in Ashkenazi-Juden)
Die Fanconi-Anämie ist die häufigste vererbte Erkrankung, die früh mit Knochenmarkversagen einhergeht. Mehrere Mutationen in DNA-Reparaturenzymen wurden als Ursache identifiziert. In der Kindheit treten milde Panzytopenien auf, die sich dann über Monate bis Jahre zu schweren Formen entwickeln. Untersuchungsbefunde umfassen Minderwuchs, hypopigmentierte Flecken, Café-au-lait-Flecken, Ossifikationsdefekte und Bildungsstörung der Unterarme und Handknochen, Mikrozephalie und Hypogonadismus. Das Risiko für AML und andere Krebserkrankungen ist stark erhöht.

Infantile Agranulozytose (Kostmann-Syndrom)
Prävalenz: ≈ 0,5–1/100 000
Patienten haben ab Geburt eine schwere Neutropenie (< 500/μl). Die Immunität gegen fungale Pathogene ist aufgrund der vorhandenen Eosinophilen und Makrophagen kaum eingeschränkt. Jedoch kommt es zu Atemwegsinfekten, Abszessen und Otitis media.

Zusammenfassung
✘ Erhöhte Häufigkeit von Atemwegsinfekten bei Kindern sollte an einen genetischen Defekt denken lassen.
✘ Häufige Defekte sind meist schwach symptomatische Antikörpergendefekte.
✘ Schwere Immundefekte der Granulozytenfunktion sind sehr selten.

Angeborene Immundefekte II

Defekte der T-Zellen und kombinierte Defekte

Schwerer kombinierter Immundefekt (SCID)

Prävalenz: ≈2/100 000
Eine Vielzahl von Mutationen führen zu T- und B-Zell-Defekten (T-B--SCID). In einigen Fällen sind B-Zellen vorhanden, jedoch ohne die T-Zell-Hilfe wenig funktionell (T-B+-SCID). NK-Zellen sind in ≈60% der Patienten nicht betroffen und schützen etwas vor Infekten.
Betroffen sind oft die rekombinaseaktivierenden Gene (RAG), die zur somatischen Rekombination essenziell sind, ARTEMIS oder die Adenosin-Deaminase bei T-B--SCID. Mutationen in Zytokinrezeptoren (IL-2- und IL-7-Rezeptor), JAK3 oder der Common gamma-chain (X-linked SCID, fast 50% aller Fälle) führen zu T-B+-SCID. Seltenere SCID-Syndrome (< 15%) entstehen durch Defekte in den MHC-Genen, im CD3-Komplex, im CD45 oder im ZAP70.
Schwere Symptome mit Entwicklungsstörungen und vor allem opportunistische Infektionen treten meist in den ersten Lebensmonaten auf, wenn maternale Antikörper verschwinden. Die Kinder werden selten älter als ein Jahr. Virale Infektionen, aber auch Impfungen mit attenuierten Erregern sind sehr gefährlich.
Bereits nach der Geburt kann man kutane GvHD durch maternale T-Zellen feststellen; diese kann jedoch auch durch Bluttransfusionen verursacht werden (■ Abb. 1).

Wiskott-Aldrich-Syndrom (WAS)

Prävalenz: ≈0,4/100 000 (wohl unterschätzt)
Das WAS (X-chromosomal) fällt durch die typische Trias Thrombozytopenie, Ekzeme

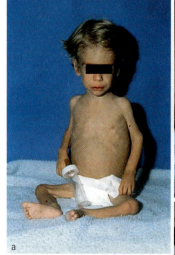
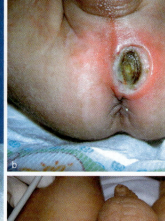
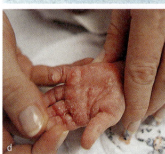
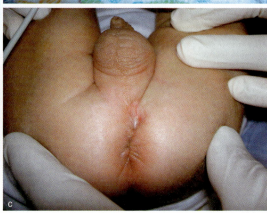

■ Abb. 1: a) Kinder mit SCID können nur in steriler Umgebung überleben. [34] b) Tiefer Analabszess im Windelbereich bei einem Säugling mit SCID. c) Derselbe Säugling nach Knochenmarktransplantation. [14] d) Typisches palmares Ekzem bei einem Säugling mit SCID, das durch intrauterinen Transfer von maternalen T-Zellen verursacht wird. [14]

und gehäufte Infekte auf (■ Abb 2). Es kann mit schweren Immundefekten oder in milden Fällen allein mit Thrombozytopenien auftreten. Die Thrombozytopenie ist oft massiv (< 50/nl), vorhandene Plättchen sind stark verkleinert (hochspezifisch) und in der Funktion gestört.
Es kommt zu Lymphopenien v. a. mit reduzierten T-Zellen und zu lymphozytendepletierten LK. Durch gestörte zentrale Toleranzmechanismen kommt es in > 40% der Patienten zu Autoimmunerkrankungen.

Häufigste Todesursache sind intrakranielle Blutungen.
Als mögliche Ursachen wurden Mutationen im WAS-Protein identifiziert, das nur in hämatopoetischen Zellen exprimiert wird und eine Rolle in der Regulation des Zytoskeletts spielt.

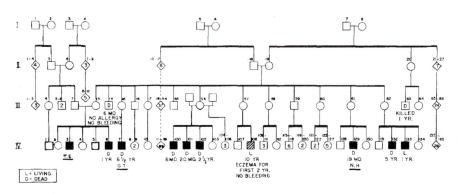

■ Abb. 2: Stammbaum einer Familie mit SCID. Man sieht, dass nur Jungen (Kästen) betroffen sind. Von den vorangegangenen Generationen haben nur Frauen überlebt. [37]

Ataxia teleangiectatica (AT)

Inzidenz: ≈ 1–5/100 000 (heterozygot ≈ 2%)
Die AT (Louis-Bar-Syndrom) ist durch okulokutane Teleangiektasien, Immundefekte und neurologische Manifestationen (progressive zerebelläre Ataxie, abnorme Augenbewegungen, Sprachstörungen) gekennzeichnet (Abb. 3). Das normale Gen codiert für eine Kinase, die bei DNA-Beschädigungen u. a. über p53 zum Zellzyklusstopp führt. So kommt es bei Mutationen („AT-Mutant"-Allel) zu Funktionsverlust, DNA-Schäden, die nicht mehr zum Zellzyklusstopp und so zu einer höheren Inzidenz von Malignomen und zu erhöhter Empfindlichkeit gegenüber Radiatio führen.
Der Immundefekt ist variabel, betrifft zelluläre und humorale Immunität und tritt in ≈ 70% der Patienten auf. Laborchemisch finden sich IgA- und IgG2-Mangel, die zusammen mit den häufigen Aspirationen zu rezidivierenden Atemwegsinfekten führen. Die Patienten haben Lymphopenien, v. a. T-Zell-Mangel, und können keine Antipolysaccharidantikörper, z. B. gegen Pneumokokken, bilden.

DiGeorge-Syndrom

Prävalenz: ≈ 25/100 000
Das DiGeorge-Syndrom beruht auf einer Deletion im chromosomalen Bereich 22q11.2 und ist eines der häufigsten Mikrodeletionssyndrome. Es kommt zur fehlerhaften Migration von Neuralleistenzellen in die embryonalen Pharyngealtaschen mit der Folge einer Thymusaplasie.
Die typischen Manifestationen bestehen aus konotrunkalen kardialen Defekten, Hypokalzämie (durch fehlerhafte Parathyreoideae) und fazialen Dysmorphien (niedrige und posterior rotierte Ohren, breite Nasenwurzel und -spitze bei langem Nasenrücken, Gaumen- und Kieferspalte; Abb. 4).
Die meisten Patienten haben milde Immundefekte, jedoch findet sich bei einem Teil eine Thymusaplasie mit vollständigem Fehlen von T-Zellen.

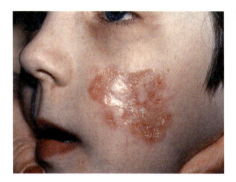

Abb. 3: Typische Teleangiektasie bei einem Kind mit Ataxia telangiectatica. [34]

Therapie

Prävention
Vollständige Ausfälle der humoralen Immunität sind selten, sodass nach Impfungen Titerbestimmungen erfolgen sollten und wiederholte Auffrischimpfungen oft zu ausreichenden Titern führen. Bei schweren Defekten (SCID) überleben die Neugeborenen in einer sterilen bzw. keimarmen Umgebung (sog. Bubble babys).
In milden Fällen kann eine Prophylaxe mit Amoxicillin, Cotrim oder Clarithromycin erfolgen.

Substitution
Bei humoralen Immundefekten können Immunglobuline substituiert werden. Diese Substitution führt oft zu enormen klinischen Verbesserungen und kann Infektionen auf ein normales Niveau reduzieren. Die Halbwertszeit von IgG ist ≈ 40 Tage, sodass meist monatlich infundiert wird. Sie kann jedoch je nach Erkrankung enorm variieren.
Bei manchen Neutropenien kann die Gabe von G-CSF hilfreich sein.

Transplantation
Eine Knochenmarktransplantation sollte aufgrund der hohen behandlungsassoziierten Mortalität nur bei schweren Defekten erfolgen (s. Seite 86).

Gentherapie
Eine Gentherapie bietet sich bei diesen monogenen Defekten an. Nicht mutierte Gene werden in Stammzellpräparationen der Patienten meist mittels retroviraler Vektoren eingebracht und können zu einer Heilung führen. Jedoch bergen Retroviren die Gefahr von Insertionsmutagenese und damit von Leukämien.

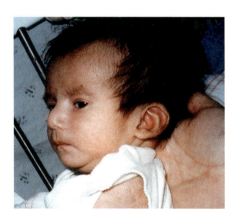

Abb. 4: Typische faziale Dysmorphien bei einem Kind mit DiGeorge-Syndrom. [34]

Zusammenfassung
- Schwere zelluläre Immundefekte sind selten und haben eine schlechte Prognose. Lediglich eine frühzeitige Knochenmarktransplantation kann diese Kinder retten.
- Leichte Defekte können mit Prophylaxe behandelt werden.

Erworbene Immundefekte I: AIDS

2007 gab es in Deutschland > 2700 Neuinfizierte (Tendenz steigend). 65% davon sind homo- oder bisexuelle Männer. Die Inzidenz ist in Köln und Berlin am höchsten (18 bzw. 12/100 000/a). 2007 sind ≈ 1100 der ≈ 60 000 HIV-Infizierten an AIDS erkrankt.
Die erste Beschreibung des später sog. „acquired immune deficiency syndrome" (AIDS) erfolgte 1981 in Los Angeles: In kurzer Zeit wurden fünf homosexuelle Männer, die an einer Pneumocystis-carinii-Pneumonie, oraler Candida und an einer CMV-Infektion erkrankt waren, behandelt, zwei davon starben rasch.
AIDS wurde daraufhin die Pandemie des 21. Jahrhunderts und ist mit global über 35 Millionen Toten (in Deutschland 14 000 seit 1982) vergleichbar mit der Spanischen Grippe und der Beulenpest im 14. Jahrhundert. AIDS breitet sich vor allem in Afrika rapide aus.
Als viralen Auslöser von AIDS entdeckten 1983 Robert Gallo und Luc Montagnier das humane Immunschwächevirus (HIV). HIV infiziert CD4-positive Zellen mittels seines Glykoprotein-120-Rezeptors (gp120). Am Anfang der Infektion werden die HI-Viren als „M-troph", also makrophagenspezifisch, später als „T-troph", also als CD4+-T-Helferzell-reaktiv bezeichnet. Thrombopenie kann durch die Infektion der CD4+-Megakaryozyten im Knochenmark verursacht werden. Es kommt zu einer ständigen Abnahme der CD4-T-Zell-Zahl, nach Jahren zu AIDS-Symptomen, gefolgt von Tod durch eine opportunistische Infektion.
HIV gehört zu den Retroviren, enthält also einzelsträngige RNA, die in DNA umgeschrieben werden muss. Man kann HIV-1 und HIV-2 unterscheiden, HIV-2 ist aber sehr selten.

Verlauf und Stadieneinteilung

Primärinfektion

Die Infektion erfolgt in 80% der Fälle durch Geschlechtsverkehr, in etwa 10% durch „needle sharing" bei Drogenabusus. Ein Großteil der Infektionen wird von Primärinfizierten mit akuter HIV-Infektion übertragen, da diese durch die hohe Virämie am ansteckendsten sind.
Die akute HIV-Infektion hat klinisch ähnliche Manifestationen wie eine Grippe bzw. akute Mononukleose, jedoch mit wenigen atypischen Lymphozyten und ohne Tonsillitis (s. Seite 43). Die Inkubationszeit beträgt 2–4 Wochen, die Symptome entwickeln sich dann hochakut innerhalb von 24–48 Stunden. Besonders suggestiv für eine akute HIV-Infektion sind mukokutane Ulzera mit nur milder Tonsillitis, leichte Neutro- und Thrombopenie sowie ein Andauern schwerer Symptome über 1,5–2 Wochen. Die Serokonversion und die Kontrolle der HI-Virämie erfolgen nach 4–10 Wochen, HIV-RNA sollte also direkt im Plasma getestet werden. Die Höhe der HI-Virus-Last korreliert stark mit der Wahrscheinlichkeit, an AIDS zu erkranken, sodass wohl frühe hochaktive antiretrovirale Therapie (HAART) im ersten Jahr indiziert ist.

Chronische Infektion

Nach etwa sechs Monaten erreicht die HI-Virus-Last ohne Behandlung ein stabil niedriges Niveau. Dies wird vor allem durch HIV-spezifische, zytotoxische CD8-T-Zellen erreicht. Trotz der hohen HIV-Antikörper-Titer sind diese kaum virusneutralisierend. Das liegt an der Struktur des gp120, das erst nach Konformationsänderung an CD4 binden kann. So liegt die Bindungsstelle verdeckt und kann von Antikörpern nicht erreicht werden. Dies erschwert eine traditionelle Impfstoffentwicklung.
Klinische Zeichen dieser Latenzzeit sind lediglich eine persistierende Lymphadenopathie. HIV persistiert vor allem in den FDZ der Lymphknoten, die die Lymphe ständig von freien HIV, HIV-Immunkomplexen und infizierten CD4-Zellen filtern. In den ersten Jahren ist vor allem die Viruslast, später die CD4-Zell-Zahl prognostisch entscheidend.

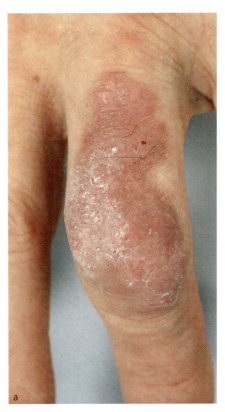
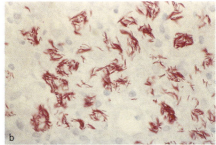
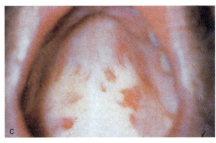

Abb. 1: a) Schwimmbadgranulom, das durch atypische Mykobakterien verursacht wird. [16] b) Atypische Mykobakterien, die zahlreich in Bündeln als säurefeste Stäbchen imponieren. [6] c) Orale Candida-Infektion. Die Beläge sind abwischbar. [10]

Immundefekte

AIDS

AIDS ist als schwerer zellulärer Immundefekt definiert, mit einer CD4-T-Zell-Zahl < 200/μl und/oder einem der folgenden Befunde (in Klammern die Häufigkeit des Auftretens): P.-carinii-Pneumonie (42%), ösophageale Candida (15%), Schwindsucht (11%), Kaposi-Sarkom (11%), disseminierte Mycobacterium-avium-Infektion (5%), Tuberkulose (5%), CMV-Erkrankung (4%), HIV-assoziierte Demenz (4%), rezidivierende bakterielle Pneumonien (3%), Toxoplasmose (3%), immunoblastisches Lymphom (2%), chronische Kryptokokkose (2%), Burkitt-Lymphom (2%), disseminierte Histoplasmose (1%), invasives Zervixkarzinom (1%), chronischer Herpes simplex (< 1%); ❙ Abb 1–4.
Je nach CD4-T-Zell-Zahl wird HIV/AIDS in neun Stadien eingeteilt (❙ Tab. 1).

Solange die CD4-Zell-Zahl über 200/μl liegt, entwickeln nur 10% AIDS-typische Symptome. Bei CD4-Zell-Zahl < 200/μl entwickeln sich ohne Therapie nach 12–18 Monaten AIDS-assoziierte Erkrankungen. Als fortgeschrittene HIV-Infektion wird eine CD4-Zell-Zahl < 50/μl betrachtet.

CD4-Zell-Zahl/μl	Asymptomatisch oder akute HIV-Infektion	Symptomatisch, jedoch kein AIDS-def. Symptom	Symptomatisch nach AIDS-Def.
≥ 500	A1	B1	C1
200 – 499	A2	B2	C2
< 200	A3	B3	C3

❙ Tab. 1: Stadien von AIDS. Blau markiert sind AIDS-definierende Konditionen.

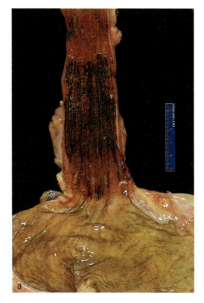
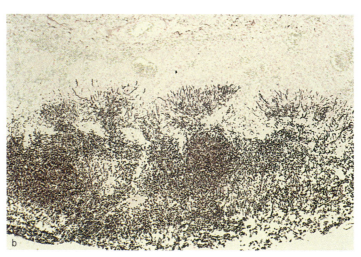

❙ Abb. 2: a) Schwere Soorösophagitis mit kleieförmigen, konfluierenden Belägen des distalen Ösophagus; b) silbergefärbtes Candida-Myzel mit Infiltration kleiner Gefäße. [6]

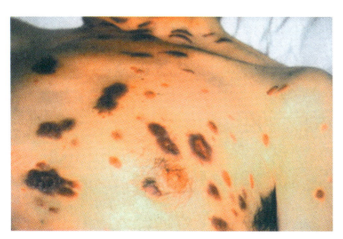

❙ Abb. 3: Kaposi-Sarkom mit den typischen hämangiomatischen Läsionen. [17]

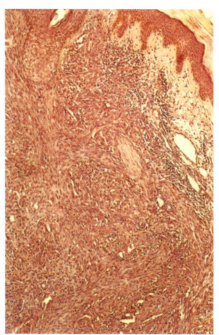

❙ Abb. 4: Kaposi-Sarkom mit vielen Fibro- und Angioblasten. [2]

AIDS (Fortsetzung)

HIV-Gene und Proteine

Das HIV-Genom ist 9200 Basen lang und enthält drei große (gag, env, pol) und sechs kleine Gene (tat, rev, nef, vif, vpr und vpu) für insgesamt 15 Proteine. Gag codiert für die fünf strukturellen Proteine: Matrix und Capsidproteine. Env (von „envelope") codiert das gp160, also das Oberflächenglykoprotein, das zu gp41 und gp120 gespalten wird. Pol (von „Polymerase") codiert die drei wichtigen HIV-Enzyme: reverse Transkriptase (RT), Integrase und Protease.
Die sechs kleinen Proteine lassen sich wie bei anderen Viren in früh (tat, nef und rev) und spät exprimierte Proteine (rev-abhängig) unterteilen. Sie koordinieren die Transkription der viralen RNA und leiten in der Spätphase die Transkription des gag-Gens ein.

Replikation

HIV infiziert Zellen durch Bindung des gp120 an CD4 und an einen Chemokinrezeptor. Es wurden viele Chemokinrezeptoren als HIV-Corezeptor beschrieben, am häufigsten wird jedoch CXCR4 auf T-Helferzellen (von sog. X4-Viren) und CCR5 auf Makrophagen (von sog. R5-Viren) benutzt. Diese Viren sind Quasispezies, also In-vivo-Varianten, die in Patienten wie oben kurz beschrieben zu unterschiedlichen Zeitpunkten vorkommen. Am Anfang dominieren R5-, später X4-Viren.
Nach Bindung kommt es zur Freisetzung des Nukleokapsids in das Zytoplasma und dort zum „Auspacken" („uncoating") des RT-Integrase-RNA-Komplexes. Die RT beginnt mit dem Umschreiben der RNA in „komplementäre" DNA (cDNA). Diese wird dann als cDNA-Integrase-Komplex in den Zellkern transportiert und die Integrase integriert die cDNA in die genomische DNA der Zielzelle, aus der sie nicht mehr entfernt werden kann.
Virusreplikation beginnt mit der Transkription der viralen DNA im Zellkern zu viraler RNA. Ein Teil dieser RNA wird ins Zytoplasma exportiert und dient als virale genomische RNA, der größte Teil wird jedoch gespleißt und als reife RNA von Ribosomen im Zytoplasma in die viralen Proteine translatiert. Die viralen Proteine werden als lange Proteinketten produziert und müssen durch die HIV-Protease (p11) erst in die endgültigen Proteine geschnitten werden.
Die basischen Nukleokapsidproteine (p7) komplexieren im Zytoplasma mit viraler genomischer RNA, binden an die HIV-Enzyme (Integrase, RT, p11) und werden von Kapsidproteinen (p24) umhüllt. Das Kapsid wird mithilfe von Matrixprotein (p17) an die Zellmembran angelagert und bindet dort die gp160-Moleküle, die sich an der Zelloberfläche ansammeln. Dann erfolgt das Abschnüren des unreifen Viruspartikels. Das Virion muss dann außerhalb der Zelle nachreifen, bevor es erneut eine Zelle infizieren kann. Hier wird z. B. das gp160 in gp41 und gp120 gespalten. Wenn das gp120 zu früh, also noch an der Zelloberfläche, entsteht, kann es zu Synzytien, also Zellfusionen, kommen. Dies tritt vor allem spät in der Infektion bei X4-Viren auf.

Immunologie und Pathogenese

Die ersten infizierten Zellen sind wohl mukosale dendritische Zellen (DZ), die das HIV zum Lymphknoten transportieren. DZ sind auch CD4-positiv und tragen den CCR5-Corezeptor. Die infizierten DZ bilden Synzytien mit CD4-T-Zellen, was zu einer starken Virusproduktion führt. DZ präsentieren aber auch HIV-Antigene und aktivieren virusspezifische CD4- und CD8-Zellen (❙ Abb. 5). Die Antwort des Immunsystems auf die HIV-Infektion ist hocheffektiv und führt in den meisten Patienten zu einer Kontrolle der Virämie über etwa ein Jahrzehnt. Die HIV-Primärinfektion verläuft nie primär progredient.
Die Kontrolle der Infektion erfolgt wie bei allen viralen Infektionen vor allem durch CD8-T-Zellen. Zusätzlich führen Antikörper zur Reduktion der Viruslast. Sowohl zelluläre wie auch humorale Immunität werden durch CD4-Zellen koordiniert, sodass ohne die CD4-Zell-Toxizität des HIV wohl eine lebenslange Immunsupervision erfolgreich wäre.
HIV führt über nicht endgültig geklärte Mechanismen zum CD4-T-Zell-Untergang. Es gibt daher eine stark negative Korrelation zwischen HI-Virus-Last und CD4-Helferzellzahl. Nach Behandlung mit Virostatika steigen meist die CD4-T-Zellen wieder in den normalen Bereich an.
In ≈5% der Infizierten kommt es zu einer ausgesprochen effektiven T-Helferzell-Antwort. Diese wird durch genetische (v. a. HLA-assoziierte) Faktoren verursacht. Die Patienten haben dann einen milden Verlauf und sind sog. Long-term non-progressors. Dies zeigt die enorme Bedeutung der CD4-Zell-Antwort. Eine Mutation im CCR5-Rezeptor kann eine gewisse Resistenz gegen HIV verursachen, sodass zur Infektion eine hohe Virusmenge notwendig ist.

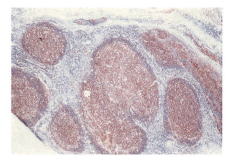

❙ Abb. 5: Lymphadenitis durch HIV-reaktive Lymphozyten. Auffällig ist der schmale Follikelmantel, wohl durch verminderte Zahl an T-Zellen. [1]

HIV-Enzephalopathie

HIV kann nicht nur zu Immunpathologien und AIDS führen, sondern auch direkt Organpathologien verursachen. Bereits erwähnt wurde die Thrombopenie. Vor allem die HIV-Enzephalopathie kommt oft vor. Das Immunsystem ist im ZNS nur begrenzt aktiv. CD4+-Mikroglia-Zellen und Gehirnmakrophagen werden durch HIV infiziert und führen durch Entzündungsprozesse zu

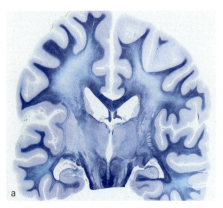
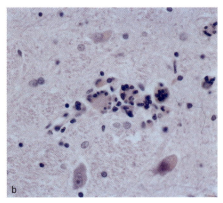

❙ Abb. 6: a) HIV-Leukoenzephalopathie mit diffuser Demyelinisierung der Marklager beider Hemisphären. [1] b) HIV-Enzephalitis. Mehrkernige Makrophagen (Synzytien mit starker Virusreplikation) akkumulieren. [6]

Immundefekte

Wirkprinzip	Nukleosidanaloger RT-Inhibitor	Nicht nukleosid-analoger RT-Inhibtor	Proteaseinhibitor	Integraseinhibitor	Fusionsinhibitor	CCR5-Inhibitor
Substanzen und Dosierung	Tenofovir 300 mg 1x tgl Emtricitabin 200 mg 1-mal tgl. Abacavir 600 mg 1-mal tgl. Lamivudin 300 mg 1-mal tgl. Zidovudin 300 mg 2-mal tgl. Didanosin 200 mg 2-mal tgl. Stavudin 40 mg 2-mal tgl. Zalcitabin 750 mg 3-mal tgl.	Efavirenz 600 mg 1-mal tgl. Nevirapin 200 mg 2-mal tgl. Delavirdin 400 mg 3-mal tgl. Noch nicht zugelassen: Rilpivirin 1-mal tgl. Etravirin 200 mg 2-mal tgl.	Lopinavir 400 mg 2-mal tgl. Darunavir 600 mg 2-mal tgl. Saquinavir 1 g 2-mal tgl. Atazanavir 400 mg 1-mal tgl. Fosamprenavir 700 mg 2-mal tgl. Indinavir 800 mg 2-mal tgl. Tipranavir 500 mg 2-mal tgl. Alle plus Ritonavir 100 mg 2-mal tgl. Amprenavir 1,2 g 2-mal tgl. Nelfinavir 1,25 g 2-mal tgl.	Raltegravir 400 mg 2-mal tgl. Noch nicht zugelassen: Elvitegravir	Enfuvirtid 90 mg s.c. 2-mal tgl.	Maraviroc, 300 mg 2-mal tgl. Noch nicht zugelassen: Vicriviroc
Nebenwirkungen	Mitochondriale Toxizität mit Myopathie, periphere Neuropathie, Steatohepatitis mit Gefahr einer lebensbedrohenden Laktatazidose	Efavirenz: v.a. neuropsychiatrische NW Nevirapine: v.a. hepatotoxische NW	Am häufigsten gastrointestinale Beschwerden wie Diarrhö und Erbrechen sowie Lipodystrophie und metabolische Störungen	Metabolische Störungen	Am häufigsten gastrointestinale Beschwerden wie Diarrhö und Erbrechen	Kardiovaskuläre und hepatotoxische NW

▌ Tab. 1: Übersicht über Wirkstoffe für die Behandlung einer HIV-Infektion.

Neuronenuntergang (zuerst Basalganglien und nigrostriatale Strukturen; später frontaler und temporaler Kortex). Bei Autopsie lässt sich eine Demyelinisierung erkennen (▌ Abb. 6).
Vor allem die milde Minor cognitive motor disorder (MCMD) und die HIV-assoziierte Demenz (HAD) mit Gedächtnisstörungen, psychomotorischen Störungen, depressiven Störungen und Bewegungsstörungen sind Folgen dieses Prozesses. Selten kommt es zu einem HIV-assoziierten Delir. Ohne HAART leiden ≈ 20 – 30% der HIV-Positiven an HAD, mit HAART noch ≈ 10 – 15%. Milde Symptome im Rahmen des MCMD kommen jedoch trotz HAART in bis zu 40% der Patienten vor.

Therapie

HAART ist kompliziert und erfolgt meist als Dreierkombination von Substanzen aus unterschiedlichen Wirkstoffklassen, um Resistenzbildung zu vermeiden (▌ Tab. 1). Es wird mit einer Kombination eines nukleosidanalogen und eines nicht nukleosidanalogen RT-Inhibitors zusammen mit einem Proteaseinhibitor (PI) begonnen. Die PI erreichen nur niedrige Plasmaspiegel, sodass sie mit Ritonavir (dem ersten PI) kombiniert werden müssen. Ritonavir blockiert hochpotent CYP3A4 und vermindert so den Abbau der anderen Substanzen.

Zusammenfassung

✖ HIV infiziert vor allem T-Zellen und Makrophagen und führt bei der Primärinfektion zu grippeartigen Symptomen mit mukutanen Ulzera.

✖ Die Infektion wird über Jahre vom Immunsystem kontrolliert, es kommt jedoch zu einem zunehmenden Abfall der CD4-T-Zell-Konzentration. Wenn eine kritische Zellkonzentration unterschritten wurde, kommt es zu opportunistischen Infektionen und AIDS-definierenden Manifestationen.

✖ Für die Therapie stehen inzwischen viele Substanzen zur Verfügung. Die klassische HAART setzt sich aus einem nukleosidanalogen und einem nicht nukleosidanalogen RT-Inhibitor sowie einem Proteaseinhibitor zusammen.

Erworbene Immundefekte II: Virusinfektionen und Bakterien

Ähnlich wie bei AIDS werden bei Organtransplantation hauptsächlich der T-Zell-Arm der adaptiven Immunantwort und nur in begrenztem Maße auch die B-Zell-Antwort blockiert. Dies liegt vor allem an der Stabilität der Plasmazellen. Die Funktionen des angeborenen Immunsystems, also Leukozyten und Komplement, bleiben fast unberührt. In Patienten mit iatrogenen Immundefekten treten daher Virusinfektionen und intrazelluläre Pathogene, sog. opportunistische Infektionen, gehäuft auf.

Virusinfektionen

CMV-Reaktivierung

CMV-Reaktivierung ist eine der häufigsten Komplikationen bei Organtransplantationen; in den ersten 100 Tagen nach Transplantation lässt sich bei > 60% eine Virämie nachweisen. Auch wenn eine Vielzahl dieser Virämien asymptomatisch verlaufen, ist die Mortalität in den Patienten damit stark erhöht. Dies hat in den meisten Zentren zur routinemäßigen CMV-Prophylaxe mit Ganciclovir geführt. Damit wurde die Zahl der CMV-Erkrankungen von ≈ 20–60% auf ≈ 5% gesenkt. Das Risiko einer CMV-Erkrankung ist besonders hoch, wenn ein CMV-negativer Empfänger ein CMV-positives Organ erhält. Jedoch ist das Risiko auch bei CMV-negativen Donoren erhöht, da der Donor vor der Organspende meist eine Vielzahl von Blutkonserven und damit oft auch CMV-positive Konserven erhält.
Eine CMV-Infektion ist durch den direkten CMV-Nachweis (Viruskultur, DNA- oder Antigennachweis in den Leukozyten), eine Serokonversion zusammen mit Anti-CMV-IgM oder einen vierfachen Titeranstieg von Anti-CMV-IgG definiert. Dann sollte eine Behandlung eingeleitet werden. Ein reiner PCR-Nachweis von CMV im Blut wird meist nicht behandelt.
Eine CMV-Erkrankung ist durch mononukleoseartige Symptome mit Fieber, Diarrhö, Leukopenie und Organbeteiligung (häufig Kolitis, seltener Hepatitis, Pneumonie, Pankreatitis, Meningoenzephalitis und selten Myokarditis) gekennzeichnet und tritt vor allem 1 bis 4 Monate nach Transplantation oder nach Ende der CMV-Prophylaxe auf. Die CMV-Chorioretinitis (Abb. 1) kommt vor allem bei langer Immunsuppression und AIDS vor.
Prophylaxe kann oral mit den Thymidinkinaseinhibitoren Ganciclovir, Valganciclovir oder Famciclovir erfolgen. Weniger effektiv ist orales Aciclovir. Die Prophylaxe sollte bis zu 100 Tage nach Transplantation fortgeführt werden.
In Hochrisikokonstellationen (CMV+-Donor auf CMV−-Empfänger oder lymphozytendepletierende Therapie) entwickeln ≈ 90% eine CMV-Virämie und ≈ 50–80% eine CMV-Erkrankung mit besonders hoher Mortalität von ≈ 15%. In 30% tritt eine CMV-Pneumonie auf. Die Prophylaxe sollte in dieser Gruppe über 6–12 Monate erfolgen. Die Standardtherapie ist Ganciclovir, orales Valganciclovir ist ähnlich effizient. CMV kann resistent gegen Ganciclovir werden, dann ist der virale DNA-Polymerasehemmer Foscarnet indiziert. Foscarnet hat mehr Nebenwirkungen (v. a. Elektrolytstörungen) und ist für tubuläre Epithelzellen toxisch. Es sollte nur zusammen mit Infusionstherapie und unter strikten Laborkontrollen gegeben werden. Eine neue Substanz, Maribavir, wird zurzeit zugelassen und ist bei Prophylaxe und Therapie von ganciclovir- und foscarnetresistenten CMV-Stämmen hilfreich.

VZV-Reaktivierung

Herpes zoster: Inzidenz ≈ 226/100 000/a: Varizellen: Inzidenz ≈ 424/100 000/a
Bei älteren Patienten kommt es häufig zur Reaktivierung des VZV, die klinisch als Herpes zoster imponiert (s. Seite 42). In stark immunsupprimierten Patienten kann VZV jedoch progredient verlaufen, generalisiert auftreten und zu systemischen Manifestationen führen. Mit hoher Mortalität assoziiert sind Pneumonie (Abb. 2), Hepatitis, Pankreatitis und Meningoenzephalitis, v. a. in Knochenmarktransplantierten.
Bei immunsupprimierten Patienten kann es durch Reaktivierung in Trigeminusästen zum Zoster ophthalmicus kommen, der z. B. bei

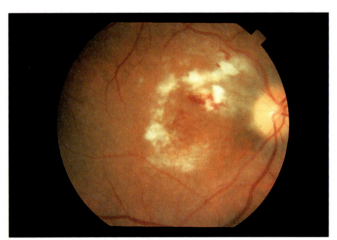

Abb. 1: Fulminante CMV-Retinitis mit ausgedehntem weißem Areal und Einblutung. [10]

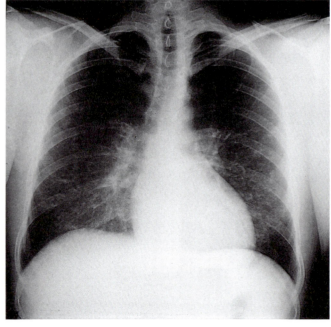

Abb. 2: Varizellen-Pneumonie mit diffusen bilateralen Infiltraten. [4]

AIDS-Patienten unbehandelt zur Retinanekrose und in > 70% zur Erblindung führt. Der Zoster ophthalmicus beginnt mit Fieber, frontalen Kopfschmerzen, grippalen Symptomen und Schmerzen oder Überempfindlichkeit im betroffenen Auge. Es kommt zu vesikulärem Exanthem, hyperämischer Konjunktivitis, Episkleritis, Ptosis, häufig zu Keratitis und Iritis mit Pupillenstörungen. Vesikuläre Läsionen an der Nase sind mit einem hohen Risiko von Zoster ophthalmicus assoziiert (Hutchinson-Zeichen).
Reaktivierung im Ganglion geniculatum führt zum Ramsay-Hunt-Syndrom (Herpes zoster oticus) mit der klinischen Triade: ipsilaterale Fazialisparese, Ohrenschmerzen und Vesikel im Gehörkanal. Meist handelt es sich um eine polykraniale Neuropathie mit Geschmacksstörungen, Tinnitus, Hyperakusis und Gleichgewichtsstörungen.
VZV kann zu aseptischer Meningitis, Myelitis, Enzephalitis und durch Infektion der zerebralen Arterien (Vaskulopathie) zu Schlaganfällen führen.
Therapie erfolgt bei immunsupprimierten Patienten mit Aciclovir oder in unkomplizierten Fällen durch orales Famciclovir. Bei resistenten Virusstämmen kann Foscarnet wie bei einer CMV-Infektion gegeben werden.

Polyomaviren

Seropositiv ≈ 70%
Zwei Polyomaviren führen im Menschen zu asymptomatischen Infektionen; sie wurden jeweils nach den Initialen des ersten Patienten benannt: BK- und JC-Virus (BKV und JCV).
BKV vermehrt sich im Urothel und verursacht asymptomatische Hämaturie bis zu schwerster hämorrhagischer Zystitis, Ureterstenosen und interstitielle Nephritis. JCV verursacht die progressive multifokale Leukoenzephalopathie (PML; ■ Abb. 3), eine schwere demyelinisierende Erkrankung, meist mit tödlichem Verlauf. Die Patienten leiden unter rasch fortschreitenden fokalen Ausfällen wie Hemiparese, Gesichtsfeldausfällen und kognitiven Störungen.
BKV und JCV werden häufig bei Immunsuppression reaktiviert, BK-Virurie lässt sich in ≈ 50% der Patienten nach Stammzelltransplantation, in ≈ 26% nach Herz- und Nierentransplantation und in nur ≈ 8% nach Lebertransplantation nachweisen und ist somit von der Stärke der Immunsuppression abhängig. Im Urin lassen sich sog. Decoy-Zellen nachweisen: Urothel-Zellen mit viralen Einschlusskörpern. JCV lässt sich im Liquor mittels PCR nachweisen.
Gegen beide Viren gibt es keine spezifischen Virostatika. Einzig eine Verminderung der Immunsuppression ist effektiv. Gegen BKV ist das hochgradig nephrotoxische Cidofovir möglicherweise aktiv.

Virusassoziierte Tumoren

Inzidenz des Zervixkarzinoms: ≈ 13/100 000/a
Vor allem bei starker Immunsuppression treten häufig EBV-assoziierte Lymphome (PTLD und Burkitt-Lymphom) auf. Selten kommt es zum HHV-8-assoziierten Kaposi-Sarkom. Die mit dem Zervixkarzinom assoziierten humanen Papillomaviren (HPV) können bei immunsupprimierten Patienten zu verschiedenen Karzinomen führen (s. Seite 84).

Reaktivierung von Hepatitisviren

Siehe Seite 44.

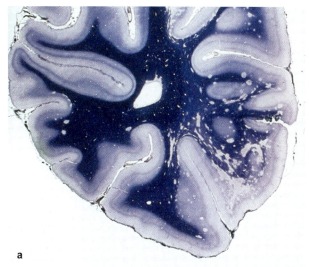
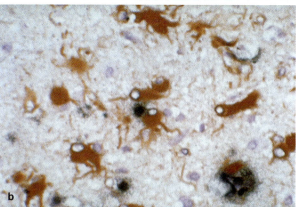

■ Abb. 3: Progressive multifokale Leukoenzephalopathie; a) kleine Entmarkungsherde, b) Nachweis des JC-Virus in einer In-situ-Hybridisierung (schwarz) mit Immunhistochemie (Astrozyten, braun). [1]

Bakterielle Infektionen

Neutropenie führt zu einem erhöhten Risiko für eine Vielzahl bakterieller und mykotischer Infektionen. Diese kommen bei Leukämien und Stammzelltransplantationen besonders häufig vor, da das Ausmaß der Leukopenie hier besonders ausgeprägt ist. Splenektomie erhöht das Risiko für schwere Infektionen durch bekapselte Bakterien (Pneumokokken und H. influenzae), da die Milz diese aus dem Blutstrom filtert. Gegen diese Pathogene sollte vor einer geplanten Milzentfernung geimpft werden.

Zusammenfassung

✖ Vor allem bei immunsuppressiver Therapie nach Organtransplantation kommt es oft zu einer Reaktivierung von Herpesviren.
✖ Polyoma- und selten Hepatitisviren führen auch gehäuft zu Komplikationen.
✖ Nach zwei bis drei Wochen der Granulozytopenie steigt die Zahl der Pilz- und Bakterieninfektionen dramatisch an.

Erworbene Immundefekte III: Parasiten und Fungi

Parasitäre Infektionen

Toxoplasmose

Seropositiv ≈ 15% (USA) und > 50% (Europa)
Toxoplasmose wird durch den intrazellulären Parasiten Toxoplasma gondii verursacht. Die Infektion verläuft meist asymptomatisch, der Erreger persistiert lebenslang und kann bei Immunsuppression reaktiviert werden. Dies passiert bei einer CD4-T-Zell-Konzentration von < 100/µl (30% der AIDS-Patienten reaktivieren ohne Prophylaxe). Die Reaktivierung erfolgt meist zerebral und führt zu Abszessen (❚ Abb. 1 und 2) mit fokalen Ausfällen. Extrazerebrale Reaktivierung kann zu PcP-ähnlicher Pneumonie und Chorioretinitis führen. Die LDH kann erhöht sein. Bei Schwangeren kann die Toxoplasmose das Gehirn des Fetus infizieren.
Therapie erfolgt mit Pyrimethamin zusammen mit Sulfadiazin. Alternativ zu Sulfadiazin können Clindamycin, Atovaquon oder Azithromycin gegeben werden.

Pneumocystis carinii

Seropositiv > 75%
Die Pneumocystis-carinii-Pneumonie (PcP, neuer Name „P. jiroveci") ist die häufigste opportunistische Infektion in AIDS-Patienten und tritt vor allem bei CD4-Konzentration von < 200/µl auf. Die Besiedelung mit dem Parasiten erfolgt asymptomatisch in frühen Jahren und wird nur bei stark mangelernährten Kindern symptomatisch. Die Reaktivierung erfolgt langsam progredient v. a. mit Fieber, grippeartigen Symptomen, nicht produktivem Husten, progredienter Dyspnoe, Brustschmerzen und Gewichtsverlust. Im Röntgenbild sieht man beidseitige, zentral betonte diffuse Infiltrate mit Aussparen der peripheren Lungenareale (Mantelbereiche). Im CT sieht man typische milchglasähnliche Verschattungen (❚ Abb. 3). Laborchemisch fällt ein Anstieg der LDH auf. Hohe LDH-Werte und niedrige CD4-Zell-Konzentrationen sind prognostisch ungünstig.
Die Diagnosestellung sollte durch Nachweis der Parasiten in einer bronchoalveolären Lavage erfolgen. Alternativ kann Sputuminduktion durch Inhalation von hypertoner Saline und Nachweis in diesem Sputum versucht werden.
Die Therapie erfolgt über mindestens drei Wochen mit hochdosiertem Trimethoprim-Sulfamethoxazol. Es kann auch Trimethoprim mit Dapson oder Clindamycin und Primaquin gegeben werden. In den ersten 2–3 Tagen nach Therapiebeginn kann es zu einer Verschlimmerung durch absterbende Parasiten kommen. Daher wird am Beginn oft ein Steroid addiert.

Prophylaxe

Prophylaxe gegen Toxoplasmose und PCP kann mit TMP-SMX erfolgen und führt zu einer ≈ 90%igen Reduktion der Häufigkeit der Erkrankung: Einmal täglich oder dreimal wöchentlich Gabe von TMP-SMX sind gängige Regime. Alternativ kann Dapson oder Atovaquon versucht werden. Als PCP-Prophylaxe kann, v. a. bei Allergien, auch monatlich inhalativ Pentamidin eingesetzt werden.

Fungale Infektionen

Invasive Pilzinfektionen sind schwer zu behandeln. Die Effizienz der fungalen Infektionen liegt vor allem an den immunsupprimierenden Substanzen, die von Pilzen sezerniert werden. Dies führte z. B. zur Entdeckung der Calcineurininhibitoren in Pilzen.

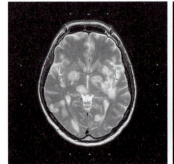
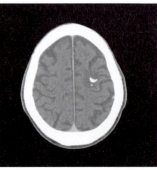

❚ Abb. 1: Links: akute, schwere zerebrale Toxoplasmose mit mehreren Abszessen (cMRT); rechts: abgeheilter Herd mit Verkalkung (cCT). [Mit freundlicher Genehmigung von Prof. Schröder, Radiologie Charité Universitätsmedizin Berlin]

Aspergillen

Prävalenz der invasiven Aspergillose: ≈ 5%
Die invasive Aspergillose betrifft v. a. neutropene Patienten, also Patienten mit Leukämie oder nach Stammzelltransplantation (≈ 20% erkranken).
Die häufigste Form ist die pulmonale Aspergillose (❚ Abb. 4), die mit antibiotikaresistentem Fieber einhergeht. Es können Husten, pleuri-

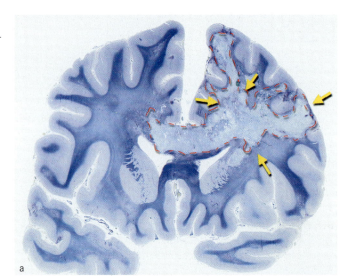
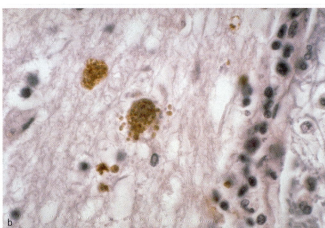

❚ Abb. 2: Zerebrale Toxoplasmose; a) ausgedehntes demyelinisiertes und praktisch nekrotisches Areal; b) histologischer Nachweis von Pseudozysten mit Tachyzoiten. [1]

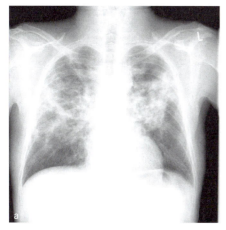
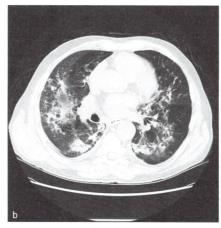

Abb. 3: PcP; a) Röntgenthorax mit Aussparung der Mantelregionen; b) das CT zeigt milchglasartige Verschattungen bei einer bilateralen Pneumonie. [Mit freundlicher Genehmigung von Prof. Schröder, Radiologie Charité Universitätsmedizin Berlin]

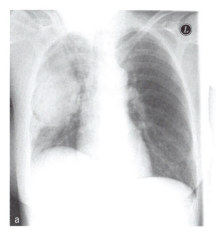
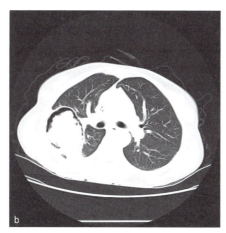

Abb. 4: Schwere pulmonale Aspergillose; a) Röntgenthorax mit Aspergillom im rechten Mittelfeld; b) das zugehörige CT. [Mit freundlicher Genehmigung von Prof. Schröder, Radiologie Charité Universitätsmedizin Berlin]

tische Brustbeschwerden und – durch fungale Gefäßerosion – Hämoptysen auftreten (DD: Lungenembolie). Diese Erosionen können im CT als sog. Halo-Zeichen (milchglasartiger Hof) um die nodulären Infiltrate auffallen.
Die Therapie erfolgt mit Voriconazol, gefolgt von einer Erhaltungstherapie. In schweren Fällen kann eine Kombination mit Caspofungin oder Amphotericin sinnvoll sein.

Candida

Etwa 9% aller Sepsisfälle werden durch Candida verursacht.
Candida-Infektionen sind oft asymptomatisch und können an jedem Organ auftreten. Die häufigste Manifestationsform ist die orale Candida, die bei leichter Immunsuppression, aber auch bei Gesunden nach Antibiotika- oder Steroidtherapie, bei Älteren und Kindern auftritt und zur Soorösophagitis mit Odynophagie fortschreiten kann. Vor allem bei hohen Östrogenspiegeln kann es zur Vulvovaginitis kommen. Invasives Wachstum führt zu einer Candida-Sepsis mit beträchtlicher Mortalität. Patienten mit langer Steroidtherapie und mit multiplen Immunsuppressiva haben ein hohes Risiko der Candida-Sepsis.
Die Therapie kann mit Azolen, Amphotericin B oder Caspofungin erfolgen.

Kryptokokken

Inzidenz: 1,8/100 000/a
Cryptococcus neoformans ist eine bekapselte Hefe und tritt als vierthäufigste opportunistische Infektion bei AIDS-Patienten auf. Sie kommt nur sehr selten bei CD4-Zell-Konzentrationen von > 100/µl vor. Aufgrund der typischen Kapsel lässt sich der Erreger in einem Tuschepräparat leicht nachweisen (Abb. 5).
Die kryptokokkale Meningoenzephalitis ist bei Immunsupprimierten die häufigste Manifestationsform, auch wenn die Infektion in der Lunge beginnt. Unspezifische Symptome beginnen schleichend mit einem Vorlauf von zwei Wochen. Typisch sind Fieber, Schwäche und Kopfschmerzen. In ≈ 30% treten Nackensteifigkeit, Fotophobie, Erbrechen und in ≈ 6% fokale neurolog. Ausfälle auf. Die Diagnose kann durch Liquorpunktion gestellt werden. Der Hirndruck ist oft erhöht und kann durch tägliche Punktion verringert werden.
Unbehandelt verläuft die Erkrankung fatal. Die Therapie erfolgt mit Amphotericin B und Flucytosin, gefolgt von einer langjährigen bis lebenslangen Erhaltungstherapie.

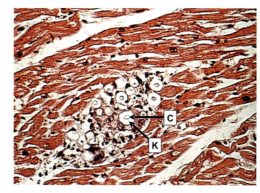
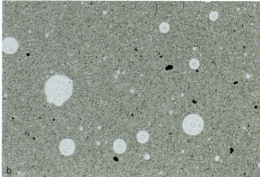

Abb. 5: a) Septikopyämischer Kryptokokken-Absiedlungsherd im Myokard; C: Cryptococcus-Zelle; K: Kapsel. [1] b) Tuschepräparat von Kryptokokken im Liquor. [11]

Hauterkrankungen

Psoriasis

Weltweite Prävalenz: 0,6–4,8%, häufigstes Erkrankungsalter: 20–30 und 50–60 Jahre
Die Psoriasis ist eine chronische Hauterkrankung, die mit erythematösen Papeln und Plaques mit silbrigen Schuppen einhergeht (dt. Schuppenflechte). Risikofaktoren sind Rauchen und genetische Faktoren.
Eine Autoimmunreaktion führt zur Hyperproliferation der Keratinozyten. Es kommt zu Rötung, Schwellung und Schuppung. Histologisch erkennt man ein gemischtzelliges entzündliches Infiltrat. Vor allem aktivierte CD8-T-Zellen und Th1-Zytokine lassen sich nachweisen.

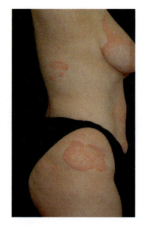

Abb. 1: Chronische Psoriasis vulgaris. [30]

Psoriasis vulgaris

Die Psoriasis vulgaris (Abb. 1) ist mit über 90% die häufigste aller Psoriasisformen. Sie betrifft meist junge Patienten, die unter erythematösen, scharf begrenzten und erhabenen Plaques leiden. Durch Sonnenlicht kommt es meist zu einer Besserung. Physikalischer Stress kann Läsionen auslösen (Köbner-Phänomen).
Die mit silbernen Schuppen bedeckten Plaques finden sich symmetrisch am Skalp, an den Extensorflächen der Arme, an den Knien und am Rücken. Oft sind die Nägel, der Bauchnabel und die intergluteale Region leicht beteiligt. Die Plaques sind 1–10 cm groß; bis auf leichten Pruritus sind Symptome selten.
Die Kopfhaut kann befallen sein und es kann zu Haarausfall kommen (Psoriasis capillitii).

Psoriasis guttata

„Psoriasis guttata" bezeichnet das plötzliche Auftreten vieler psoriatischer Läsionen in Form von Pusteln, vor allem am Körperstamm (Abb. 2). Die Pusteln können konfluieren. Meist sind Kinder oder Jugendliche betroffen, es kann jedoch auch als Aufflammen bei Psoriasispatienten vorkommen. In ≈ 60% der Fälle ging eine Streptokokkeninfektion voraus.

Psoriasis pustulosa

Die Psoriasis pustulosa geht mit Pusteln einher, die mit sterilem Eiter gefüllt und meist in großer Zahl vorhanden sind. Sie können am ganzen Körper (Psoriasis pustulosa generalisata, Typ Zumbusch) oder rein auf Hand- und Fußflächen (Psoriasis pustulosa palmoplantares, Typ Barber) begrenzt auftreten (Abb. 3).
Häufig kommt es zu systemischen Manifestationen, vor allem von Arthritiden an den Sternoklavikulargelenken. Neutrophile wandern in Haut und andere Gewebe ein. Es kann zu Fieber, Diarrhö, Leukozytose und Hypokalzämie kommen. Vor allem der generalisierte Typ geht mit schwerem Krankheitsgefühl einher, erfordert systemische Therapie und kann lebensbedrohlich verlaufen.

Acrodermatitis suppurativa continua

Die Acrodermatitis suppurativa continua (Hallopeau-Eiterflechte; Abb. 4) ist eine pustulöse Psoriasisform, die an Finger- und Zehenspitzen beginnt. Meist breitet sie sich langsam aus und kann in eine Psoriasis pustulosa übergehen. Die Herde können schmerzhafte Narben hinterlassen, ein Befall der Nägel ist häufig.

Psoriasis inversa

Die Psoriasis inversa verhält sich vom Verteilungsmuster her „invers" zur Psoriasis vulgaris. Sie weist kaum Schuppenbelag auf und kann leicht mit Pilzinfektionen verwechselt werden. Die Plaques finden sich inguinal, perineal, genital, intergluteal, axillär und inframamillär.

Nagel-Psoriasis

Bei ≈ 50% der Psoriasispatienten kommt es zu einer Nagelbeteiligung. Diese kann bei schwierigen Fällen diagnostisch wertvoll

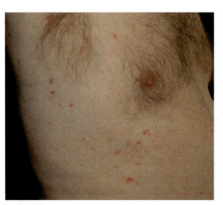

Abb. 2: Eruptive Psoriasis guttata. [30]

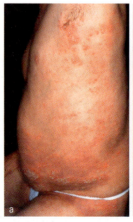

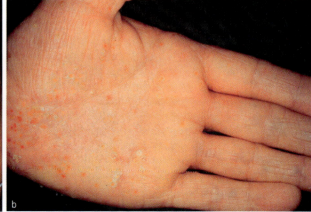

Abb. 3: a) Frühstadium der Psoriasis pustulosa generalisata. b) Psoriasis pustulosa palmoplantares. [30]

Autoimmunreaktionen

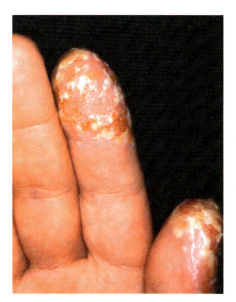

Abb. 4: Acrodermatitis suppurativa continua. [30]

sein. In den Nägeln finden sich kleine Löcher und Dellen (sog. Tüpfelnägel), die durch Störungen in der Plattenmatrix entstehen. Es kann auch zu dunklen Verfärbungen, sog. Ölflecken, und zu Krümelnägeln, bei ausgeprägtem Befall zur Onycholyse (Abhebung der Nagelplatte) kommen.

Psoriasis erythrodermica

Die Psoriasis erythrodermica ist eine seltene Manifestationsform, bei der der ganze Körper erythematös und schuppig befallen ist. Durch den ausgedehnten Befall ist das Risiko für schwere Infektionen und Elektrolytschwankungen stark erhöht.

Psoriasis arthropathica

Siehe Seite 69.

Therapie

In milden Fällen reichen Fototherapie und topische Therapie mit Vitamin-D_3-Analoga (Calcipotriol, Tacalcitol, Calcitriol), Retinoiden (Etretinat, Acitretin, Isotretinoin, Tazaroten) oder Teerderivaten (Steinkohlenteer, Dithranol) meist aus. Die Kombination von Psoralen (fotosensibilisierender Stoff) und UV-A-Strahlung wird „PUVA", mit systemischen Retinoiden „RePUVA" genannt.
In schwereren Fällen können topische Calcineurininhibitoren eingesetzt werden. Steroide sind lokal und systemisch wirksam. In schweren Fällen werden monoklonale Antikörper gegen CD11a (Efalizumab, hemmt die T-Zell-Aktivierung), TNFα-Blocker (Etanercept, Infliximab, Adalimumab), Cyclosporin oder Methotrexat eingesetzt.

Urtikaria

Etwa 25% der Bevölkerung leiden mindestens einmal im Leben daran.
Die Urtikaria (dt. Nesselsucht; Abb. 5) wird durch Mastzellen der oberflächlichen Dermis verursacht und ist meist eine IgE-vermittelte, allergische Immunreaktion. Etwa zwei Drittel der Reaktionen sind Folge von Umwelteinflüssen und selbstlimitierend. Selten kommt es zur chronischen Urtikaria mit länger als sechs Wochen andauernden, rezidivierenden Läsionen. Nach körperlicher Belastung kann eine cholinerge Urtikaria, bei mechanischem Stress eine Urticaria factitia auftreten.
Die plaqueartigen Läsionen sind erhaben, erythematös, scharf begrenzt und jucken stark. In der Mitte findet sich eine zentrale Blässe. Die Urtikaria verschwindet meist nach einigen Stunden, ohne Narben zu hinterlassen.
Die Therapie erfolgt mit Antihistaminika, Mastzellstabilisatoren und Steroiden.

Vitiligo

Prävalenz: $\approx 0{,}5-4\%$
Vitiligo ist eine Depigmentierung, die durch eine Autoimmunreaktion gegen Melanozyten ausgelöst wird. Die Ätiologie ist unbekannt, jedoch ist Vitiligo mit vielen Autoimmunsyndromen assoziiert (u. a. polyglanduläres Autoimmunsyndrom Typ 2, s. Seite 83). Vitiligo tritt meist akral oder um Körperöffnungen herum auf und ist langsam progredient. Mechanischer Stress kann die Depigmentierung auslösen. Bei 10–20% kommt es zu spontanen Remissionen mit Repigmentierung.
Die Therapie kann mit Steroiden, Calcineurininhibitoren oder PUVA (s. Psoriasis) erfolgen.

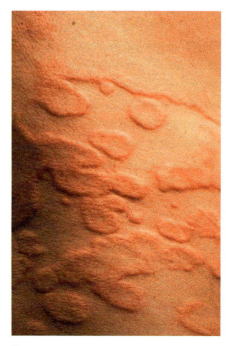

Abb. 5: Typische Urtikaria. [20]

Zusammenfassung
- Hauterkrankungen zählen zu den häufigsten Autoimmunerkrankungen.
- Die Psoriasis ist meist eine chronische Erkrankung, die oft mit Arthralgien einhergeht.
- Urtikaria ist eine meist akute, spontan remittierende Erkrankung. Sie wird durch Mastzellaktivierung ausgelöst.
- Vitiligo fällt durch Depigmentierung auf und kann ein Begleitsymptom anderer Autoimmunsyndrome darstellen.

Allergien und Überempfindlichkeitsreaktionen

Klinische Einteilung nach Pathophysiologie

Die Immunreaktion kann man nach Morphologie und Zeit des Reaktionseintritts in vier Typen einteilen (nach Gell und Coombs, 1963):

▶ Die Typ-I-Reaktion („Soforttyp") tritt nach Sekunden bis Minuten ein und führt zu Schwellung und Rötung. Sie wird durch IgE-vermittelte Degranulation von Mastzellen verursacht. Typisches Beispiel ist der Heuschnupfen.
▶ Eine Typ-II-Reaktion ist eine durch Antikörper vermittelte zelluläre Reaktion. Die Antikörper binden an Zielstrukturen (sog. Opsonisierung), die dann innerhalb weniger Stunden mittels Fc-Rezeptoren von Leukozyten erkannt, zerstört oder phagozytiert werden. Ein Beispiel ist die Hashimoto-Thyreoiditis.
▶ Bei der Typ-III-Reaktion führen Antikörper zur Bildung von Immunkomplexen und binnen Minuten bis wenigen Stunden zur Komplementaktivierung. Beispiele sind die Serumkrankheit (Antigen und Antikörper im Serum) und die Arthus-Reaktion (Antikörper und Antigen getrennt im Gewebe und Serum, Reaktion in den Gefäßwänden).
▶ Die Typ-IV-Reaktion ist die einzige nicht von Antikörpern vermittelte Reaktion. Bei ihr erkennen T-Zellen Peptid-MHC-Komplexe auf Zielzellen. Dies dauert mehrere Stunden und wird „delayed-type hypersensitivity" (DTH-Reaktion) genannt. Ein Beispiel ist die Tuberkulinreaktion.
▶ Pathologisch kommt es meist zu einer leukozytoklastischen Vaskulitis (die häufigste Vaskulitisform), je nach Reaktionstyp und Dauer bevorzugt mit Leuko- oder Lymphozyten (▌ Abb. 1).

Einige Immunreaktionen, z. B. die Granulombildung, werden in keiner der Kategorien erfasst.

Allergische Rhinitis

Prävalenz: ≈ 10–30 %, bei Kindern: ≈ 40 %
Meist beginnen erste Symptome im Kindes- und Jugendalter. Die Allergie kann mit der Pubertät ausheilen, oft kommt es aber zur Exazerbation im mittleren Erwachsenenalter.
Man unterscheidet ganzjährige von saisonaler allergischer Rhinitis. Vor allem die saisonale Form ist oft mit Konjunktivitis assoziiert. Allergene bei saisonaler Rhinitis sind vor allem Baum-, Gräser- und Getreidepollen. Ganzjährige Rhinitis wird durch Aller-

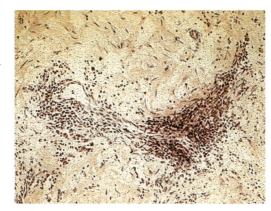

▌ Abb. 1: a) Typisches histologisches Bild einer leukozytoklastischen Vaskulitis mit perivaskulärer Leukozytenansammlung und Gewäßwandnekrose im Frühstadium. b) Im späten Stadium kommt es zu einer lymphozytenreichen Perivaskulitis. [1]

gene wie Hausstaub, Milben, tierische Proteine und Schimmelpilze verursacht. Differentialdiagnostisch kann Juckreiz (durch Histamin) zur Differenzierung von einer nicht allergischen Rhinitis (etwa durch Infektion) hilfreich sein.

Asthma bronchiale

Prävalenz: ≈ 5 %, bei Kindern: ≈ 10 %
Unter „Asthma bronchiale" wird eine heterogene Gruppe zusammengefasst, die man als chronisch-entzündliche Erkrankungen des Bronchialsystems definieren kann (▌ Abb. 2). In den entzündeten Arealen fallen vor allem T-Zellen, Mastzellen und Eosinophile auf.

Asthma kann in jedem Alter auftreten, jedoch werden ≈ 80 % der Fälle in den Kinderjahren diagnostiziert. Meist kommt es zu partiellen Remissionen in der Pubertät und Rezidiven im späteren Erwachsenenalter. Die klassischen Symptome sind wechselstarke Atemnot, Husten und Niesen (hochfrequent, meist beim Ausatmen). Vor allem das Ausatmen fällt schwer, die Exspirationszeit ist verlängert. Die Patienten beschreiben das Gefühl, einen Stein auf der Brust zu haben. Die Symptome sind oft nachts und am frühen Morgen stärker ausgeprägt. Auslöser kann eine Infektion sein. Es kann zu lebensbedrohenden Krisen kommen.
Die Diagnose wird mittels Spirometrie mit Bronchoprovokation gestellt.

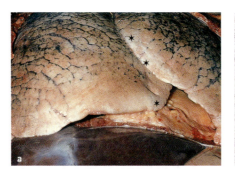
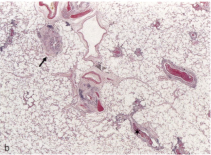

▌ Abb. 2: Postmortal sieht man makroskopisch eine Lungenüberblähung (a) sowie histologisch (b) massive Obstruktionen mit sternförmigen Bronchiospasmen (Pfeil) und bronchiale Schleimausfüllung (Sterne). [1]

Autoimmunreaktionen

Medikamentenallergien

Etwa 3–6% aller stationär behandelten Patienten weisen immunvermittelte Medikamentenreaktionen auf.
Die häufigste allergische Reaktion ist die Penizillinallergie. Der Betalactamring öffnet sich und Penizillin bindet kovalent an Proteine. Antikörper erkennen dann die Penizillin-Protein-Struktur. Nur in 20% der diagnostizierten Patienten lässt sich eine Allergie tatsächlich durch Hauttests verifizieren, oft wird eine Überempfindlichkeitsreaktion als Allergie diagnostiziert. Die typische Penizillinallergie tritt als morbilliformer Ausschlag 1–3 Wochen nach Exposition auf (❙ Abb. 3). Es handelt sich um eine zelluläre Typ-II-Reaktion. Typ-I-Reaktionen mit Atemnot bis zum anaphylaktischen Schock sowie Typ-III-Reaktion an Erythrozyten mit der Folge einer hämolytischen Anämie sind selten. Etwa 5% der Patienten sind kreuzreaktiv zu Cephalosporinen jedoch fast nie kreuzreaktiv zu Carbapenemen.
Sulfonamide sind die zweithäufigsten Auslöser allergischer Medikamentenreaktionen (❙ Abb. 4). Die meisten Daten gibt es zu TMP-SMX, hier entwickeln ≈ 4% Diarrhö und 3% ein morbilliformes Exanthem. HIV-positive Patienten reagieren jedoch in ≈ 34% der Fälle, auch oft mit Fieber und Hepatitis.
Eine heparininduzierte Thrombozytopenie (HIT) tritt in ≈ 3% der Patienten nach vier- bis zehntägiger Heparinbehandlung auf. Meist ist sie mild und nicht immunvermittelt (HIT I). Antikörper, die den Heparinplättchenfaktor-4-Komplex erkennen, können jedoch HIT II auslösen (❙ Abb. 5). In > 80% kommt es zu venösen und arteriellen Thrombosen, ≈ 25% der Patienten erleiden eine Lungenembolie.

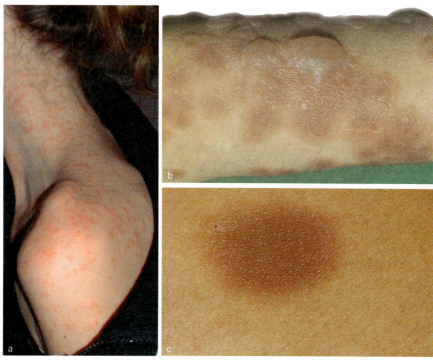

❙ Abb. 3: a) Morbilliformes Exanthem, etwa eine Woche nach erster Penizillinexposition. [Mit freundlicher Genehmigung von Dr. D. Schoeler, Charité Universitätsmedizin Berlin] b) Schweres bullöses Arzneimittelexanthem. [16] c) Sog. fixes Arzneimittelexanthem. [16]

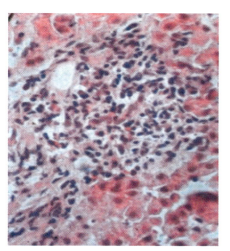

❙ Abb. 4: Histologie einer sulfonamidinduzierten Hepatitis mit typischem Rundzellinfiltrat. [31]

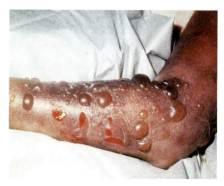

❙ Abb. 5: Phlegmasia coerulea dolens aufgrund einer Venenthrombose bei HIT II. Es kommt zu Schwellung, Ischämie und stärksten Schmerzen. [4]

Zusammenfassung

✖ Allergische Reaktionen sind häufig und können hochakut bis tödlich oder chronisch verlaufen.

✖ Chronische Allergien äußern sich in den oberen Atemwegen als Rhinitis, in den unteren als Asthma bronchiale.

✖ Medikamentenallergien treten meist als morbilliformer Ausschlag, selten als bullöses Exanthem 1–3 Wochen nach Exposition auf.

Chronische Darmentzündungen

Entzündliche Darmerkrankungen sind sehr häufig. Ätiologisch spielen genetische und mikrobiologische Faktoren sowie Umwelteinflüsse (zucker- und fettreiche Ernährung, protektiv: Antioxidanzien und Stillen mit Muttermilch) eine Rolle.
Die Erkrankungen werden durch autoreaktive CD4-T-Zellen verursacht und erhalten. Bei etwa 25% der Patienten kommt es, vor allem bei ausgeprägter Kolitis, zu Kreuzreaktionen. Die vier typischen mit betroffenen Organe sind Haut (▌ Abb. 1), Gelenke, Gallengänge und Auge.

Morbus Crohn

Inzidenz: ≈ 10/100 000/a, Prävalenz: ≈ 200/100 000, Erkrankungsgipfel bei 15–30 und 50–80 Jahren
Morbus Crohn führt zu transmuralen, tiefen, entzündlichen Ulzerationen im Gastrointestinaltrakt (▌ Abb. 2). Diese können überall auftreten, sind jedoch im terminalen Ileum gehäuft (daher auch „Ileitis terminalis"). Die Ulzera führen zu Fibrose mit Stenosesymptomatik sowie zu Sinusgängen. Letzere haben oft Phlegmone und Abszesse mit Fieber, später Fistelbildung an den angrenzenden Organen (≈ 33% nach zehn Jahren, ≈ 50% nach 20 Jahren) zur Folge. Schwellungen können daher im rechten Unterbauch palpabel sein.

▶ Enteroenterische Fisteln können sich asymptomatisch als palpable Masse präsentieren.
▶ Enterovesikuläre Fisteln führen zu Harnwegsinfekten und Pneumaturien.
▶ Enteroretroperitoneale Fisteln führen zu Psoasabszessen und Hydronephrosis durch Ureterkompression.
▶ Enterokutane Fisteln verhalten sich wie ein Stoma.
▶ Enterovaginale Fisteln führen zu vaginalen Gas- und Fäzesabgängen.

Komplikationen sind Perforationen mit Peritonitis, die sich oft nicht als akutes Abdomen präsentiert.
50% der Patienten haben eine Ileokolitis, 30% eine reine Ileitis und 20% eine reine Kolitis (im Gegensatz zur Colitis ulcerosa in 50% der Fälle ohne Rektumbeteiligung). Etwa 30% der Patienten haben perianale Manifestationen mit Analfissuren und Abszessen sowie anorektale Fisteln. Selten sind Magen und Zunge (Crohn-Glossitis; ▌ Abb. 3) betroffen. Sehr selten sind proximale Ileitis (zöliakieähnlich) sowie Ösophagitis mit Odynophagie. Fortgeschrittene Jejunitis führt durch Gallensalzresorptionsstörungen zu Steatorrhö.

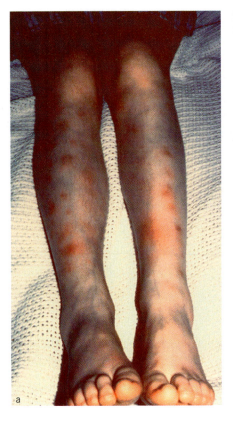
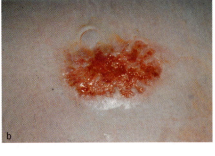

▌ Abb. 1: a) Erythema nodosum bei einem Patienten mit Morbus Crohn. Die leicht erhabenen Läsionen sind schmerzhaft. [5] b) Pyoderma gangraenosum bei einem Patienten mit Colitis ulcerosa. [4]

Weitere Symptome sind persistierende Diarrhö, teilweise mit Blutbeimengungen und krampfhaften Bauchschmerzen, Gewichtsverlust und Fieber. Patienten mit Crohn-Kolitis werden meist wesentlich später diagnostiziert als solche mit Crohn-Ileitis oder Colitis ulcerosa, da der Beginn oft schleichend ist.
Zur Diagnose ist eine Koloskopie mit Einsicht des terminalen Ileums nötig. Typisch sind entzündete Darmareale mit akuten und chronischen, ulzerierenden Herden nebeneinander, dazwischen normaler Darm. Biopsien zeigen i. d. R. Granulome, die nach Ausschluss anderer Ursachen (z. B. Yersinien, M. Behçet, Tuberkulose, Sarkoidose und Lymphome) zur Diagnosesicherung hilfreich sind. Strikturen und Fisteln lassen sich mit Bariumeinläufen/-schlucken darstellen.

Colitis ulcerosa

Inzidenz: ≈ 10/100 000/a, Prävalenz: ≈ 200/100 000; Erkrankungsgipfel bei 15–30 Jahren
Colitis ulcerosa ist charakterisiert durch episodisch wiederkehrende Entzündungen, die fast immer auf die Mukosa beschränkt bleiben. Sie breiten sich linear vom Rektum in proximale Richtung aus.
Alleinige rektale Beteiligung (Proktitis) kommt in Frühstadien vor. Im weiteren Verlauf kommt es oft zur Sigmaproktitis, gefolgt von linksseitiger Kolitis (bis zur splenischen

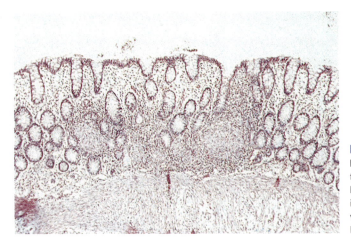

▌ Abb. 2: Typisches histologisches Bild mit tiefer, diskontinuierlicher Lymphozyteninfiltration und nicht verkäsenden Granulomen. [2]

Autoimmunreaktionen

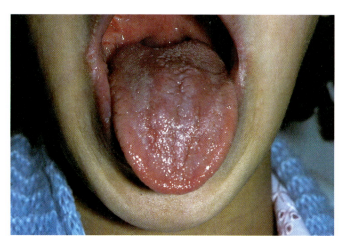

Abb. 3: Glossitis bei einem Patienten mit M. Crohn. Es kommt zu schmerzhafter Mukositis. [10]

Flexur). Sobald das Zäkum erreicht ist, spricht man von einer „Pankolitis". Das terminale Ileum kann bei weiterer Progression betroffen sein (sog. Backwash-Ileitis).
Im Gegensatz zu M. Crohn kommt es oft zu sichtbaren Blut- und Schleimbeimengungen im Stuhl, vor allem durch die vorhandene rektale Beteiligung, sowie zu leicht erhöhter Stuhlfrequenz. Krämpfe und Tenesmus (Stuhlzwang) sowie Obstipationen sind häufig. Mittelschwere Symptome, z. B. bei linksseitiger Kolitis, sind subfebrile Temperaturen mit Blutungsanämie, mäßige Bauchschmerzen sowie häufige ungeformte, blutige Stühle (bis 10/Tag). Symptome bei schwerer Pankolitis sind Fieber, starke erhöhte Stuhlfrequenz (>10/Tag), starke Bauchkrämpfe und massive, transfusionsbedürftige Blutungsanämien sowie Gewichtsverlust durch Resorptionsstörungen. In sehr schweren Fällen kann die Muskulatur betroffen sein, was zu Dilatationen und zu einem Megakolon führen kann (▌ Abb. 4).
Die Diagnose wird endoskopisch mittels Biopsie im Einklang mit klinischen Symptomen gestellt. DD: M. Crohn, ischämische oder Strahlenkolitis, Kolitiden durch Salmonellen, Shigellen, Campylobacter, Aeromonas, Escherichia coli 0157:H7 und venerologische Proktitiserreger.
Die Häufigkeit von Kolonkarzinomen ist im Verlauf nach vielen Jahren erhöht.

Zöliakie

Prävalenz: ≈ 750/100 000
Die Zöliakie wird auch als „glutensensitive Enteropathie" oder „nicht tropische" bzw. „einheimische Sprue" bezeichnet und ist eng mit der Dermatitis herpetiformis Duhring assoziiert. Die Patienten reagieren vor allem auf Getreide – insbesondere auf einen Bestandteil von Weizen: Gluten – mit einer Mukositis (▌ Abb. 5). Klassische Befunde sind duodenale Zottenatrophie, Resorptionsstörungen u. a. mit Malabsorption, Steatorrhö, Gewichtsverlust, Fettabsorptionsstörungen und Zeichen von Vitaminmangel (Anämie, Osteopenie und Osteomalazie).
Serologisch eignen sich die hochspezifischen und hochsensitiven endomysialen Antikörper (oder Anti-Gliadin-Antikörper) als Screeningtest. Therapeutisch ist eine strikte glutenfreie Diät. Ohne Diät ist die Mortalität hoch (bei Kindern > 10%). Obwohl Zöliakie klassisch bei Kindern auftritt, finden sich häufig auch atypische Formen im Erwachsenenalter. Dies kann mit milden Formen zusammenhängen, die serologisch positiv sind, jedoch oft nur eine Eisenresorptionsstörung aufweisen. Bei unbehandelter Zöliakie kommt es verstärkt zu T-Zell-Lymphomen.

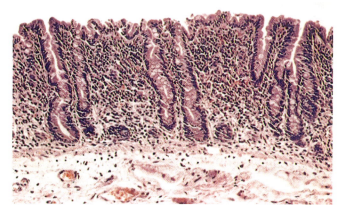

Abb. 5: Deutliche Zottenabflachung mit hyperplastischen Krypten und Entzündungsinfiltrat. [2]

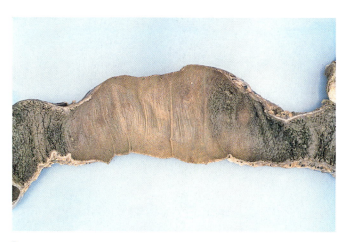

Abb. 4: Schwere, fulminante Colitis ulcerosa mit toxischer Dilatation. [1]

Zusammenfassung

✱ Entzündliche Darmerkrankungen sind häufig und betreffen vor allem das Duodenum (Zöliakie), das Ileum (M. Crohn) und das Rektum bzw. Kolon (Colitis ulcerosa).

✱ Die Erkrankungen verlaufen chronisch und gehen mit Malabsorption, Diarrhö, Gewichtsverlust und Zeichen von Vitaminmangel einher.

✱ Behandelt wird meist mit Immunsuppressiva bzw. mit Diät.

Gastroenterologische Autoimmunreaktionen

Autoimmunhepatitiden

Primäre biliäre Zirrhose (PBC)

Inzidenz: 3/100 000/a, Prävalenz: 80/100 000
PBC ist eine chronische, durch T-Zellen vermittelte Entzündung der intralobulären Gallengänge, die zu Zirrhose und Leberversagen führen kann (Abb. 1). 95% der PBC-Patienten sind weiblich im Alter von 30–65 Jahren.
Der Autoimmunprozess führt zu chronischer Cholestase mit Ikterus, Pruritus, Osteomalazie (Vitamin-D-Mangel), Hypercholesterinämie, Eisenmangelanämie, Vitamin-A-Mangel (selten Nachtblindheit), Resorptionsstörungen (mit Gewichtsverlust), Steatorrhö sowie in ≈25% der Fälle zu Hypothyreose durch autoimmune Thyreoiditis. ≈50% der Patienten haben Sjögren-Syndrom-artige Beschwerden (s. u.). Typisch sind Müdigkeit, Cholestase, quälender Pruritus, Hepatomegalie und Hyperpigmentierung der Haut.
Hochspezifisch und hochsensitiv für PBC ist der Nachweis antimitochondrialer Antikörper (AMA). Etwa 70% der Patienten sind zusätzlich positiv für antinukleäre Antikörper, was mit einer schlechteren Prognose assoziiert ist. Die Diagnose wird durch Leberbiopsie gestellt.
Die Steatorrhö kann durch mittelkettige Fettsäuren als einzige Fettquelle verhindert werden. Bei Pankreasbeteiligung kann auch die Gabe von Lipase helfen. Neben UDCA zur Verringerung der Gallenviskosität wird immunsuppressive Therapie (Colchicin, MTX) eingesetzt. Unwirksam sind Steroide, Azathioprin und Ciclosporin.

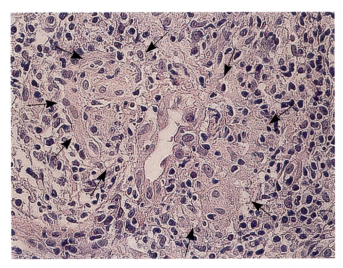

Abb. 1: Ein degenerierender Gallengang mit Epitheloidzellgranulom (Pfeile) und lymphozytärem Infiltrat bei PBC. [1]

Primär sklerosierende Cholangitis (PSC)

Inzidenz: ca. 1/100 000/a, Prävalenz: 27/100 000
PSC ist eine sklerosierende Entzündung der mittleren und großen, intra- und extrahepatischen Gallengänge. Dies führt zu Strikturen und Cholestase (Symptome wie bei PBC, Abb. 2). Durch die Beteiligung des Ductus choledochus kann es zu Cholelithiasis kommen. Die Patienten sind oft asymptomatisch und fallen durch erhöhte Laborparameter, vor allem stark erhöhte alkalische Phosphatase, auf. Die Serumtransaminasen sind meist nur mäßig erhöht, ≈70% der Patienten sind Männer.
Symptome sind Pruritus, Schwäche, häufig auch Episoden von Fieber, Schüttelfrost, Nachtschweiß und rechtem oberem Quadrantenschmerz. Dies ist oft auf rezidivierende bakterielle Cholangitiden zurückzuführen. Die Laborparameter sind dann verschlechtert und der Ikterus verstärkt. Dies kann auch durch vorübergehende Passagehindernisse, durch kleine Steine oder „Sludge" (verdickte Galle) verursacht werden. Auf eine fortgeschrittene Erkrankung ist lediglich ein persistierender Ikterus ein Hinweis. In ≈50% der Patienten ist IgM erhöht. In bis zu 80% der Fälle können p-ANCA nachgewiesen werden, andere Autoantikörper sind vereinzelt positiv, AMA jedoch fast immer negativ.
PSC ist häufig mit entzündlichen Darmerkrankungen (IBD) assoziiert, 90% der PSC-Patienten leiden an einer Colitis ulcerosa. Umgekehrt haben etwa 5% der Patienten mit IBD eine PSC. Daher ist nicht nur das Risiko eines cholangiozellulären Karzinoms, sondern bei Assoziation mit IBD auch das Risiko eines Kolonkarzinoms erhöht. Bei Darmbeteiligung kann es zu massiver Hypoalbuminämie kommen.
Diagnosestellung erfolgt nach Darstellung charakteristischer Strikturen und Erweiterungen der Gallengänge in der Cholangiografie.

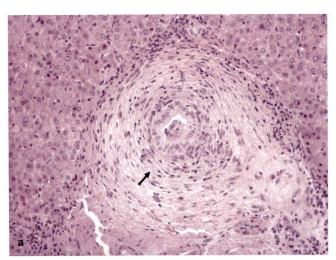 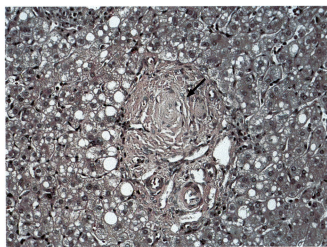

Abb. 2: a) atropher Gallengang mit zwiebelschalenartiger Fibrose, aber noch etwas Lumen; b): fortgeschrittenes Stadium mit verschwundenem Lumen und Narbe. [1]

Sonografisch können auch Hinweise auf Erweiterungen dargestellt werden. Eine Leberbiopsie ist aufgrund der geringen Beteiligung der kleinen Gallengänge häufig nicht diagnostisch.
PSC verläuft meist progressiv und führt zu terminalem Leberversagen. Medikamentöse Therapien sind oft ineffektiv, sodass cholangiografisches Dilatieren und Stenting der dominanten Strikturen indiziert sind. Ausschluss eines Karzinoms sollte durch Abbürsten von Zellen und Zytologie erfolgen.

Autoimmunhepatitis (AIH)

Inzidenz: 1–3/100 000/a, Prävalenz: 11–25/100 000
AIH ist eine heterogene Krankheitsgruppe mit fluktuierenden Verläufen von unbekannter Ätiologie, die zu chronischen Hepatitiden und Zirrhose führt. Die Klinik reicht von asymptomatisch bis zu hochakutem, fulminantem Leberversagen. Einige Patienten fallen bei Routineuntersuchungen durch erhöhte Transaminasen auf. In fortgeschrittenen Stadien erreichen Letztere vierstellige Bereiche, können aber terminal wieder abfallen, wenn das meiste Lebergewebe bereits zerstört ist. Spätstadien gehen mit Quick-Wert-Abfall und Hypoalbuminämie als Zeichen der Leberinsuffizienz einher.
Bei der klinischen Untersuchung können Hepato- und Splenomegalie sowie Stigmata des chronischen Leberversagens gefunden werden: Spider-Nävus, Lackzunge, Palmarerythem, Caput medusae, Muercke-Nägel (weiße Bänderung des Nagelbetts) oder Terry-Nägel (nur das distale Drittel des Nagelbetts ist rot). Die Erkrankung zeigt meist geringe Cholestase mit niedriger AP und Bilirubin. Laborchemisch ist IgG erhöht, bei Kindern oft mit partieller IgA-Defizienz verbunden. Häufig geht die AIH mit anderen Autoimmunreaktionen einher: hämolytische Anämie, ITP, Diabetes Typ 1, Thyreoiditis, Zöliakie, PSC, Colitis ulcerosa und Arthritis der kleinen Gelenke. Man unterscheidet nach Serologie zwei Typen:

▶ Typ 1 oder klassische AIH ist positiv für ANA und/oder ASMA. ASMA sind meist gegen Aktin gerichtet, sodass Anti-Aktin-Antikörper spezifischer sind.
▶ Typ 2 dagegen ist positiv für Antikörper gegen ALKM-1 und/oder ALC-1 und kann bei Kindern mit einer polyglandulären
▶ Autoimmunreaktion einhergehen (s. Seite 83).

Beide Formen, jedoch vor allem Typ 2, betreffen bevorzugt Mädchen und junge Frauen.
Eine Leberbiopsie zeigt meist Zirrhose mit mononukleären Zellinfiltraten. In den Portalfeldern können Infiltrate von Plasmazellen nachgewiesen werden, was bei der Differenzierung von anderen Hepatitiden hilft. Das Risiko eines hepatozellulären Karzinoms ist erhöht, aber geringer als bei chronischen viralen Hepatitiden.

Autoimmunpankreatitis (AIP)

AIP ist eine seltene Erkrankung, die vor allem mit milden rezidivierenden, akuten Pankreatitiden einhergeht und wohl eine systemische Autoimmunerkrankung darstellt. Im CT und MRT kann die AIP mit einem Pankreaskarzinom verwechselt werden. Die Patienten leiden unter PSC-ähnlichen Beschwerden, sprechen aber auf Steroidtherapie sehr gut an. AIP kommt bei verschiedenen Autoimmunerkrankungen (IBD, Sjögren-, Ormond-Syndrom) vor, aber auch solitär. Serologisch findet sich erhöhtes IgG4, das sich auch im Pankreas und in anderen Geweben histologisch nachweisen lässt.

Sjögren-Syndrom

Inzidenz: 4/100 000/a, Prävalenz in Älteren ca. 4%
Beim Sjögren-Syndrom sind die exokrinen Drüsen, vor allem die Speichel- und Tränendrüsen, betroffen (▌Abb. 3). Es kommt zu trockenen Augen (Keratoconjunctivitis sicca) und Mundtrockenheit (Xerostomie). Falls beides auftritt, wird es auch als „Sicca-Syndrom" oder „primäres Sjögren-Syndrom" bezeichnet. Ein sekundäres Sjögren-Syndrom (mit einem der Symptome) tritt als Begleiterscheinung anderer rheumatischer Erkrankungen auf. In ≈25% der Patienten kommt es zu extraglandulären Manifestationen, die praktisch alle Gewebe betreffen können. ANA sind in 74%, Anti-Ro/SSA-Antikörper in 40% positiv. Die Therapie erfolgt meist symptomatisch.

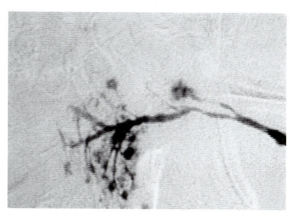

▌ Abb. 3: Multiple Stenosen der Parotisgänge bei Sjögren-Syndrom (Kontrastmittelaufnahme). [5]

Zusammenfassung

✖ Autoimmunerkrankungen der Leber und der exokrinen Drüsen sind häufig.
✖ PBC tritt vor allem bei Frauen, PSC bei Männern und AIH bei Mädchen auf.
✖ Die Symptome entsprechen einer chronischen Cholestase.
✖ Nur die PBC ist AMA-positiv.
✖ Das Sjögren-Syndrom ist vor allem bei Älteren häufig und geht mit trockenen Augen und Mundtrockenheit einher.

Arthritiden

Rheumatoide Arthritis (RA)

Inzidenz: 30/100 000/a, Prävalenz in Kaukasiern: 1–2%. Frauen sind etwa 2–3 × häufiger betroffen. Erkrankungsgipfel: 30–55a, Prävalenz in Frauen > 65: ~5%
RA ist eine systemische Entzündungserkrankung mit unklarer Ätiologie, die bevorzugt die Gelenke betrifft und u. a. durch eine erhöhte Inzidenz von kardiovaskulären Erkrankungen, Lymphomen und Infektionen eine verkürzte Lebenserwartung zur Folge hat. Die Arthritis ist oft symmetrisch mit fluktuierendem Verlauf, führt aber unbehandelt zu Gelenkdestruktionen und Deformationen. RA beginnt meist distal und schreitet zu proximalen Gelenken fort.

Klinische Merkmale

Die Patienten beschreiben meist eine Morgensteifigkeit, die zur Diagnose einer RA sechs Wochen lang täglich für mindestens eine Stunde bestehen sollte (recht RA-spezifisch, bei entzündlichen Arthropathien meist kürzer). Die Steifigkeit wird durch Bewegung und Wärme gebessert und tritt z. B. auch bei langem Stehen auf.
Bei der Untersuchung kommt es in den betroffenen Gelenken zu Schmerzen bei Bewegung oder Druck. Schwellung in mindestens drei Gelenken, v. a. des Handgelenks, der Metakarpophalangeal- oder prox. Interphalangealgelenke, seit mindestens sechs Wochen sind typisch, ebenso symmetrischer Gelenkbefall. Die Schwellung entsteht durch Ödeme, Bindegewebs- und Hautverdickungen. Meist lässt sich ein kleiner Erguss feststellen. Auch kann es durch Tendosynovitis zu Verdickungen v. a. an Flexorentendines kommen. Synoviaverdickung kann man als „sumpfartiges" Gefühl bei Palpation feststellen. Tendoverdickungen können zu Bewegungseinschränkungen durch Knötchen und auch zur Sehnenruptur führen. Bei akuter RA und auch bei Kollagenosen kann die ganze Hand boxhandschuhartig geschwollen sein („puffy hands"). Eine Überwärmung der entzündeten Gelenke lässt sich dagegen nur selten finden. In späteren Stadien kommt es zu Bewegungseinschränkungen bis hin zur Gelenkversteifung, zu Ulnardeviation sowie zu Schwanenhals- oder Knopflochdeformitäten der Finger. Die Sehnen der Extensoren treten wie bei einem Bogen gespannt hervor (sog. Bogensehnenphänomen). Bis zu 5% der RA-Patienten entwickeln ein Karpaltunnelsyndrom (Abb. 1).
An der oberen Extremität ist auch das Ellenbogengelenk oft betroffen, verbunden mit Flexionseinschränkungen und Ulnariskompression. Die untere Extremität ist spiegelbildlich zur Hand betroffen. Hackenschmerzen können durch Tarsaltunnelsyndrom und retrokalkaneale Bursitis verursacht sein. Am Knie lassen sich Synoviaverdickung um die Patella und Ergüsse (tanzende Patella) feststellen. In der Fossa poplitea kann sich gelegentlich eine Baker-Zyste bilden, die rupturieren kann. Axial sind häufig die Atlantookzipitalgelenke betroffen, was zu Nackenschmerzen, radikulärer Symptomatik und zur Luxation führen kann. In 30% ist das krikoarytänoide Gelenk betroffen und es kommt zu Heiserkeit.
Im Labor lassen sich serologisch Rheumafaktoren (RF) sowie erhöhte BSG bzw. CRP finden. Hochtitriger IgM-RF ist bei Polyarthritis recht RA-spezifisch. Höherspezifisch und -sensitiv sind Antikörper gegen zyklische, citrullinierte Peptide (CCP). Bei länger bestehender systemischer Entzündung kann es zur Anämie kommen.

Klassische RA

Die klassische RA verläuft meist schleichend. Allerdings tritt in bis zu einem Drittel der Fälle die Polyarthritis akut auf und geht mit neu eingesetzter Schwäche, Myalgie, subfebrilen Temperaturen, Gewichtsverlust und Depression einher. Als eine Frühform der RA kann auch eine Monoarthritis, meist an großen Gelenken (Knie, Schulter oder Hüfte), auftreten und erst später in die klassische Polyarthritis übergehen.
Im Verlauf der RA lassen sich im Röntgenbild bereits in den ersten zwei Jahren 70% der Gelenkerosionen erkennen. Diese schreiten dann zu schweren Destruktionen fort, sodass innerhalb von 20 Jahren 60% der Patienten massiv funktionell eingeschränkt sind.

Palindromer Rheumatismus

Der palindrome Rheumatismus ist eine episodische Form mit rezidivierenden akuten Arthritiden wechselhafter Lokalisation, die nur wenige Stunden bis Tage dauern, gefolgt von monatelanger Symptomfreiheit. Einige wenige Patienten entwickeln im Verlauf eine RA oder andere Autoimmunsymptome.

Systemische Manifestationen der RA

Knochenverlust entsteht meistens in der Nähe des entzündeten Gelenks, aber auch generalisiert durch die Steroidtherapie. Zum Teil treten erhebliche Osteopenien mit Frak-

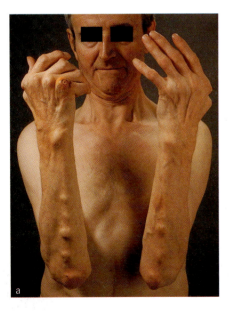
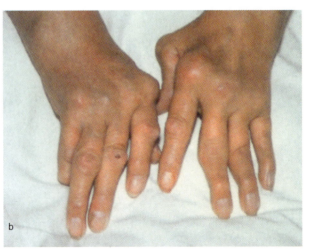

Abb. 1: a) Typische RA mit größeren Rheumaknötchen und Ulnardeviation. [16] b) Hände eines Patienten mit rheumatoider Arthritis. [17]

turen auf. Muskelschwäche durch Myositis ist ein weiteres häufiges Symptom.
Kutane Rheumaknötchen treten in ≈30% der Patienten auf, am häufigsten am Ellenbogen, aber auch in Organen, besonders in der Lunge. Fortgeschrittene RA geht nicht selten mit einer Vaskulitis einher. Häufig treten eine schmerzhafte Episkleritis oder eine Skleritis auf. Myokarditis und Perikarditis werden selten klinisch relevant, allerdings haben bis zu 30% im Verlauf einen kleinen Perikarderguss. Ein diffuser Befall der Lunge mit Fibrose, Knoten und pleuralen Reaktionen wird als „Rheumalunge" bezeichnet. Patienten mit RA und Organmanifestationen haben eine stark verminderte Lebenserwartung.

Therapie

Ohne die Anwendung von DMARD kann die Erkrankung praktisch nicht in Remission gebracht werden. Klassische NSAID und Steroide lindern also nur, verlangsamen oder stoppen aber kaum die Progression. Es sollte also frühzeitig aggressiv behandelt werden, um bleibende Schäden zu minimieren.
Mit DMARD kann in Frühstadien in ≈25% eine Remission erreicht werden, nach fünf Jahren befinden sich noch 20% in Remission. In Frühstadien kombiniert man meist ein DMARD (Malariamittel wie Chloroquin oder Sulfalazin, MTX, selten Azathioprin oder Ciclosporin) und ein Steroid. In fortgeschrittenen Stadien kommen nach Tbc-Ausschluss monoklonale Anti-TNF- oder Anti-IL-1R-Antikörper zum Einsatz. Effektiv ist auch eine Therapie mit Rituximab (Anti-CD20-Antikörper). Veraltet sind i. m. Gold oder D-Penicillamin.

Arthrose

Prävalenz bei 40-Jährigen: ≈20%, bei > 65-Jährigen: > 90%
Die wichtigste Differentialdiagnose der RA ist die Arthrose durch Alterungserscheinungen. Bei RA sind die proximalen Interphalangeal- (PIP), bei Arthrose die distalen Phalangealgelenke (DIP) betroffen. Wenn nur die DIP betroffen sind, dann ist das nahezu beweisend für eine Arthrose. Dort finden sich in der Regel sog. Heberden-Knoten (Osteophyten). Im Gegensatz zur Arthrose fühlen sich die Gelenke hart, knöchig und nicht wie bei RA warm, weich und „sumpfig" an. Häufige Arthroseformen sind auch Gonarthrose und Koxarthrose, vor allem bei Übergewicht.

Psoriasis arthropathica

Inzidenz: 6/100 000/a, Prävalenz: 0,2%
Bis zu 30% der Patienten mit Psoriasis haben eine Gelenkbeteiligung, manchmal ist die Arthritis sogar das Hauptsymptom oder geht der Hauterkrankung voraus. Die Patienten sind häufig RF-negativ, die Arthritis ist klinisch v. a. eine Daktylitis, die also nur einen Strahl inkl. der DIP („Wurstfinger") betrifft. Aber auch ein Befall mehrerer Finger ist möglich (weniger symmetrisch als RA). Eine schwere Form ist die Arthritis mutilans, die zu erheblichen Destruktionen und Deformationen der Finger führt. Man findet asymmetrische Oligoarthritis mit Befall auch großer Gelenke und für RA untypische Spondylarthropathie im LWS- und SWS-Bereich. Eine RA-ähnliche Polyarthritis ist selten.

Morbus Bechterew

Prävalenz: bis zu 2%, 6% in HLA-B27-Positiven, Erkrankungsgipfel: 20–30a
Morbus Bechterew, auch deskriptiv als „Spondylarthritis ankylopoetica" bezeichnet, ist eine entzündliche Erkrankung der Wirbelsäule, die mit HLA-B27 assoziiert ist. Sie betrifft ähnlich wie die Psoriasis arthropathica und im Gegensatz zur RA vor allem die LWS und SWS. Daher leiden die Patienten unter Rückenschmerzen im LWS-Bereich, die typischerweise in den frühen Morgenstunden auftreten und nach Bewegung besser werden. Häufig sind Schulter- und Hüftsymptome sowie manubriosternale und sternoklavikuläre Arthritiden. Bis zu 40% haben eine akute, rezidivierende anteriore Uveitis, die oft ein Frühsymptom darstellt (s. Seite 26). 50% der Patienten entwickeln später einen M. Bechterew. Bis zu 10% haben zusätzlich eine IBD (s. Seite 64).

Weitere Differentialdiagnosen bei Arthritis

Monoarthritis kann v. a. durch Infektionen (septische Arthritis mit schneller Gelenkdestruktion) ausgelöst werden, wird aber selten mit RA verwechselt. In Zweifelsfällen erfolgt eine Gelenkpunktion. Diese kann auch zum Ausschluss einer Gicht helfen, bei der man u. a. Uratkristalle findet. Gicht fällt jedoch meist schon im Labor auf (Harnsäure).
Häufig sind virale Arthritiden durch eine Vielzahl von Erregern, dauern aber meist nur wenige Tage bis Wochen. Deshalb ist die Dauer der Arthritis von mindestens sechs Wochen zur Diagnosestellung der RA besonders wichtig.
Kreuzreaktive Immunphänome wie M. Reiter oder rheumatisches Fieber werden durch unbehandelte bakterielle Infekte verursacht und sollten durch spezifische Tests ausgeschlossen werden (s. Seite 36).
In seltenen Fällen führen Lupus, Sarkoidose, Sjögren-Syndrom, Sharp-Syndrom und andere Overlap-Syndrome zu RA-ähnlichen Manifestationen (s. Seite 70).

Zusammenfassung

- Rheumatoide Arthritis ist eine sehr häufige systemische Erkrankung mit chronischer, symmetrischer Polyathritis.
- Sie kann sich auch extraartikulär manifestieren, was meist eine schlechte Prognose hat.
- Arthrose tritt meist an den DIP auf, RA an den PIP.
- Psoriasis kann mit Gelenkbeteiligung ablaufen.

Lupus

Prävalenz: ≈ 50/100 000, Inzidenz: ≈ 10/100 000/a. Frauen sind 10 × häufiger betroffen.

Der systemische Lupus erythematodes (SLE) ist eine chronische Autoimmunerkrankung, die jedes Organ betreffen kann, eine Vielzahl von Symptomen verursacht und durch Produktion von Autoantikörpern, vor allem ANA und Anti-DNA-Antikörper, auffällt. Davon zu unterscheiden ist ein Lupus erythematodes cutaneus, der ohne innere Organbeteiligung nur die Haut betrifft. Beides sind wohl Extreme derselben Erkrankung. Anti-dsDNA-Antikörper sind pathognomonisch für einen Lupus. Antiphospholipid-Antikörper kommen gehäuft vor. Patienten können jahrzehntelang symptomarm bleiben und bei einer plötzlichen Exazerbation binnen weniger Tage versterben.

Das Wort „Lupus" kommt aus dem Lateinischen und steht für „Wolf". Damit ist die Fotosensibilität gemeint, die zu Entzündungsreaktionen der Haut bei UV-Licht mit teilweise entstellenden Läsionen führt.

Klinische Manifestationen

Die typische Lupus-Patientin ist eine 30-jährige Frau mit diffusen Symptomen wie Schwäche, Haut- und muskuloskeletalen Symptomen sowie milden serologischen, nephrologischen und hämatologischen Manifestationen. Die klassischen Hautmanifestationen (in ≈ 73%) sind Schmetterlingserythem im Malarbereich und diskoide Läsionen (■ Abb. 1).

Im Gegensatz zum typischen Bild können andere Patienten fast ausschließlich mit hämatologischen, neurologischen oder nephrologischen Symptomen imponieren und jahrelange Fehldiagnosen erlitten haben.

Um sich die Vielzahl der Symptome zu vergegenwärtigen, gibt es die diagnostisch hilfreichen ARA-Kriterien (■ Tab. 1). Neben den dort genannten Symptomen sind folgende relativ häufig:

- Fieber (in ≈ 36%)
- Allgemeine Schwäche (in ≈ 50%) und Gewichtsverlust (in ≈ 21%)
- Myalgie und Muskelschwäche
- gastrointestinale Beschwerden (in ≈ 20%) wie gastroösophagealer Reflux, Bauchschmerzen, Ulzerationen und Pankreatitis
- Raynaud-Phänomen (in ≈ 30%)
- Augenbeteiligung (Episkleritis, Skleritis, Uveitis und Baumwollspots am Fundus; ■ Abb. 2)
- Alopezie
- Phlebitis und ungeklärte Aborte (v. a. bei Phospholipidantikörpersyndrom)
- pulmonale Manifestationen (Erguss, Pneu-

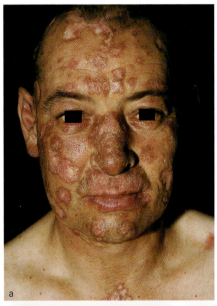
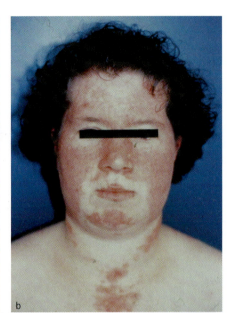
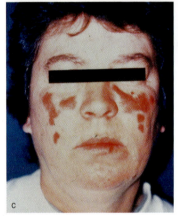
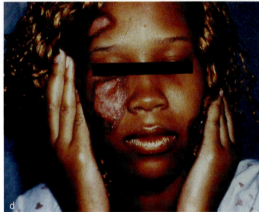

■ Abb. 1: Verschiedene Manifestationen des Lupus im Gesicht: a) typischer diskoider Lupus, der auch am Stamm oft auftritt, b) typisches hochakutes, fotosensibles Malarexanthem mit Aussparung der periorbitalen, perioralen und nasolabialen Regionen, c) sog. Lupus tumidus mit urtikariaähnlichem, infiltrierendem Erythem, d) massiver einseitiger, entstellender diskoider Lupus. [13, 16]

Schmetterlingserythem (in ≈ 35%)	Flaches oder erhabenes Erythem über dem Malarbereich mit Aussparung der nasolabialen Falte
Diskoider Ausschlag	Diskoid-erythematöse Hautveränderungen
Fotosensibilität (in ≈ 30%)	Hautausschlag als unübliche Reaktion auf Sonnenlicht
Orale Ulzerationen	Orale oder nasopharyngeale Ulzera, meistens schmerzlos (v. a. im Schleimhautbereich des harten Gaumens)
Arthritis (in ≈ 65%)	Nicht erosive Arthritis mit zwei oder mehr betroffenen peripheren Gelenken
Serositis	Pleuritis: anamnestisch pleuritischer Brustschmerz (in ≈ 17%), auskultatorisch Reibegeräusch oder Pleuraerguss **oder** Perikarditis (in ≈ 8%): dokumentiert durch EKG, Geräusch **oder** Perikarderguss
Nierenerkrankungen (in ≈ 30%)	Andauernde Proteinurie (über 0,5 g pro Tag oder mehr als 3+ bei Urinstix) **oder** zelluläre Zylinder im Sediment
Neurologische Erkrankungen (in ≈ 20%)	Epileptoforme Anfälle **oder** Psychose (ohne organische Ursache)
Hämatologische Veränderungen	Hämolytische Anämie **oder** Leukopenie (unter 4000/µl) bei zwei Messungen **oder** Lymphopenie (unter 1500/µl) bei zwei Messungen **oder** Thrombozytopenie (unter 100/nl) ohne Medikamentenvorgeschichte
Immunologische Veränderungen	Positive Antiphosphollpid-Antikörper **oder** Anti-DNA Antikörper **oder** Anti-Sm-Antikörper **oder** falsch positiver Syphilistest (mindestens über 6 Monate)
Antinukleäre Antikörper (ANA)	Positive ANA nach Ausschluss eines medikamenteninduzierten Lupus

■ Tab. 1: ARA-Kriterien zur Diagnose eines systemischen Lupus erythematodes.

Autoimmunreaktionen

monie, Lungenarterienembolie, später pulmonale Hypertonie, selten Shrinking lung).

Selten kommt es zur Libman-Sacks-Endokarditis (Abb. 2).

Lupusnephritis

Mehr als 75% der Lupuspatienten entwickeln eine Lupusnephritis (LN), die meist rasch progredient verläuft und unbehandelt zu terminalem Nierenversagen führt. Oft ist das Nierenversagen auch das erste Symptom eines SLE. Die LN geht symptomarm mit Proteinurie einher und ist meist eine Immunkomplex-Glomerulonephritis (Abb. 3). Pathologisch werden sechs Formen unterschieden: minimale mesangiale LN (Klasse I), mesangial-proliferative LN (Klasse II), fokale LN (Klasse III), diffuse segmentale oder globale LN (Klasse IV), membranöse LN (Klasse V) und fortgeschrittene sklerosierende LN (Klasse VI). Anhaltend niedrige C1q-Spiegel deuten auf eine fortschreitende Glomerulonephritis hin.

Neurologische Manifestationen

Auch wenn nur epileptiforme Anfälle und Psychosen zu den ARA-Kriterien des Lupus gehören, treten in bis zu 80% der Patienten neurologische Manifestationen auf. Zusätzlich kommt es häufig zu kognitiven Verlusten, Schlaganfällen, Kopfschmerzen und peripheren Neuropathien.

Anti-Phospholipid-Syndrom (APS)

Prävalenz der Antikörper: ≈ 8%, bei SLE: ≈ 50%
Das APS ist durch den serologischen Nachweis eines APS-Antikörpers, der zusammen mit einer typischen klinischen Manifestation festgestellt wird, definiert. Typische Manifestationen (Sapporo-Kriterien) sind venöse oder arterielle Thrombosen in der Schwangerschaft, erhöhte fetale Mortalität (> 10 Wochen alter Embryo), mind. drei embryonale Verluste (< 10. Woche) oder mind. ein frühzeitiger Schwangerschaftsabbruch (< 34. Woche) durch Eklampsie, Präeklampsie oder Plazentainsuffizienz. Es gibt drei APS-Antikörper – Lupus-Antikoagulans, Antikardiolipin-Antikörper und Anti-β_2-Glykoprotein-I-Antikörper –, die alle mit einer verlängerten aPTT einhergehen können. APS kann primär allein oder sekundär zu einem SLE auftreten. Therapie erfolgt mit Heparin, Marcumar, Aspirin oder Clopidogrel.

Therapie

Eine Therapie ist v. a. in aktiven Phasen indiziert. Krankheitsaktivität kann neben klinischen Symptomen anhand eines Anstiegs des Anti-DNA-Antikörpertiters, vor allem aber eines Abfalls des Komplements (vor allem CH50, C3 und C4), vermehrten erythrozytengebundenen C4d, eines Anstiegs von Komplementspaltprodukten oder einer Proteinurie vermutet werden. Auch der Coombs-Test (als Hämolyse-

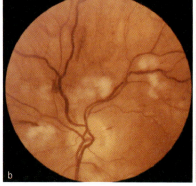
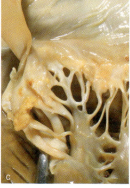

Abb. 2: a) Anularer, subakuter Lupus erythematosus. [13] b) Typischer Augenfundus bei Lupusbefall mit flammenförmigen Hämorrhagien und Cotton-Wool-Herden. [13] c) Libman-Sacks-Endokarditis. [6]

hinweis) kann sehr empfindlich sein. Ein erhöhter CRP-Wert und eine erhöhte BSG können auf erhöhte Aktivität hinweisen, die Spezifität der Parameter ist aber umstritten. Sie können durch krankheits- oder therapieassoziierte Infektionen ohne erhöhte Aktivität des Lupus verändert sein.
Neben den klassischen Zytostatika und Immunsuppressiva (s. Seite 88 ff.) werden NSAID, Chloroquin und Steroide eingesetzt. Therapieresistente Fälle können mit monoklonalen Antikörpern wie Rituximab, Atacicept oder Epratuzumab behandelt werden. Auch eine Stammzelltransplantation oder eine Vielzahl experimenteller Pharmaka können eingesetzt werden.

> Bei Schwangerschaft: Cave! Früher klare Kontraindikation, heute durchaus vertretbar, aber unter strenger Kontrolle.

Zusammenfassung

* Der SLE ist eine schwere, chronische Erkrankung, die eine Vielzahl von Symptomen verursachen und rasch zum Tod führen kann.
* Lupus kann auch durch Medikamente induziert sein und ist dann oft ANA-positiv und dsDNA-Antikörper-negativ.
* Spätfolgen des Lupus sind terminale Niereninsuffizienz, pulmonale Hypertonie, Infarkte, neuropsychiatrische Syndrome, steroidinduzierte Osteonekrose und das Shrinking-lung-Syndrom.

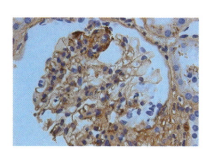

Abb. 3: Lupusnephritis mit IgG-Ablagerungen (blau). [27]

Vaskulitis

Vaskulitiden der großen Gefäße

Takayasu-Krankheit

Inzidenz: etwa 0,1/100 000/a, in Asien häufiger; Frauen etwa 8 × häufiger betroffen.
Erste Symptome treten meist im Alter von 10–20 Jahren auf. Die Arteriitis beginnt meist am Aortenbogen bzw. an der linken A. subclavia und schreitet dann per continuitatem fort. Durch Stenosen oder Aneurysmen entstehen v. a. Klaudikationen der Extremitäten (meist beginnend am linken Arm), wobei es zu Synkopen durch das Subclavian-steal-Phänomen und Nekrosen an den Extremitäten kommen kann. Typisch sind auch Arthralgien, neurologische Symptome durch Karotisstenosen (Schwindel, Kopfschmerzen, Krämpfe, Demenz), gastrointestinale Symptome durch Mesenterialinfarkte (Diarrhö, Schmerzen, Blutungen) sowie Angina pectoris. CRP und BSG sind hoch und Aktivitätsmerkmale, die Gefäßdarstellung mit Angiografie ist diagnostisch.

Riesenzellarteriitis

Vor allem bei Älteren (Inzidenz bei > 50-Jährigen: 4/100 000/a, Prävalenz: bis zu 200/100 000) mit skandinavischer Abstammung; mittleres Erkrankungsalter 72 Jahre
Häufige Symptome sind Schwäche, Leistungsknick, Fieber, Gewichtsverlust, lokale Kopfschmerzen, Klaudikation der Kiefermuskulatur (hochspezifisches Symptom), Polymyalgia rheumatica sowie Amaurosis fugax als Vorstufe der Erblindung. Es kann zu plötzlicher Blindheit durch Entzündung kranialer Arterien, vor allem der A. temporalis, kommen (▪ Abb. 1). In Spätstadien treten Aortenaneurysmen und Verdickung der Temporalarterien auf.

Vaskulitiden der mittleren Gefäße

Polyarteriitis nodosa (PAN)

Inzidenz: 0,1–3/100 000/a, am häufigsten im sechsten Dezennium, bis zu 30% HBV-positiv
PAN hat meist schwere Verläufe und führt zu vielfältigen Organmanifestationen. Nach Lehrmeinung befällt PAN exklusiv mittelgroße und kleine Arterien u. a. der Muskulatur. Häufige Befunde umfassen Myalgien sowie Neuropathie (Mononeuritis multiplex und Polyneuropathie), Hautmanifestationen vor allem der unteren Extremität (Livedo reticularis, Ulzera und Purpura), gastrointestinale Manifestationen (Schmerzen bei Mesenterialarteriitis, rektale Blutung), Arthralgien und häufig Nierenbeteiligung (Hypertonie, Nierenversagen, Hämaturie). Kardinalmanifestationen sind renale Infarkte und viszerale Mikroaneurysmen. Auch ZNS-Symptome, Orchitis, Koronar- und Lungenbeteiligung kommen vor. Zur Diagnosestellung sind tiefe Hautbiopsien mit Subkutis, Nierenbiopsien (häufig pathognomonisch) oder eine Nervenbiopsie (N. suralis) hilfreich. Angiografien der Mesenterial- und Nierenarterien reichen manchmal auch zur Diagnose aus.

Kawasaki-Krankheit

Inzidenz: ≈ 0,1/100 000/a, vor allem bei Kindern
Die Kawasaki-Krankheit geht mit Fieber (> 5 d), bilateraler non-exsudativer Konjunktivitis, Lippen- und Mundschleimhauterythemen, Erdbeerzunge, Erythemen und in der akuten Phase auch Ödemen der Extremitäten (v. a. der Handflächen und Fußsohlen), polymorphem Exanthem und zervikaler Lymphadenopathie einher. Unbehandelt klingen die Symptome häufig nach wenigen Wochen ab. Komplikationen sind allerdings Koronararterienaneurysmen, die im Rahmen der häufigen kardialen Beteiligung auftreten und durch Therapie mit Immunglobulin und Steroiden reduziert werden können.

Vaskulitiden der kleinen Gefäße

Diese Gruppe ist häufig mit ANCA assoziiert, deren Titer auch zur Verlaufskontrolle hilfreich sind. Man unterscheidet pANCA (perinukleäre Färbung), die meist MPO-spezifisch sind, von cANCA (zytoplasmatische Färbung), die meist PR3-spezifisch sind. cANCA findet man besonders bei M. Wegener (90% positiv) und pANCA bei mikroskopischer Polyangiitis (MPA; 70% positiv) sowie bei rein renaler, sog. pauci-immune Vaskulitis. Etwa 50% der Churg-Strauss-Patienten haben p- oder cANCA. Bis zu 40% der Patienten mit Anti-GBM-Antikörper sind auch ANCA-, v. a. pANCA-positiv.

Churg-Strauss-Syndrom (CSS)

Inzidenz: etwa 0,1/100 000/a, v. a. Patienten im mittleren Lebensalter
Klassischerweise beginnt das CSS mit allergischer Rhinitis und Asthma im dritten Dezennium (Prodromalphase). Nach etwa 10–20 Jahren entwickelt sich zusätzlich eine Eosinophilie (eosinophilitische Phase). Später kommen dann vaskulitische Symptome hinzu (vaskulitische Phase). Es können alle Organe betroffen sein. Typisch ist jedoch die Vaskulitis der Vasa nervorum, die zur Mononeuritis multiplex führt. Die Diagnosestellung ist oft schwer, da nicht immer die o. g. Trias vorhanden ist.

Wegener-Granulomatose (WG) und MPA

Inzidenz: 1/100 000/a (WG) bzw. 0,2/100 000/a (MPA)
MPA und WG sind Extreme eines Kontinuums, zu dem auch das CSS gehört. Alle sind ANCA-assoziiert und haben pathologisch Ähnlichkeiten. Die renale Pathologie ist bei MPA, WG, pauci-immune Vaskulitis und, wenn betroffen, auch CSS gleich: segmentale nekrotisierende Glomerulonephritis mit paravaskulärem Rundzellinfiltrat (Lymphozyten), oft ohne Immunkomplex- oder Antikörperablagerungen. Die Glomerulonephritis führt zur Hämaturie und Proteinurie mit Erythrozytenzylindern und Akanthozyten.
WG beginnt meist mit Entzündungen der oberen (blutig-eitrige Rhinorrhö, orale und nasale Ulzera) und unteren Atemwege (Dyspnoe, Hämoptysen, Pleuritis) sowie pulmonalen Granulomen. Bleibt es da-

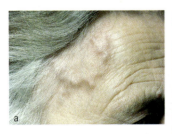
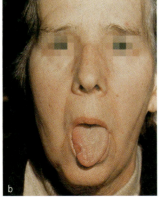

▪ Abb. 1: a) Typische (oft palpable) Arteria temporalis bei chronischer Entzündung, b) Zungeninfarkt bei Arteriitis temporalis. [5, 10]

Autoimmunreaktionen

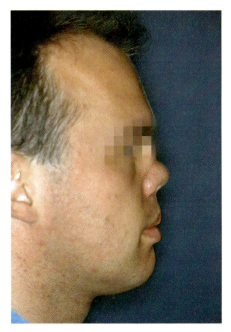

Abb. 2: Sattelnase bei Wegener-Granulomatose. [4]

bei, spricht man von einer „limited WG", die meist Jüngere betrifft und mit stärkeren Manifestationen in den oberen Atemwegen (Sattelnase; Abb. 2) und längerem Verlauf einhergeht. Bei über 80% kommt es im Verlauf zu renaler Beteiligung. Auge (u. a. Uveitis) und Ohr (Otorrhö) sind oft auch betroffen.

MPA führt nicht zu Granulomen, jedoch – wie WG – zu pulmonalen Hämorrhagien mit Hämoptysen und zu ähnlichen Symptomen, insbesondere auch zu Glomerulonephritiden oder zu Mesenterialischämie.

Henoch-Schoenlein-Purpura

Häufigste systemische Vaskulitis bei Kindern; Inzidenz: 0,5/100 000/a, Altersgipfel in Kindern von 4–6 Jahren: 70/100 000/a; kommt selten im Sommer vor
Typisch ist eine Tetrade mit palpabler Purpura (ohne laborchemische Gerinnungsstörung), Arthralgien/Arthritis, abdominalen Beschwerden (auch mit intestinaler Invagination) und Nierenbeteiligung. In etwa der Hälfte der Fälle ging eine Streptokokkenangina voraus. Biopsien zeigen IgA-Ablagerungen.

Kryoglobulinämie

Prävalenz klinisch relevanter Fälle: etwa bei 1 : 100 000
Kryoglobuline sind Antikörper, die in der Kälte ausfallen und bei einer Vielzahl chronischer Entzündungszustände (RA, Zirrhose, Endokarditis) vorkommen. Bis zu 80–90%

der Patienten sind HCV-positiv. Umgekehrt kann man in bis zur Hälfte aller HCV-positiven Patienten Kryoglobuline finden, jedoch sind nur etwa 5% von Krankheitswert. Die Klassifikation nach Gross, Seligman und Brouet unterscheidet drei Typen: Typ I ist monoklonales Ig, meist im Rahmen eines M. Waldenström oder eines Plasmozytoms, und führt zu Hyperviskositätssymptomen wie Raynaud-Krankheit und akralen Nekrosen bei Kälte. Typ II und III sind poly-/monoklonal-gemischt (mit RF-Reaktivität) bzw. nur polyklonal ohne monoklonalen Anteil (z. B. bei HCV und Lupus). Sie führen klassisch zur Triade Purpura, Arthralgien und Schwäche.

Morbus Behçet

Bei Türkischstämmigen enorm verbreitet: Prävalenz: 80–370/100 000
Hauptsymptom sind schmerzhafte, wiederkehrende mukokutane Ulzerationen. Diese finden sich vor allem im Mund sowie im Genitalbereich (Aphthen). Häufig sind auch Augenbeteiligung (Panuveitis, kann zur Erblindung führen), ZNS-Beteiligung, Vaskulitis, Arthritis (Knie, Ellenbogen und Handgelenk) und verschiedenartige Exantheme (Abb. 3 und 4). Morbus Behçet betrifft alle Gefäßgrößen: häufiger Phlebitis (Vena cava, Budd-Chiari-Syndrom, Sinusvenenthrombose) als Arteriitis (häufig Aa. carotis, pulmonalis, iliaca, femoralis und poplitea sowie die Aorta).

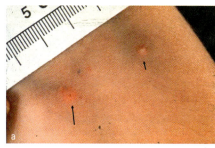
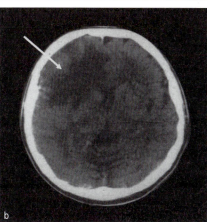
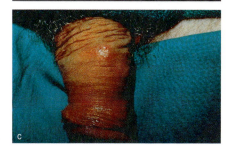

Abb. 3: Manifestationen bei M. Behçet: a) Pathergiereaktion, 24 h und 48 h nach Venenpunktion, b) tumorähnlicher Entzündungsherd, der sich nach Immunsuppression vollständig zurückbildete, c) typische Ulzeration am Penis. [25, 26]

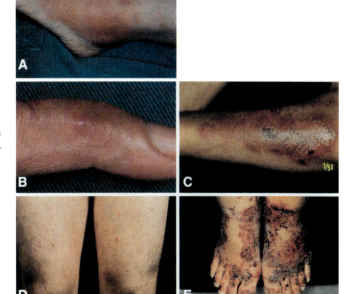

Abb. 4: Kutane M.-Behçet-Manifestationen: A) Erythema-nodosum-ähnliche Läsionen, B) papulo-pustulöse Läsion, C) Sweet-Syndrom-ähnliche Ulzeration mit zentraler Nekrose, D) palpable Purpura, E) hämorrhagische Bläschen. [22]

Sarkoidose und Sklerodermie

Sarkoidose

Inzidenz: 10/100 000/a, Prävalenz: 50/100 000, gehäuft in Schwarzen (Lebensrisiko: ≈ 2,4%) und Skandinaviern (Inzidenz: 60/100 000/a)

Sarkoidose ist eine systemische Entzündungserkrankung, die histologisch mit nicht verkäsenden Granulomen einhergeht (❚ Abb. 1a). Am häufigsten ist die Lungen-Sarkoidose (M. Boeck). Extrapulmonale Manifestationen treten in ≈ 35% der Fälle auf. Symptome sind periphere Lymphadenopathie (≈ 70% der Fälle), Hepatomegalie (≈ 20%) und Splenomegalie (≈ 25%).

In etwa 10% treten muskuloskeletale Beschwerden wie akute und chronische Polyarthritis oder selten Myositis auf. Es können Herz (Septuminfiltration mit Arrhythmien und Blockbildern), Knochen, Gelenke, Knochenmark, Niere, Augen und ZNS (basale granulomatöse Meningitis) betroffen sein (❚ Abb. 1b–c). Die basale Meningitis kann zu hypothalamischer Hypophyseninsuffizienz, zentralem Diabetes insipidus, Hydrozephalus, lymphozytärer Meningitis, Hirnnervenausfällen und vor allem Fazialisparesen führen. Bei Biopsien zeigt sich die Leber auch ohne Hepatomegalie fast immer mit betroffen.

Aktivierte Makrophagen, die sich in den Granulomen zu Epitheloidzellen transformieren, sezernieren Calcitriol und führen so zu Hyperkalzurie und seltener Hyperkalzämie. Im Labor finden sich häufig erhöhtes ACE, Eosinophilie und Hypergammaglobulinämie mit erhöhter BSG. Seltener sind Leukopenie, Anämie und Blutgasveränderungen. Diagnostisch lassen sich erhöhtes ACE und Calcitriol nutzen.

Pulmonale Sarkoidose

Frühe Manifestationen sind hiläre Lymphadenopathie und retikuläre Zeichnungsvermehrung, in ≈ 50% der Fälle als Nebenbefund eines Röntgenbilds. Symptome sind Husten, seltener Dyspnoe oder Brustschmerzen. Im Verlauf können B-Symptomatik und Muskelschwäche auftreten. Die Stadieneinteilung erfolgt nach dem Röntgenbild:

❱ Stadium I: hiläre Lymphadenopathie, oft mit paratracheal rechts vergrößerten LK (≈ 50% der Erstdiagnosen, spontane Regression in ≈ 75%)
❱ Stadium II: hiläre Lymphadenopathie und retikuläre Zeichnungsvermehrung, v. a. apikal (≈ 25% der Erstdiagnosen, spontane Regression in ≈ 60%)

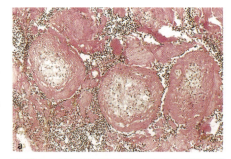
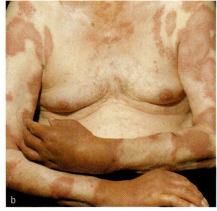
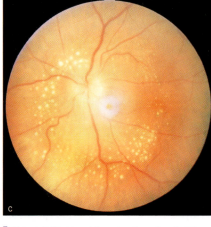

❚ Abb. 1a): Nicht verkäsendes Granulom bei Sarkoidose. Der Aufbau ist ähnlich einem Tuberkulosegranulom mit Epitheloidzellen, Langhans-Riesenzellen und Lymphozyten, jedoch ohne zentrale verkäsende Nekrose. [2] b) Plaqueartige Sarkoidoseform mit Ostitis. Seit Jahren kam es bei dem indolenten Patienten zur Ausbreitung. Bei Glasspateluntersuchung (Diaskopie) zeigten sich lupoide Infiltrate. [16] c) Fundus bei Sarkoidose. Man erkennt multiple retinale Granulome. [10]

❱ Stadium III: keine Lymphadenopathie, jedoch verstärkte retikuläre Zeichnung
❱ Stadium IV: apikale retikuläre Verschattungen mit Volumenverlust, auch Raumforderungen mit Bronchiektasen, Kalzifikationen, Kavernen- und Zystenbildung
❱ noduläres Sarkoid: minimale hiläre Lymphadenopathie mit multiplen bilateralen Knoten, ähnlich einer Metastasierung.

Kutane Sarkoidose

20% der Patienten zeigen bereits frühzeitig makulopapuläre Läsionen im Gesichtsbereich und an der Haargrenze. Pinkfarbene, wachsartige Knötchen können das Gesicht, den Stamm und die Extensorflächen der Extremitäten betreffen. Der Lupus pernio tritt als plattenartige, violette Läsionen an Nase, Kinn, Ohren und Wangen auf (❚ Abb. 1b).

Okuläre Sarkoidose

Bei 20% der Patienten sind die Augen beteiligt, in 5% ist dies die Erstmanifestation (❚ Abb. 1c). Klinische Befunde können anteriore Uveitis (Iritis und Iridozyklitis), posteriore Uveitis (Chorioretinitis), retinale Vaskulitis und Keratokonjunktivitis sein. Unbehandelt führt die okuläre Sarkoidose zu sekundären Glaukomen, Katarakt und Erblindung.

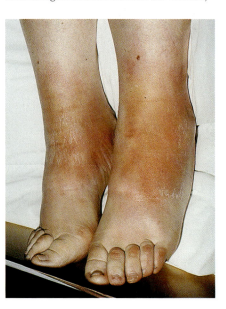

❚ Abb. 2: Akuter M. Boeck mit Löfgren-Syndrom und Hyperkalzämie; beidseitige Sprunggelenkarthritis. [5]

Löfgren-Syndrom

Diese Sonderform der Sarkoidose kommt häufiger bei jungen Menschen, v. a. Frauen, vor, hat eine gute Prognose und remittiert oft spontan. Sie umfasst hiläre Adenopathie, wandernde Polyarthritis, Fieber und kutan ein Erythema nodosum (EN; eine Pannikulitis). Bei Männern ist sie seltener, da jedoch eher mit Gonarthritis und ohne EN (Abb. 2).

Sklerodermie

Inzidenz: 1–2/100 000/a, Altersgipfel: 30–50 Jahre
Man kann ähnlich wie beim Lupus zwei Extreme unterscheiden: systemische Sklerose und lokale kutane Formen: lokalisiertes Skleroderma (Abb. 3). Zusätzlich gibt es viele sklerodermieassoziierte und Overlap-Syndrome (z. B. Sharp-Syndrom).
Systemische Sklerose und lokalisiertes Sklerodermie gehen mit verdickter und verhärtender Haut einher. Sensitive Tests gibt es leider nicht, einige spezifische Autoantikörper (Scl-70 und ACA) können jedoch hilfreich sein.
Einige Medikamente können auch Fibrose auslösen. Bleomycin führt häufig zu Lungenfibrose, Tryptophan zum Eosinophilie-Myalgie-Syndrom, sehr selten kann es bei Gabe von Gadolinium bei Dialysepatienten zur nephrogenen systemischen Fibrose kommen.

Skleroderma

Lokalisierte Sklerodermata werden nach betroffener Region und Läsionsart eingeteilt.

▸ Lineares Skleroderma ist die häufigste Form bei Kindern und führt zu einer Haut- und Bindegewebsverdickung meist an einer Körperhälfte und dermatombezogen.
▸ „En coup de sabre" ist eine Gesichtsmanifestation, die ihren Namen durch die Ähnlichkeit zu einer Säbelnarbe hat. Auch vor allem bei Kindern auftretend, führt sie zu jahrzehntelang anhaltenden Entstellungen, die an eine depressive Mimik erinnern.
▸ Morphea beschreibt eine neu auftretende, plaqueartige bis flächige Veränderung der Haut, die häufig am Stamm und an den Extremitäten beginnt. Es können mehrere sklerosierende Herde als lokalisierte Form auftreten, die dann zur generalisierten Morphea fortschreiten.
▸ Morphea guttata ist eine papulöse Form an Schultern und Brust, die Pigmentierungsstörungen aufweist, mit minimaler Sklerosierung.

Systemische Sklerose

Die limitierte kutane Form der systemischen Sklerose tritt klinisch häufig als CREST-Syndrom auf. Die akrale Sklerose kann zu Nekrosen führen.
Die diffuse kutane Form der systemischen Sklerose ist eine schreckliche, progressive Erkrankung, die zu schwerer Beeinträchtigung der Lebensqualität führt. Häufig kommt es zu Organfibrosen, vor allem von Lunge, Herz und gastrointestinalem System. Die Lungenfibrose führt zu Atemnot bei Belastung und pulmonaler Hypertension bis zu einem Cor pulmonale mit Stauungsleber. Gastrointestinale Fibrose führt zu Malabsorption mit Diarrhö. Eine wirklich effektive Therapie gibt es nicht. Versuche mit hoch dosierten Zytostatika sind kasuistisch erfolgreich.

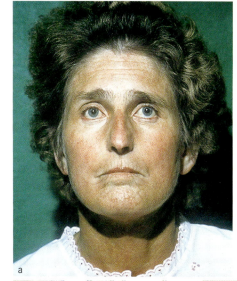
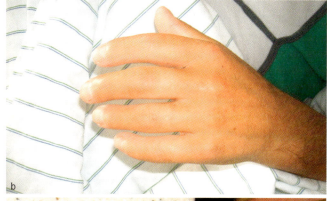
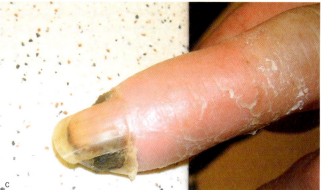

▍ Abb. 3: a) Typische Sklerodermie-Facies mit Tabaksbeutelmund [5], b) ausgeprägte kutane Sklerose, die zu Fingerkuppennekrosen (c) führen kann.

Zusammenfassung

✱ Sarkoidose ist eine systemische Erkrankung, die mit nicht verkäsenden Granulomen einhergeht und jedes Organ befallen kann.
✱ Die akute Sarkoidose (Löfgren-Syndrom) manifestiert sich mit Fieber, Polyarthritis und Erythema nodosum.
✱ Sklerodermie führt zu einer Verdickung der Haut und kann lokalisiert oder in schweren Fällen diffus auftreten. Oft kommt es zu einem Organbefall.

Hämatologische Autoimmunreaktionen

Anämien

Autoimmunhämolytische Anämie (AIHA)

Inzidenz: ≈ 4/100 000, höher im Alter: 15/100 000 in > 70-Jährigen
Die AIHA wird durch Autoantikörper verursacht, die zur intravasalen Hämolyse und dem Entfernen der Erythrozyten durch das RES führen. Man trennt die Antikörper nach Temperatur der bevorzugten Reaktionsorte in Kälte- (v. a. IgM) und Wärmeagglutinine (v. a. IgG).
Laborchemisch fällt eine Anämie mit einer erhöhten Retikulozytenzahl auf. Die Lyse der Erythrozyten setzt LDH, Kalium und freies Hämoglobin frei. Das freie Hämoglobin bindet Haptoglobin, das dann nicht mehr nachweisbar ist. Der direkte Nachweis einer AIHA gelingt mit dem Coombs-Test.
Etwa die Hälfte der AIHA sind idiopathisch, bei der anderen Hälfte lässt sich eine Ursache finden (Tab. 1).
AIHA tritt meist durch Wärmeagglutinine auf, bei Kindern und nach Infekten mit M. pneumoniae kommen jedoch häufiger Kälteagglutinine vor. Die häufigsten Ursachen der AIHA bei Erwachsenen sind lymphoproliferative Erkrankungen (v. a. CLL) und bestimmte Medikamente (Beta-Laktame, NSAID, Fludarabin und Quinin).

	Wärmeagglutinine	Kälteagglutinine
Idiopathisch	33,6%	18,8%
Medikamenteninduziert	7,6%	0,0%
Karzinome	3,9%	1,3%
Lymphome und CLL	6,2%	2,6%
Akute Leukämien	0,5%	0,3%
OMF	0,7%	0,0%
MDS	1,3%	0,2%
Mycoplasma pneumoniae	0,0%	1,6%
Andere Infektionen	0,9%	1,7%
Kollagenosen	2,8%	0,9%
Colitis ulcerosa	1,0%	0,1%
Andere Autoimmunerkrankungen	1,3%	0,3%
Nach Schwangerschaft	1,2%	0,8%
Chronisches Nierenversagen	1,6%	0,7%

Tab. 1: Ursachen der AIHA.

Perniziöse Anämie

Inzidenz: bei > 60-Jährigen: ≈ 4% bei Frauen, ≈ 2% bei Männern; selten bei Asiaten und Hispaniern
Die perniziöse Anämie (M. Biermer) entsteht meist durch Autoantikörper gegen gastrale Parietalzellen (Typ-A-Gastritis), gegen den intrinsischen Faktor (IF) oder durch eine von H. pylori verursachte Gastritis (Typ-B-Gastritis). Die Zerstörung der Parietalzellen und die Autoantikörper führen zu einem Mangel an IF, der zur Stabilisierung von Vitamin B_{12} notwendig ist. Alkoholabusus kann durch die Typ-C-Gastritis auch zu Vitamin-B_{12}-Mangel führen.
In älteren Personen findet sich oft ein subklinischer Vitamin-B_{12}-Mangel, der durch gastrointestinale Atrophie, Infektionen und Medikamente verursacht wird. Da die Resorption vor allem im terminalen Ileum erfolgt, führen entzündliche Darmerkrankungen ebenfalls zu Vitamin-B_{12}-Mangel.
Vitamin-B_{12}- und auch Folatmangel führen zu einer makrozytären, hyperchromen Anämie mit einem MCV von > 100, oft > 115 fl.
Im Blutbild sieht man typische Makroovalozyten und hypersegmentierte Neutrophile, selten Megaloblasten. Die Makrozytose kann jedoch durch Eisenmangel oder Thalassämie maskiert sein. Oft kommt es zu neurologischen Symptomen (Polyneuropathie, Ataxie, bis zu einer funikulären Myelose) und Hunter-Glossitis.
Spezifische Tests sind Plasmaspiegel von Vitamin B_{12} und Folat, der Schilling-Test (radioaktiv markiertes Vitamin B_{12} wird oral verabreicht und im Urin nachgewiesen) und Autoantikörpernachweise. Antikörper gegen den IF haben eine mäßige Sensitivität, jedoch eine sehr hohe Spezifität. Die LDH ist in der Regel durch den hohen Umsatz im Knochenmark vierstellig erhöht.

Thrombozytopenie

Idiopathische thrombozytopenische Purpura (ITP)

Inzidenz: > 2,2/100 000, Prävalenz: ≈ 10/100 000, 70% sind Frauen, ≈ 50% sind Frauen < 40 Jahre
Die ITP (M. Werlhof) wird durch Autoantikörper (meist IgG) gegen Blutplättchen und/oder Megakaryozyten verursacht. Oft erkennen die Antikörper thrombozytäre Glykoproteine wie GPIIb/IIIa.
Die ITP tritt häufig kurz nach Atemwegs- und Darminfekten auf. Auch Assoziationen mit H. pylori, HIV und HCV wurden beschrieben. Vor allem eine medikamenteninduzierte Thrombopenie sollte ausgeschlossen werden.
Die Symptome reichen von asymptomatischen Petechien über massives Zahnfleischbluten bis zu lebensgefährlichen Blutungen (Abb. 1). Es kommt zu mukokutanen Blutungen, Epistaxis, Menorrhagie, gastrointestinalen Blutungen, Hämaturie und in etwa 1% der Fälle zu intrakraniellen Blutungen. Im Gegensatz zu

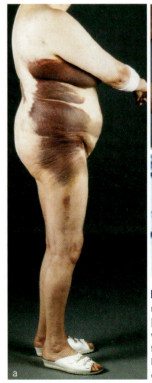
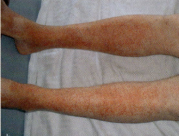
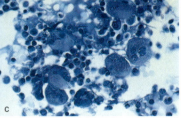

Abb. 1: a) Plasmatische Gerinnungsstörungen führen zu Purpura bis Ekchymosen [4], b) Thrombopenien führen zu Petechien, vor allem an den Unterschenkeln. [Mit freundlicher Genehmigung von Dr. D. Schoeler, Charité Universitätsmedizin Berlin] c) ITP führt zu ausgeprägter Steigerung der Megakaryopoese (große, mehrkernige Zellen). [2]

Thrombopenien z. B. durch Leukämien sind die Blutungen meist mild, da die noch vorhandenen Plättchen frisch aus dem Knochenmark stammen und so ausgesprochen funktionell sind. So treten Blutungen in der Regel erst bei < 10/nl auf.

Die Diagnose ist bei einer reinen Thrombopenie nach Ausschluss anderer Ursachen und bei sonst normalem Blutbild sehr wahrscheinlich. Es können Antikörper direkt im Serum oder auf der Oberfläche der Plättchen nachgewiesen werden, jedoch ist die klinische Relevanz unklar. EDTA kann zu einer Pseudothrombozytopenie führen, die im Ausstrich ausgeschlossen werden kann (0,1% der Bevölkerung haben EDTA-Agglutinine). In älteren Patienten sollte ein MDS ausgeschlossen werden, das aber in der Regel zu weiteren Blutbildpathologien (Leukopenie oder Anämie) führt. 40% der jungen Patienten mit ITP sind ANA-positiv und bis zu 12% entwickeln einen SLE.

Thrombotisch-thrombozytopene Purpura (TTP) und hämolytisch-urämisches Syndrom (HUS)

Inzidenz: ≈ 2/100 000, zunehmend (HUS)
TTP (M. Moschkowitz) und HUS (M. Gasser) sind unterschiedliche Ausprägungen des gleichen pathogenetischen Prozesses. Unterschiedlich jedoch ist das HUS der Kinder, das mit blutiger Diarrhö oft durch ein Shiga-Toxin von EHEC verursacht wird.

Patienten mit ausgeprägter neurologischer Symptomatik werden eher als TTP, Patienten mit dominierender renaler Beteiligung eher als HUS diagnostiziert. In seltenen Fällen kommt es zu beiden Manifestationen, die man dann als „TTP-HUS" bezeichnet.

Die Symptome sind eine Pentade mit Thrombozytopenie, mikroangiopathischer hämolytischer Anämie, neurologischen Symptomen, Nierenfunktionsstörung und Fieber.

Die Ätiologie ist in etwa 37% der Fälle idiopathisch. Sekundär tritt es in 13% durch Medikamente, in 13% mit anderen Autoimmunsyndromen, in 9% nach Infekten, in 7% nach Schwangerschaft, in 6% durch EHEC und in 4% nach Stammzelltransplantation auf.

Als Ursache wird eine fehlende proteolytische Spaltung des von Endothelzellen sezernierten von-Willebrand-Faktors (VWF) angesehen. Zu große VWF-Komplexe aktivieren die Gerinnung, daher gibt es bei Gesunden Proteasen, die solche Komplexe immer wieder spalten.

Das Enzym ADAMTS13 spaltet VWF und wird in TTP bzw. HUS durch Antikörper blockiert. Die großen VWF-Moleküle führen zu Thrombozytenaggregaten und Scherkräften in den Kapillaren. Die Erythrozyten werden mechanisch zerstört und es kommt zu Thrombosen. Im Ausstrich kann man die Erythrozyten als fragmentierte Zellen, „Eierschalen" bzw. Schistozyten sehen.

Die Diagnose wird meist gestellt, wenn Thrombozytopenie und mikroangiopathische hämolytische Anämie ohne andere Ursachen auftreten. Die Therapie mit Plasmaaustausch und Faktorenersatz hat die Mortalität von > 90% auf nun 10% gesenkt.

Neutropenie

Inzidenz: ≈ 1/100 000, häufiger bei Kindern
Neutropenie ist definiert als eine Neutrophilenzahl < 1500/µl, von „schwerer Neutropenie" oder Agranulozytose spricht man bei < 500/µl. Die meisten Neutropenien sind iatrogen, jedoch gibt es primäre Autoimmunneutropenien (AIN), die meist durch Anti-Neutrophile-Antikörper verursacht werden.

Vor allem bei Kindern tritt die AIN als benigne Erkrankung mit zyklischen Neutropenien auf, die oft einige Tage dauern. Es kommt zu Infektanfälligkeit, wobei bakterielle Infektionen typisch sind. Bei Erwachsenen gibt es nur selten eine AIN, meist in Zusammenhang mit Autoimmunsyndromen wie Lupus. Es gibt jedoch eine chronische AIN, die vor allem in Frauen mit milden Symptomen und Neutrophilenzahlen von 500 – 1000/µl imponiert. Sehr selten tritt eine pure Leukozytenaplasie mit schweren Neutropenien und fehlender Granulopoese im Knochenmark auf.

> Neutropenes Fieber bei schwerer Neutropenie muss stationär mit breit wirksamen, intravenösen Antibiotika behandelt werden!

Neonatales Alloimmunsyndrom

Inzidenz der neonatalen Alloimmunneutropenie: 200/100 000
Ein Alloimmunsyndrom entsteht durch diaplazentaren Transfer von maternalem IgG, das paternale Antigene auf kindlichen Zellen erkennt.

Am bekanntesten ist die durch ein Rh-Antigen – vor allem des Typs D – verursachte Hämolyse. Diese entsteht, wenn eine rh-negative Mutter ein Rh-positives Kind bekommt. Zuvor ist eine Alloimmunisierung notwendig, z. B. durch eine vorangegangene Schwangerschaft mit Rh+-Fötus. Die Hämolyse führt zur oft letalen Erythroblastosis fetalis mit Organomegalie, Anämiezeichen und hyperaktiver Erythropoese durch den Versuch, die hämolysierten Erythrozyten auszugleichen. Etwa 15% der Frauen sind rh-negativ und gefährdet. Die Reaktion kann durch Prophylaxe mit Rh(D)-Immunglobulin verhindert werden.

Bei neonatalen Alloimmunthrombozytopenien und Neutropenien werden andere paternale Antigene durch den „Nestschutz" der Mutter erkannt. Die Therapie überbrückt die Zeit bis zum Abbau der maternalen autoreaktiven Antikörper und erfolgt bei schwerem Mangel durch Transfusion der betroffenen Zellen (Erythrozyten und Thrombozyten, selten Granulozyten).

Zusammenfassung

✖ Häufigere hämatologische Autoimmunphänome betreffen Erythrozyten (AIHA, perniziöse Anämie), Thrombozyten (ITP) und VWF (TTP und HUS). So kommt es oft zu Anämie bzw. Thrombopenie mit Blutungen (ITP) oder Thrombosen (TTP/HUS).

✖ Neutropenien sind selten, kommen aber bei Säuglingen vor.

Neurologische Autoimmunreaktionen

Multiple Sklerose (MS)

Prävalenz: ≈60–150/100 000, mittleres Erkrankungsalter: 30 Jahre
MS ist eine demyelinisierende Erkrankung des ZNS, bei der autoreaktive T-Zellen Teil des pathogenetischen Mechanismus sind. Viele Fakten sprechen für eine Autoimmungenese, jedoch deuten die starken regionalen Unterschiede in der Inzidenz sowie die Ineffektivität einer reinen T-Zell-Immunsuppression auf Umweltfaktoren hin (chronische Virusinfektion).
Die Ätiologie ist unbekannt. Es wurden viele genetische Risikofaktoren beschrieben (u. a. MHC-Klasse-II- und IL-7-Rezeptor-Allele).

Symptome

Erste Symptome sind meist subakute, bewegungsabhängige einseitige Augenschmerzen (Optikusneuritis), Sehstörungen mit Doppelbildern/Skotomen und Parästhesien (Taubheit bis zu neuropathischen Denervationsschmerzen). Schwindel, Hörstörungen, Gangataxie und Paresen treten meist später auf.
Suggestiv für eine MS sind: wechselhafter Verlauf, Beginn im Alter zwischen 15 und 50 Jahren, Optikusneuritis, Lhermitte-Zeichen, internukleäre Ophthalmoplegie, Schwäche und Uhthoff-Phänomen. Die Optikusneuritis geht mit subakuten asymmetrischen Schmerzen bei Augenbewegung und oft zentralen Skotomen einher. Meist findet sich eine afferente Leitungsstörung beim Flashing-light-Test (Marcus-Gunn-Pupille). Internukleäre Ophthalmoplegie führt zu einer verzögerten horizontalen Augenbewegung, vor allem bei Adduktion im betroffenen Auge, und zu einem horizontalen Nystagmus im abduzierten Auge. Bei bilateralen Läsionen tritt ein vertikaler Nystagmus beim Aufwärtsblick auf (besonders suggestiv für MS). Das Lhermitte-Zeichen ist positiv, wenn bei starker Nackenflexion ein elektrisierender Schmerz die Wirbelsäule entlang in die Beine schießt.
Beim Uhthoff-Phänomen kommt es durch geringe Temperaturerhöhung zur Verstärkung der Symptome.
Kontinenz und sexuelle Funktionen sind oft gestört. In etwa der Hälfte der Patienten kommt es zu milden kognitiven Verlusten und in zwei Dritteln zu Depression bei initialer Euphorie.

Diagnose

Am aussagekräftigsten ist die MRT. MS-typische Läsionen finden sich zerebral meist periventrikulär sowie spinal (Abb. 1). Zerebral scheinen die ovalen Herde kranzförmig vom Corpus callosum auszugehen. Die aktiven Läsionen sind hyperintens in T2-Wichtung und hypointens bis kaum sichtbar in T1. Gadolinium reichert sich eher in aktiven als in inaktiven Läsionen an. Typisch ist das parallele Vorhandensein von verschieden alten Läsionen an unterschiedlichen Stellen (McDonald-Kriterien).
Im Liquor kann man in ≈90% der Fälle oligoklonale Banden nachweisen. Diese können im Serum fehlen (intrathekale Synthese) oder nur im Serum auftreten (Blut-Hirn-Schrankenstörung). Auch können monoklonale Gammopathien gefunden werden.
Funktionell kann man durch evozierte, v. a. visuell evozierte Potenziale MS-typische Befunde nachweisen.

Verlauf

Per definitionem dauert ein Schub mindestens 24 Stunden. Er erreicht oft innerhalb von Tagen bis Wochen die maximale Symptomatik, die sich dann verschieden stark zurückbildet. Der Verlauf ist stark variabel, im Durchschnitt kommt es alle zwei Jahre zu einem Schub. Auch wenn 85% der Patienten initial diesen schubweisen Verlauf haben, leiden viele später an einer sekundär progredienten MS. Etwa 10% der Patienten leiden an einer primär progressiven MS, die mit einzelnen Plateauphasen einhergeht. In seltenen Fällen tritt eine benigne MS auf, bei der es zu nur einem Schub kommt und auch nach 15 Jahren kein Funktionsverlust auftritt.

Therapie

Die Behandlung erfolgt in akuten Schüben mit Steroiden, chronisch mit β-Interferon, Glatiramer und monoklonalen Antikörpern. Glatiramer ist ein Mix aus vier Aminosäuren langen Peptiden, die dem basischen Myelin-Protein ähneln sollen. Es soll funktionell antagonistisch zur Myelin-Epitop-Präsentation auf T-Zellen wirken und über eine Verstärkung der Th2-Antwort die schädliche Th1-Antwort reduzieren. Eingesetzte monoklonale Antikörper blockieren α-4-Integrine (Natalizumab), den hochaffinen IL-2-Rezeptor (Daclizumab), binden an CD52 (Alemtuzumab) oder an den B-Zell-Rezeptor CD20 (Rituximab). Die Effektivität von Natalizumab wurde in großen Studien bestätigt, jedoch tritt selten eine fulminant verlaufende PML auf. Außerdem werden eine Vielzahl von Immunmodulatoren und auch Zytostatika eingesetzt.
Da die Entzündung in der frühen Phase besonders ausgeprägt ist, sollte die Behandlung der MS früh und aggressiv erfolgen, um irreversible Schädigung zu vermeiden.

Myasthenia gravis

Inzidenz: ≈2/100 000/a, Prävalenz: ≈20/100 000, leicht ansteigend
Die Myasthenia gravis ist die häufigste Erkrankung der neuromuskulären Schnittstelle. Autoantikörper gegen den Azetylcholinrezeptor (AChR) blockieren die Erregungsübermittlung. So kommt es zu Lähmungen der Muskulatur. In seltenen Fällen können auch AChR-assoziierte Proteine betroffen sein, sodass die Patienten dann keine AChR-Antikörper haben und als „seronegativ" bezeichnet werden. Es gibt eine transiente neonatale Form, die durch diaplazentaren Transfer von maternalen Antikörpern verursacht wird.
Wegen der großen motorischen Einheiten treten die ersten Symptome meist am Auge als Ptose und Diplopie auf. Sie sind in den Abendstunden aufgrund der Erschöpfung meist stärker ausgeprägt. Oft kommt es auch zu Dysarthrie, Dysphagie und Erschöpfung der Kaumuskulatur. Durch Lähmung der Gesichtsmuskulatur wirken die

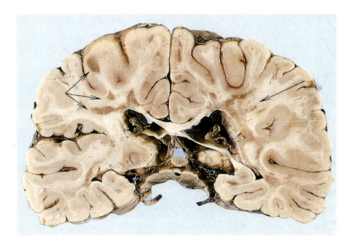

Abb. 1: Typische Entmarkungsherde periventrikulär und an der Rinden-Mark-Grenze (Pfeile). [2]

Autoimmunreaktionen

Patienten maskenhaft, auch die Halsmuskulatur ist oft betroffen.
Die Erkrankung kann auf die Augen beschränkt bleiben oder generalisieren. Es kommt dann zu Lähmung der Extremitäten- und – besonders bedrohlich – der Atemmuskulatur. Diese Progression dauert meist Jahre mit wechselhaftem Verlauf. Etwa 10–15 % der Patienten haben ein Thymom, das in diesen Fällen als Ursache angesehen wird.
Laborchemisch kann man Anti-AChR-Antikörper nachweisen. Ein funktioneller Test mit einem kurz wirksamen Azetylcholinesterase-Inhibitor (Tensilon®) und elektrophysiologische Studien bestätigen die Diagnose (Abb. 2).
Es gibt vier Therapiemodalitäten: symptomatische Therapie mit Azetylcholinesterase-Inhibitoren, chronische Immuntherapie mit Steroiden, rasche Immuntherapien (Plasmaaustausch, Immunglobuline) und Thymektomie v. a. bei Thymom.

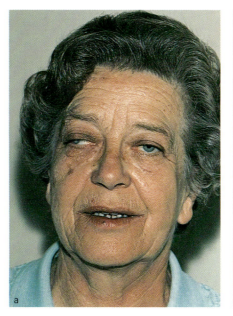 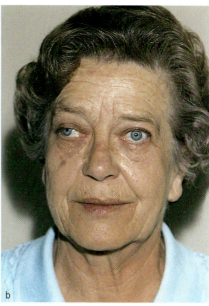

Abb. 2: Myasthenia gravis pseudoparalytica: a) Vor Gabe von Tensilon fallen Ptose und Bulbusdeviation auf; b) prompte Besserung nach Tensilon-Injektion. [5]

Periphere Neuropathien

Guillain-Barré-Syndrom (GBS)

Inzidenz: ≈ 1,3/100 000/a
Alle akuten, immunvermittelten peripheren Neuropathien werden als „Guillain-Barré-Syndrom" (GBS) bezeichnet; GBS stellt also eine heterogene Gruppe dar. Die häufigste Form ist mit 85 % der Fälle die akute entzündliche demyelinisierende Polyradikuloneuropathie (AIDP), die bei längerem Verlauf in die chronische CIDP übergeht (s. u.). Man unterscheidet die Polyneuropathie vom AIDP-Typ, vom axonal-motorischen und vom axonal-sensorisch-motorischen Typ. Ein GBS-ähnliches Syndrom ist das Miller-Fisher-Syndrom, das mit Ophthalmoplegie, Ataxie und Areflexie einhergeht.
GBS tritt meist postinfektiös als monophasische, lähmende Erkrankung auf. Die Paresen sind symmetrisch mit Verlust der Sehnenreflexe und reichen von milden Gehstörungen bis zu schweren Plegien aller Extremitäten und Beatmungspflichtigkeit bei Beteiligung der Atemmuskulatur (in ≈ 30 %).
Die Paresen beginnen in typischen Verläufen in den Beinen und erreichen die maximale Symptomatik oft nach 2–4 Wochen. Danach kommt es meist zu einer Spontanremission, die Mortalität liegt bei ≈ 5 %. 50 % der Patienten entwickeln Paresen der Gesichts- und Oropharyngealmuskulatur. Augenbewegungsstörungen sind selten. Rückenschmerzen und Parästhesien an den Händen kommen häufig vor, ansonsten sind sensorische Manifestationen ungewöhnlich. In 70 % der Patienten kommt es zu schweren autonomen Dysfunktionen, die durch Arrhythmien zum Herztod führen können.
In der Liquorpunktion findet sich eine Woche nach Symptombeginn eine sog. albuminozytologische Dissoziation: erhöhtes Eiweiß bei normalen Zellzahlen. Laborchemisch kann man im Serum eine Vielzahl von glykolipidreaktiven Autoantikörpern nachweisen, die auch zur Differenzierung der GBS-Syndrome hilfreich sind. Auch Elektromyogramme und Messungen der Nervenleitgeschwindigkeit können die Syndrome differenzieren.
Die Therapie erfolgt durch intravenöse Immunglobuline oder Plasmaaustausch.

Chronische entzündliche demyelinisierende Polyradikuloneuropathie (CIDP)

Inzidenz: ≈ 0,5/100 000/a, Prävalenz: ≈ 2–4/100 000
Die CIDP ist eine chronisch rezidivierende Autoimmunerkrankung, die dem GBS ähnelt. Bei der CIDP dauert es per definitionem länger als acht Wochen, bis die maximale Symptomatik erreicht ist; meist ist der Verlauf von mehreren Rezidiven geprägt. Symptome und Therapie sind dieselben wie beim GBS.

Zusammenfassung

✱ Die häufigste Autoimmunerkrankung des ZNS ist die MS, die meist schubförmig verläuft und oft durch Augenschmerzen und Sehstörungen auffällt.

✱ Lähmungen treten bei Myasthenia gravis (Autoantikörper blockieren die neuromuskuläre Schnittstelle) sowie bei GBS und CIDP (periphere Neuropathien) auf.

Nephrologische Autoimmunreaktionen

Die Autoimmunreaktionen der Niere werden nach der pathologischen Morphologie benannt. Man unterscheidet glomeruläre von tubulären Schäden. Viele der Erkrankungen führen zur terminalen Niereninsuffizienz (TNI) mit Dialysepflichtigkeit.

Glomerulopathien

Inzidenz ≈ 250/100 000/a
Man unterscheidet segmentale (einen Teil des Glomerulus betreffende) sowie globale (den gesamten Glomerulus betreffende) Glomerulopathien von fokalen (einige Glomeruli betreffende) und diffusen (alle Glomeruli betreffende) Schädigungen.
Fokale Glomerulopathien führen meist zu einer geringeren Proteinurie (< 1,5 g/d) als diffuse. Massive Proteinurie wird durch ACE-Hemmer oder AT1R-Antagonisten gemildert und die Progression wird verlangsamt.

Nephrotische Syndrome

Fokal-segmentale Glomerulosklerose (FSGS)
Ursächlich für ≈ 12 (EU) bis 35% (USA) der nephrotischen Syndrome
Die FSGS kann primär (idiopathisch) ohne erkennbare Ursache oder sekundär als Reaktion auf glomeruläre Hypertonie oder Hypertrophie (bei renaler Progression) auftreten. Primäre FSGS präsentiert sich im Gegensatz zur sekundären schnell progredient als deutliches nephrotisches Syndrom mit massiver Proteinurie (> 3,5 g/d), Hypoalbuminämie und Ödemen. Nach fünf Jahren sind ≈ 30%, bei massiver Proteinurie (> 10 g/d) über 90% der Patienten zu einer TNI fortgeschritten.
Nur bei primärer FSGS sind Steroide und Ciclosporin effektiv. Ein Ansprechen auf die Therapie kann anhand verringerter Proteinurie nach 3–4 Monaten festgestellt werden. Etwa 20% zeigen ein vollständiges Ansprechen (Proteinurie < 200 mg/d), 40% ein teilweises (< 3 g/d). Bei Ansprechen kann ein Funktionserhalt der Niere nach zehn Jahren in > 90% der Patienten erreicht werden.

Minimal-Change-Nephropathie (MCD)
Ursächlich für ≈ 16% (bei Kindern < 10a: ≈ 90%) der nephrotischen Syndrome
Die MCD hat ihren Namen von den geringen Veränderungen, die man lichtmikroskopisch und immunzytologisch finden kann. In der Elektronenmikroskopie zeigen sich dagegen charakteristische Epithelzellfusionen.
Ätiologisch wird bei primärer MCD eine T-Zell-Dysfunktion diskutiert, die durch Th2-Zytokine (v. a. IL-13) zur Podozytenfusion führen soll. Ähnliche Theorien für einen löslichen pathogenen Faktor gibt es für die primäre FSGS, sodass beide Syndrome als Varianten einer Erkrankung angesehen werden. Sekundär kann die MCD durch Substanzen verursacht werden (v. a. NSAID, COX-2-Inhibitoren, Antibiotika, IFNγ, Lithium und Bisphosphonate).
Klinische Manifestation und Therapie erfolgen wie bei der FSGS. MCD hat jedoch einen explosiveren Beginn, mit stärkerer Proteinurie (> 20 g/d), Hypoalbuminämie (< 1,5 g/dl) und Hyperlipidämie durch Apolipoproteinverlust. Mikroskopische Hämaturie tritt wie bei jeder rapiden Veränderung am Glomerulus auf. Es kommt zu nur leicht erhöhten Kreatininwerten und in nur 18% zu einem akuten Nierenversagen (ANV).

Membranöse Nephropathie (MN)
Ursächlich für ≈ 24% der nephrotischen Syndrome
Lichtmikroskopisch zeigt sich eine durch Ablagerung von IgG verursachte, diffuse Verdickung der glomerulären Basalmembran (GBM) ohne Proliferation oder Infiltrate. Das IgG kann Komplement binden und aktivieren, jedoch bindet es an die Podozyten, also subepithelial, und ist vom Blut durch die GBM getrennt. So können die Chemotaxine C3a und C5a nicht von Monozyten oder Neutrophilen erkannt werden und es tritt kein Infiltrat auf.
Die MN ist meist idiopathisch, kann sekundär aber durch bestimmte Medikamente (Gold, Penicillamin, Captopril und NSAID), HBV-Antigenämie oder Malignome verursacht werden.
Sie führt zu variablen Proteinurien von grenzwertig erhöht bis zu 20 g/d. Im Sediment finden sich neben hyalinen Zylindern häufig Wachszylinder (durch Lipidurie) sowie in 50% eine Hämaturie, jedoch ohne Erythrozytenzylinder.
In bis zu 50% der Patienten kommt es spontan zu partiellen und selten zu kompletten Remissionen. Die Wahrscheinlichkeit eines TNI nach fünf Jahren liegt bei 14%. Therapie mit hoch dosiertem Prednisolon, Chlorambucil oder Cyclophosphamid erfolgt v. a. bei histologisch starker tubulointerstitieller Beteiligung, männlichem Geschlecht, Alter > 50a und Proteinurie von > 8 g/d.

Andere Ursachen
Lupusnephritis (ursächlich für ≈ 14% der nephrotischen Syndrome), membranoproliferative Glomerulonephritis (≈ 7%), Amyloidose (≈ 6%) und IgA-Nephropathie (≈ 6%).

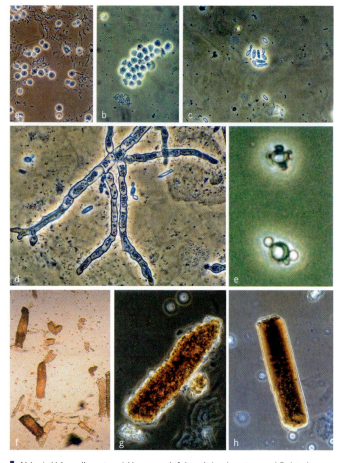

Abb. 1: Urinsedimente: a) Harnwegsinfekt mit Leukozyten und Bakterien, b) Leukozytenzylinder, c) Parasiteneier (Enterobius vermicularis), d) Pilzhyphen (am häufigsten Aspergillus terreus), e) Akanthozyten, f) große Erythrozytenzylinder, g) Myoglobinzylinder, h) Wachszylinder. [Mit freundlicher Genehmigung von Prof. Schindler, Nephrologie Charité Universitätsmedizin Berlin]

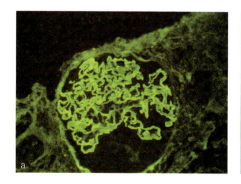
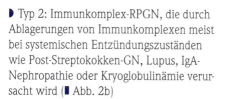

Abb. 2: Lineare (a) und noduläre (b) Ablagerungen von IgG in der Immunfluoreszenz. [11]

Nephritische Syndrome

Nephritische Syndrome sind häufig die Ursache für ANV und führen zu glomerulären Blutungen. Die ausgetretenen Erythrozyten werden in den Tubuli verformt und zu Zylindern gestaucht. Diese sind im Urin als sog. aktives oder nephritisches Sediment in Form von Erythrozytenzylindern und Akanthozyten (Micky-Maus-Zellen) zu sehen (Abb. 1).

> Solch ein Sediment weist auf akute Veränderungen hin und sollte zu rascher Therapie Anlass geben.

IgA-Nephropathie

Häufigste Ursache für eine Glomerulonephritis (GN), Erkrankungsgipfel im Alter von 20–30 Jahren
Reversible IgA-Ablagerungen finden sich häufig in Gesunden. Zur Entstehung einer IgA-Nephropathie sind weitere Faktoren notwendig: zirkulierendes IgA mit mesangialer Ablagerungsneigung, fehlerhafte Entfernung des IgA aus der Zirkulation sowie eine fehlerhafte Antwort der Niere. Die IgA-Ablagerungen führen zu glomerulärer Fibrose und in ≈ 50% zur TNI. Merkmal ist eine symptomlose Makrohämaturie, oft nach einer Atemwegserkrankung (synpharyngitische Hämaturie). Die Therapie erfolgt mit Steroiden, in schweren Fällen mit Cyclophosphamid.

Rasch progrediente Glomerulonephritis (RPGN)

Die RPGN ist ein rasch verlaufendes Nierenversagen. Histologisch findet man charakteristische Halbmonde („crescent") am Glomerulus, die Reparaturversuche darstellen. Mehrere rasch verlaufende GN führen zu Halbmonden und werden zur Gruppe RPGN zusammengefasst:

▶ Typ 1: Anti-GBM oder Goodpasture-Syndrom, das oft mit Lungenbeteiligung einhergeht und meist durch Antikörper gegen Typ-IV-Kollagen verursacht wird (Abb. 2a)

▶ Typ 2: Immunkomplex-RPGN, die durch Ablagerungen von Immunkomplexen meist bei systemischen Entzündungszuständen wie Post-Streptokokken-GN, Lupus, IgA-Nephropathie oder Kryoglobulinämie verursacht wird (Abb. 2b)
▶ Typ 3: pauci-immune RPGN; eine nekrotisierende GN mit wenigen bis keinen Immunablagerungen, die oft pANCA-positiv ist und so zum Wegener/MPA-Komplex gerechnet wird. Es finden sich paravaskuläre Lymphozyteninfiltrate als Zeichen einer Vaskulitis.
▶ Typ 4: seltene Mischform zwischen Typ 1 und 3.
▶ Idiopathisch: Typ 2 mit unbekannter Ursache oder Typ-3-ähnlich mit negativen pANCA.

Klinisch gibt es oft einen wochenlangen Vorlauf mit Ödemen und Schwäche, gefolgt von einer akuten Dekompensation mit verminderter Urinausscheidung, Bluthochdruck und Makrohämaturie. Man findet hohe, steigende Kreatininwerte und ein aktives Urinsediment. Die Therapie sollte rasch mit hoch dosierten Steroiden und Cyclophosphamid begonnen werden, nachdem eine Biopsie gesichert wurde. Bei Typ 1 kann man eine Plasmapherese durchführen.

Interstitielle Nephritis

Prävalenz ≈ 1/100 000
Akute interstitielle Nephritis ist eine allergische Reaktion im renalen Interstitium, die meist durch Medikamente (v. a. β-Laktame, Rifampicin, Sulfonamide, Quinolon, NSAID, Cimetidin, Allopurinol, Protonenpumpenhemmer, Indinavir und 5-Aminosalicylat), in ≈ 15% durch Infektionen (Legionellen, Leptospiren, CMV und Streptokokken) verursacht wird.
Klinische Symptome entwickeln sich meist wenige Tage bis Wochen nach Einnahme, können aber bereits am nächsten Tag (bei Rifampicin) oder bis zu 18 Monate später (bei NSAID) auftreten. Sie sind urämischen Charakters, klinisch dominieren eine leichte Proteinurie < 1 g/d, eine Eosinophilie im Urinsediment, selten auch im Blut, und ein akuter Anstieg des Kreatininwerts. Die Diagnose wird mittels Nierenbiopsie gestellt, therapeutisch kommen neben sofortigem Absetzen der Medikamente Steroide zum Einsatz.

Renale Progression

Wenn durch irgendeine Erkrankung 80% der Nephrone zerstört sind, kann es in einem Zeitraum von zehn bis 15 Jahren zu einer TNI kommen, d. h., auch die restlichen, zunächst ausgesparten Nephrone werden geschädigt. Die Hyperfiltration und damit die Progression können durch ACE-Hemmer und AT1R-Antagonisten verringert werden.

Zusammenfassung

✱ Je nach Proteinurie und Sediment unterscheidet man rasch verlaufende nephritische (wenig Proteinurie, Hämaturie) von langsam verlaufenden nephrotischen Syndromen (massive Proteinurie).
✱ Nephritische Syndrome sind meist Folge eines akuten Immungeschehens.
✱ Nephrotische Syndrome können Folge einer chronischen Medikamententoxizität oder von Hypertonie sein.

Endokrinologische Autoimmunreaktionen

M. Addison

Prävalenz: ≈ 5–12/100 000
NNR-Insuffizienz wird in ≈ 80% der Fälle durch eine Autoimmunreaktion, sonst meist durch Tuberkulose verursacht. Die Reaktion zerstört meist alle drei Schichten und ist in 50% der Fälle, vor allem bei Frauen, noch gegen andere endokrine Drüsen gerichtet (s. u. „Polyglanduläres Autoimmunsyndrom").
Autoantikörper gegen steroidproduzierende Enzyme lassen sich in bis zu 75% der Fälle finden und sind recht spezifisch. Vor allem CYP21A2, die 21-Hydroxylase, ist häufiges Ziel der humoralen Antwort. Autoantikörperpositive Patienten schreiten mit 19% pro Jahr zu einer NNR-Insuffizienz fort. Bei M. Addison finden sich lymphozytäre Infiltrate in den Nebennieren. Eine deutliche HLA-Assoziation wurde beschrieben (HLA B8, -DR3- und -DR4-Allele).
Die Immunreaktion beeinträchtigt zuerst die Zona glomerulosa und es kommt durch Aldosteronmangel zu erhöhter Plasmareninaktivität. Einige Monate bis Jahre später führt die Zerstörung der Zona fasciculata zur verringerten Kortisolsekretion und später zu einem Anstieg von ACTH. In der Regel treten dann die ersten Symptome auf.
Die Symptome sind meist mild mit schleichendem Verlauf, es kann jedoch v. a. in Stresssituationen zu einer adrenalen Krise bis zum prominenten Schock mit Anorexie, Übelkeit, Erbrechen, Bauchkrämpfen, Schwäche, Fieber, Verwirrung und Müdigkeit bis hin zum Koma kommen. Selten kommen Hypoglykämie und Elektrolytstörungen vor.
Die chronische NNR-Insuffizienz führt vor allem zu Abgeschlagenheit, Schwäche, Gewichtsverlust, leichter Erschöpfbarkeit bei Belastung und variablen gastrointestinalen Symptomen (Übelkeit, Erbrechen und Bauchkrämpfen). Diarrhö und Obstipation wechseln sich ab. Der Blutdruck ist meist im unteren Normbereich bis hypoton, in fast allen Patienten fallen Hyponatriämie und Hyperkalzämie mit leichter hyperchlorämischer Azidose auf. Die Patienten versuchen, möglichst viel Salz aufzunehmen, und haben durch die vermehrte Vasopressinsekretion ein verstärktes Durstgefühl. In bis zu 40% der Fälle kommt es zu psychiatrischen Symptomen wie Depressionen, Psychosen oder mnestischen Störungen.
Fast alle Patienten weisen v. a. an den sonnenexponierten Stellen und auch an ungewöhnlichen Stellen, v. a. an der Mundschleimhaut und an Reibe-/Druckstellen (Knie, Ellenbogen, Hüfte), eine verstärkte Pigmentierung auf. Im Rahmen der Autoimmunreaktion kommt es in ≈ 20% zu Vitiligo (Abb. 1).

Autoimmunthyreoiditis

Je nach pathogenetischem Mechanismus und Zielstrukturen kann man hauptsächlich vier Autoimmunsyndrome unterscheiden. Die Zerstörung der Thyreozyten führt zu einer Hypothyreose, dagegen führt eine Autoimmunreaktion gegen die Follikelzellen durch Freisetzung des gespeicherten Hormons oder Stimulation des TSH-Rezeptors zu einer Hyperthyreose.
Die chronische lymphozytäre Thyreoiditis (Hashimoto-Thyreoiditis; Abb. 2) ist die häufigste Autoimmunerkrankung des Menschen und häufigste Ursache einer Hypothyreose in jodreichen Regionen. Die Prävalenz beträgt bis zu 10% mit Häufung im Alter. Frauen sind siebenmal häufiger betroffen. Merkmale sind eine Hypothyreose mit schmerzloser Struma. Anfangs kann es durch Follikeluntergang zur Hormonfreisetzung und so zur Hyperthyreose kommen (sog. Hashitoxikose). Eine Behandlung mit Thyreostatika ist nicht wirksam, da die Synthese und das TSH bereits verringert sind. Etwa 5% der Patienten schreiten pro Jahr zu symptomatischem Hypothyreoidismus fort. Laborchemisch lassen sich meist hochtitrige Autoantikörper (Antithyreoperoxidase oder Antithyreoglobulin) gegen mindestens ein Schilddrüsenautoantigen nachweisen. Histologisch finden sich T- und B-Zell-Infiltrate. Eine milde Variante der Hashimoto-Thyreoiditis ist die Postpartum-Thyreoiditis, die innerhalb von Jahren zur Hypothyreose führt und in ≈ 7% der Mütter auftritt. Typisch ist eine Hyperthyreose, die 1–4 Monate nach Geburt auftritt, etwa 2–8 Wochen anhält und von einer Hypothyreose gefolgt wird. In mehr als der Hälfte der Fälle wird jedoch nur die milde Hypothyreose symptomatisch, es kann zu einer verminderten Muttermilchproduktion kommen.
Aktivierende Autoantikörper gegen den TSH-Rezeptor führen zum M. Basedow und sind spezifisch für die Erkrankung. Es kommt zu diffuser Struma, Hyperthyreose und selten zu einem meist prätibialen Myxödem. Durch Kreuzreaktion der Autoantikörper mit retroorbitalem Gewebe kommt es durch dessen Schwellung zum Exophthalmus. Histologisch findet sich eine geringere lymphozytäre Infiltration als bei der Hashimoto-Thyreoiditis.
Die subakute granulomatöse Thyreoiditis (De-Quervain-Thyreoiditis) ist eine seltene schmerzhafte Entzündung der Schilddrüse, die meist 2–8 Wochen nach einem Atemwegsinfekt auftritt. Es kommt oft zu Ausstrahlung der Schmerzen in den Nacken und zu einer derben, diffusen Struma. Ätio-

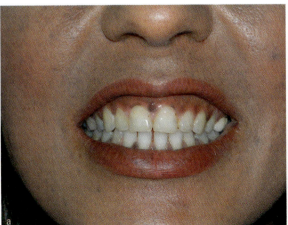
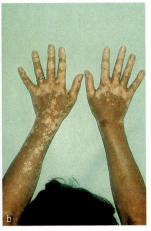

Abb. 1: a) Hyperpigmentierung der Mundschleimhaut bei familiärem M. Addison. [Mit freundlicher Genehmigung von Dr. N. Skordis, Makarios III Hospital, Nikosia] b) Vitiligo bei M. Addison (PGAS Typ IV). [5]

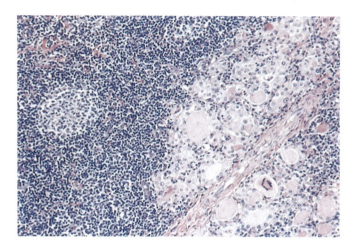

Abb. 2: Hashimoto-Thyreoiditis. Links erkennt man Lymphozyteninfiltrate und einen Lymphfollikel. [2]

logisch wird eine kreuzreaktive T-Zell-Antwort gegen einen Virusinfekt angesehen. Durch Zerstörung der Follikel kommt es zunächst zu einer Hyperthyreose, die dann von einem Abfall des Thyroxins über eine Euthyreose in eine Hypothyreose übergeht. Die Erkrankung heilt dann meist spontan aus.

Diabetes mellitus Typ 1

Prävalenz: 0,3% (Deutschland 1998)
Diabetes mellitus Typ 1 ist eine Autoimmunerkrankung, die durch Zerstörung der insulinproduzierenden β-Zellen in den Langerhans-Inseln des Pankreas verursacht wird. Es gibt eine klare genetische Prädisposition, jedoch spielen Umweltfaktoren eine große Rolle. Diagnostisch hilfreich sind Autoantikörper, die gegen Inselzellen gerichtet sind. Vor allem Antikörper gegen GAD und IA-2 sind klinisch von Nutzen. Diabetes Typ 1 tritt oft bei jungen Menschen bzw. bei Kindern auf.
Die Immunreaktion ist jahrelang aktiv, bevor genug β-Zellen vernichtet wurden, um Symptome zu verursachen. Eine Vielzahl kleinerer Studien haben positive Effekte durch Immunsuppressiva gezeigt, jedoch fehlen große randomisierte Studien.
Die klassischen Symptome sind Polyurie, Polydipsie und Gewichtsverlust. Die Kinder präsentieren sich oft mit einer diabetischen Ketoazidose.

Polyglanduläres Autoimmunsyndrom (PGAS)

PGAS Typ I

Prävalenz: < 0,1/100 000
Diese genetische Autoimmunerkrankung ist auch als „autoimmune polyendocrinopathy-candidiasis-ectodermal dystrophy syndrome" (APECED) bekannt und kommt bei Finnen, Sarden, iranischen Juden und selten sporadisch vor. Ursache sind Mutationen im Autoimmunregulatorgen (AIRE).

Meist kommt es im Kleinkindesalter zuerst zu Hypoparathyreoidismus und mukokutaner Candidiasis, später zu NNR-Insuffizienz, primärem Hypogonadismus und zu Resorptionsstörungen durch Mangel an intestinalen cholezystokininproduzierenden neuroendokrinen Zellen.

PGAS Typ II

Prävalenz: 2–5/100 000
PGAS Typ 2 tritt sowohl als Erbkrankheit als auch in 50% der Fälle sporadisch auf und ist die häufigste PGAS-Form. Die Ursache ist unbekannt, es dominiert die NNR-Insuffizienz. Häufig kommt es zusätzlich zu Autoimmunthyreoiditis, Diabetes mellitus Typ 1 und Hypogonadismus.

PGAS Typ III

Betrifft nicht die NNR. Häufige Manifestationen sind Thyreoiditis zusammen mit Diabetes mellitus Typ 1, aber auch mit perniziöser Anämie oder Vitiligo.

PGAS Typ IV

Hierunter wird eine autoimmune NNR-Insuffizienz in Kombination einer anderen Autoimmunerkrankung (z. B. RA, Vitiligo, AIH) verstanden, die nicht in die obigen Syndrome passt.

Zusammenfassung

* Autoimmunreaktionen gegen endokrine Drüsen sind ausgesprochen häufig.
* Hashimoto-Thyreoiditis (chron. lymphozytäre Thyreoiditis) tritt sehr häufig bei älteren, M. Basedow (durch TSH-Rezeptor-Antikörper) bei jüngeren Menschen auf.
* Zerstörung der Nebennieren führt zum M. Addison mit typischen Krisen und Hyperpigmentierung.
* Diabetes mellitus Typ 1 entsteht durch Zerstörung der β-Zellen des Pankreas.

Virusassoziierte Tumoren und Tumorimmunologie

Unter Immunsuppression, vor allem bei AIDS und nach Transplantationen, kann es zu einer erhöhten Inzidenz von Tumorerkrankungen kommen. Diese Tumoren sind meist durch Viren induziert und ihr Auftreten reflektiert die Unfähigkeit, Virusinfektionen zu kontrollieren.

Je stärker die Immunsuppression, desto höher die Wahrscheinlichkeit, diese Tumoren zu bekommen. So wird bei Herztransplantation stärkere Immunsuppression verwendet und es kommt öfter zu PTLD (s. u.).

Papillomaviren

HPV infizieren vor allem muköse Epithelien und können diese transformieren. Zuerst kommt es meist zu einer Dysplasie (Condylomata acuminata; Abb. 1), die bei Gesunden abheilt. Bei HIV-Positiven spielt nicht nur die Immunsuppression, sondern auch der Lebensstil eine Rolle.

Das Zervix-Ca wird durch HPV verursacht und war noch vor einem Jahrhundert eine der Haupttodesursachen der Frau. Durch Einführung des Zervixabstrichs kann der Tumor nun früh erkannt und oft geheilt werden. Inzwischen gibt es eine Impfung gegen die Hauptserotypen von HPV (vor allem 16 und 18), die zu Karzinomen führen. Das Zervix-Ca tritt bei Patientinnen mit Immundefekten gehäuft auf und ist eine der AIDS-definierenden Erkrankungen.

Im Analbereich tritt vor allem bei HIV-positiven Männern, die Sex mit Männern haben, das Anal-Ca auf. Auch Kopf-Hals-Tumoren sind öfter HPV-positiv. Vor allem Plattenepithelkarzinome treten bei der genannten Gruppe von Männern gehäuft auf. Sowohl Vaginal-/Vulva-Ca, Tonsillen-Ca, Konjunktiva-Ca und Penis-Ca kommen bei HIV-Positiven gehäuft vor.

Herpesviren

Lymphome

Es kommt fast ausschließlich zu hochmalignen Non-Hodgkin-Lymphomen (NHL), entweder vom diffus großzelligen oder vom Burkitt-Typ.

Schon seit Langem zählt das primäre zerebrale Lymphom zu den AIDS-definierenden Erkrankungen. Es tritt meist bei stärkerer Immunsuppression als das NHL auf.

NHL sind meistens vom B-Zell-Typ und mit EBV assoziiert. Sie treten in zwei Dritteln der Fälle extranodal auf, vor allem gastrointestinal, im Knochenmark, hepatisch und pulmonal.

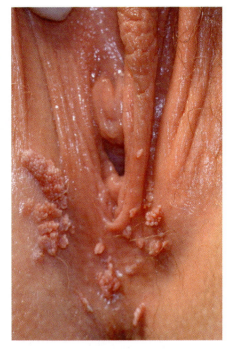

Abb. 1: HPV-assoziierte Condylomata acuminata. [2]

Posttransplantationslymphome (PTLD; Abb. 2) treten nach Organtransplantation, vor allem bei hohen Dosen von Immunsuppressiva, auf. Auch sie sind typischerweise Ausdruck der Unfähigkeit, EBV-Infektionen effektiv zu bekämpfen.

Kaposi-Sarkom

Das Herpesvirus HHV-8 kann bei lang andauernder Immunsuppression zu kutanen Hämangiomen, dem sog. Kaposi-Sarkom, führen. Dieses tritt selten bei AIDS (epidemische Form) und nach Organtransplantation auf. Es kommt ohne offensichtlichen Immundefekt spontan in Afrika (endemische Form) und im Mittelmeerraum (klassische Form) vor. Vor allem bei Patienten aus diesen Regionen kommt es bei Immunsuppression gehäuft zu dem Sarkom.

Klinisch finden sich in 90% angiomatöse, kutane Läsionen vor allem an den Beinen, die zu einem Lymphödem führen können. Selten kann es nur viszerale Manifestationen geben.

Hepatitisviren

Eine chronische Hepatitis kann nach Jahrzehnten zu knotigen Veränderungen mit benignen und oft auch malignen Proliferationsherden (hepatozelluläres Karzinom) führen. Die Ursache der chronischen Hepatitis ist dabei weniger wichtig, meist handelt es sich um chronische Hepatitis-C- und -B-Infektionen, selten um Autoimmunhepatitis. Die chronische, über Jahrzehnte andauernde Entzündung und der andauernde Regenerationszustand sind für die erhöhte Tumorinzidenz verantwortlich. Die Inzidenz von Leberkarzinomen kann stark durch Hepatitis-B-Impfungen gesenkt werden. Dies ist vor allem in Ländern mit hoher Hepatitis-B-Durchseuchung, z. B. in Asien, sehr erfolgreich.

Exkurs: Krebs und Immunsystem

Das Immunsystem bekämpft Infektionen und kann daher auch virusinduzierte Tumoren erkennen. Es kann jedoch nicht die Entstehung der meisten nicht virusinduzierten Tumoren verhindern. Selbst wenn sich schwache T-Zell-Antworten entwickeln, kommen diese in der Regel zu spät und sind oft ein Nebenphänomen des Entzündungsprozesses eines großen Tumors. Auch tumorreaktive Antikörper können im Rahmen eines solchen Nebenprozesses entstehen. Das Immunsystem ist aber technisch durchaus in der Lage, auch größere Tumoren zu zerstören, was z. B. durch adoptiven T-Zell-Transfer in klinischen Studien zurzeit getestet wird.

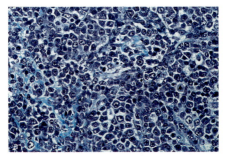 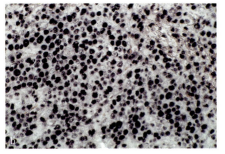

Abb. 2: PTLD: a) monomorphes Infiltrat blastärer Lymphozyten. b) Die Mehrzahl der Zellen sind EBV-infiziert (In-situ-Hybridisierung für EBV). [1]

Therapien und therapieassoziierte Erkrankungen

Tumor	AIDS-Patienten				HIV+, mit wenig AIDS-Patienten	AIDS-Patienten	
	SIR 1980 – 1989[1]	SIR 1990 – 1995[1]	SIR 1996 – 2002[1]	SIR 1990 – 2003[2]	SIR 1985 – 2003[3]	RR pro 100 CD4-Zell-Abfall[2]	P[2]
AIDS-definierende Tumorerkrankungen							
Kaposi-Sarkom	52 900 (N=2733)	22 100 (N=4637)	3640 (N=494)	258 (n=1937)	192 (N=262)	1,36	< 0,001
Immunoblastisches Lymphom	140,5 (N=208)	94,9 (N=451)	59,5 (N=44)	134 (N=201)	76,4 (N=214)	1,64	< 0,001
Burkitt-Lymphom	57,4 (N=38)	52,8 (N=88)	49,5 (N=39)	103 (N=35)		0,91	0,61
Andere hochmaligne NHL				72,2 (N=43)		0,86	0,39
Mittelmaligne NHL	70,8 (N=592)	46,6 (N=1506)	17,1 (N=255)	67,1 (N=384)		1,43	< 0,001
Niedrigmaligne NHL				4,2 (N=12)		0,96	0,92
Zervix-Ca, invasiv	7,7 (N=10)	4,2 (N=34)	5,3 (N=30)	8,8 (N=26)	8,0 (N=6)	1,08	0,74
Zervix-Ca, in situ				9,3 (N=77)		0,88	0,37
Andere Tumorerkrankungen							
Hodgkin-Lymphom	7,0 (N=24)	8,1 (N=77)	13,6 (N=72)	11,0 (N=33)	17,3 (N=18)	0,78	0,20
Magen-Ca	1,2 (N=4)	0,9 (N=11)	1,8 (N=14)		1,7 (N=2)		
Kolon-Ca	0,9 (N=11)	0,8 (N=37)	1,0 (N=36)		1,9 (N=4)		
Anal-Ca	18,3 (N=11)	20,7 (N=53)	19,6 (N=43)	49,9 (N=23)	33,4 (N=5)	0,87	0,43
Hepatozell-Ca	2,4 (N=3)	4,0 (N=27)	3,3 (N=20)		7,0 (N=5)		
Pankreas-Ca	0,8 (N=2)	0,6 (N=6)	0,7 (N=0,5)		2,7 (N=2)		
Nierenzell-Ca	1,6 (N=6)	1,2 (N=19)	1,8 (N=21)		2,0 (N=2)		
Bronchial-Ca	2,5 (N=49)	3,3 (N=233)	2,6 (N=111)	2,8 (N=74)	3,2 (N=14)	1,06	0,68
Mamma-Ca	0,0 (N=0)	0,4 (N=14)	0,8 (N=28)	0,8 (N=10)	1,4 (N=5)	0,56	0,1
ZNS-Tumoren	3,7 (N=13)	0,4 (N=4)	0,5 (N=3)	2,2 (N=10)	2,9 (N=4)	2,06	0,1
Oropharynx-Ca	1,2 (N=8)	2,4 (N=61)	2,1 (N=31)	2,2 (N=28)	4,1 (N=11)	0,70	< 0,001
Prostata-Ca	0,9 (N=8)	0,5 (N=39)	0,5 (N=36)	0,5 (N=14)	1,4 (N=3)	0,83	0,53
Hoden-Ca	2,0 (N=11)	1,5 (N=22)	0,7 (N=5)	1,4 (N=11)	1,6 (N=6)	1,04	0,92
Melanom	1,2 (N=8)	1,2 (N=25)	1,0 (N=12)	1,9 (N=14)	1,1 (N=4)	0,89	0,70
Leukämien	3,1 (N=7)	1,3 (N=11)	2,2 (N=11)		1,8 (N=2)		
Plasmozytom	2,7 (N=4)	2,2 (N=15)	2,2 (N=11)		5,5 (N=2)		

■ Tab. 1: Standardisierte Inzidenzverhältnisse (SIR) und relatives Risiko (RR, abhängig von CD4-Zell-Konzentrationsveränderung), bei den häufigsten Tumorerkrankungen. Dunkelblau markiert sind virusinduzierte, blau markiert sind nicht virusinduzierte Tumorerkrankungen. Hellblaue Markierung zeigt erhöhte Inzidenz bei AIDS-Patienten, vor allem durch Lebensstil. Daten nach 1: Engels et al. 2006, 3: Clifford et al., 2005 und 2: Mbulaiteye et al., 2003.

Die größten Studien betreffen AIDS-Patienten, in denen man eine erhöhte Inzidenz von virusinduzierten Tumoren (u. a. AIDS-definierende Tumoren), jedoch nicht von nicht virusinduzierten Tumoren nachweisen konnte (■ Tab. 1). Patienten mit dauerhafter Immunsuppression sind weniger geeignet, da manche Pharmaka das Risiko für Malignome erhöhen.

Die Studien zeigen auch, dass die Inzidenz stark von der T-Helferzell-Konzentration abhängt und dass bei Immunrekonstitution durch HAART (s. Seite 55) die Inzidenz für diese Tumorerkrankungen wieder sinkt. Dagegen bleibt das Risiko, an nicht virusinduzierten Tumoren zu erkranken, konstant, unabhängig von T-Zell-Zahl oder Therapie. Diese Unabhängigkeit von der Immunkompetenz ist besonders interessant, da z. B. Lungenkrebs etwas häufiger bei AIDS-Patienten vorkommt, was somit auf einen risikoreicheren Lebensstil zurückzuführen ist.

Auch ist der Einfluss der HAART erkennbar. Wenn das Risiko gegenüber der Normalbevölkerung in den 80er-Jahren für AIDS-Patienten, an Kaposi-Sarkom zu erkranken, noch 53 000-mal höher war, ist es aktuell nur noch etwa 200-fach erhöht.

Zusammenfassung

✖ Es gibt eine Reihe von virusinduzierten Tumorerkrankungen, die bei Immunsupprimierten häufiger vorkommen.

✖ Das durch HHV-8 induzierte Kaposi-Sarkom kommt seltener, papillomvirusassoziierte Karzinome sogar relativ häufig sporadisch vor, beide zeigen aber bei Immunsupprimierten eine höhere Inzidenz.

✖ EBV-assoziierte Lymphome sind seltener sporadisch und treten vor allem bei lang andauernder Immunsuppression auf.

Allogene Knochenmarktransplantation und GvHD

Auch wenn ein Teil der akuten Leukämien mittlerweile mit zytostatischer Therapie gut behandelbar und teilweise heilbar ist, stellt die allogene Knochenmarktransplantation (Allo-KMT) oft die einzige Möglichkeit zur langfristigen Heilung von rezidivierenden Leukämien bzw. von Leukämien mit besonders ungünstigem Risikoprofil dar. Aggressive akute Leukämien können anhand molekularer Risikofaktoren erkannt werden. Neben akuten Leukämien ist die Allo-KMT vor allem bei der CML effektiv, wird aber aufgrund der Therapie mit BCR-ABL-Inhibitoren nur noch selten dort angewandt. Bei der CLL und bei Plasmozytomen mit bestimmten chromosomalen Veränderungen sowie bei schweren Autoimmunerkrankungen kann eine Transplantation auch sinnvoll sein.

Die Allo-KMT hat mit 10–30% eine der höchsten behandlungsabhängigen Mortalitäten. Die nun häufiger eingesetzte, nicht myeloablative Allo-KMT hat eine geringere akute Mortalität und wird auch zur Therapie schwerer Autoimmunerkrankungen und genetischer Defekte eingesetzt; das Risiko für Graft-versus-Host-Disease (GvHD) ist jedoch nach wie vor hoch.

Eine schwerwiegende Nebenwirkung bei Transplantationen stellt die GvHD dar. Sie entsteht durch Reaktionen der Spender-T-Zellen mit Empfängergewebe und kann tödlich verlaufen.

Spendersuche und Knochenmarkgewinnung

Man unterscheidet drei Typen von KMT:

- syngene KMT, also von genetisch identischen, jedoch unterschiedlichen Spendern (eineiige Zwillinge)
- autologe KMT (Rückgabe von körpereigenen Stammzellen)
- allogene KMT (Gabe von fremden Stammzellen). Hier kann man Familienspender (Teilübereinstimmung der Minor-Antigene) von Fremdspendern unterscheiden.

Die autologe KMT wird meist zur Dosissteigerung von zytostatischer Therapie eingesetzt. Bei der Allo-KMT kommt der Graft-versus-Leukämie-Effekt (GvL) hinzu, sodass sie besonders zur Therapie von Leukämien geeignet ist. Je immunologisch „fremder" der Spender ist, desto stärker ist der GvL-Effekt, aber auch das GvHD-Risiko (Abb. 1). Man wählt bevorzugt Spender aus, deren MHC-Gene alle identisch zu denen des Empfängers sind. Dazu gibt es große Datenbanken, sodass meist ein Fremdspender gefunden wird.

Besser ist jedoch ein passender Familienspender, da hier auch Minor-Antigene teilweise gleich sind und das Risiko einer GvHD am geringsten ist. Falls kein vollständig passender Spender gefunden werden kann, kann eine Varianz im HLA-C-Gen akzeptiert werden. Sehr selten kann eine haploidente Transplantation durchgeführt werden; hier passen die Hälfte der MHC-Moleküle, mit stark erhöhter Mortalität.

Die Knochenmarkzellen werden meist beim Spender nach G-CSF-Stimulation aus dem Blut aussortiert (Apherese). Dabei erhält man ein Gemisch aus mononukleären Zellen mit ≈5% CD34-Zellen; der Rest sind v.a. Monozyten und Lymphozyten. Vor wenigen Jahren wurde versucht, die Spender-T-Zellen durch magnetische Zellsortierung zu entfernen, um das GvHD-Risiko zu senken. Dies führt aber zu einem häufigeren Transplantatversagen und auch zu geringerem GvL-Effekt, sodass man davon abgekommen ist. Das Transplantat wird dem vorkonditionierten Empfänger als PBMZ-Gemisch infundiert. Da der Empfänger schon Tage zuvor konditioniert wurde, benötigt er unbedingt die CD34-Zellen des Spenders. Klappt in seltenen Fällen die G-CSF-Mobilisierung nicht, wird das Knochenmark mittels Punktion aus dem Beckenkamm gewonnen.

Konditionierung und Verlauf

Es gibt hauptsächlich zwei Varianten der Transplantation: myeloablative und nicht myeloablative. Die erste führt zu einer vollständigen Zerstörung fast aller Knochenmarkzellen des Empfängers, der zweite Ansatz ist milder und erhält eine Rest-Empfänger-Hämatopoese. Der Empfänger wird beim myeloablativen Ansatz mittels hoch dosierter zytostatischer Therapie und meist durch Ganzkörperbestrahlung konditioniert. Es werden 10 Gy Gesamtkörperdosis appliziert. Die LD50 beim Menschen liegt bei 4,5 Gy, es handelt sich also um eine tödliche Dosis. Zähne und Lunge müssen geschützt werden; meist kommt es zu einer sehr schmerzhaften Strahlenmukositis, die mit Morphin behandelt werden muss. Nach der zytostatischen Therapie erfolgt die Bestrahlung an drei aufeinanderfolgenden Tagen, die Transplantation am vierten Tag. Nach etwa drei Wochen kann man im Blut die ersten Leukozyten nachweisen. In der Zwischenzeit sind die Patienten stark infektionsgefährdet und müssen isoliert werden.

Bei nicht myeloablativen Transplantationen (fälschlicherweise häufig als „Mini-Transplantation" bezeichnet) fehlt die aggressive Chemotherapie, es werden neuere Zytostatika mit Anti-T-Zell-Immunglobulinen kombiniert. Der Therapieeffekt beruht v.a. auf dem GvL-Effekt. Dabei erkennen T-Zellen des Spenders Antigene auf den Leukämiezellen und zerstören sie. Diese Antigene sind in der Regel sog. „Minor"-Antigene, d.h., sie zeigen trotz der HLA-Kompatibilität Unterschiede im Spender bzw. Empfänger (Polymorphismen). Meist werden Antigene erkannt, die von Leukämiezellen und von Zellen der Hämatopoese exprimiert werden. Der GvL-Effekt führt also neben der Kontrolle der Leukämie auch zu einer meist vollständigen Suppression der Empfänger-Hämatopoese. Es kommt zuvor zu

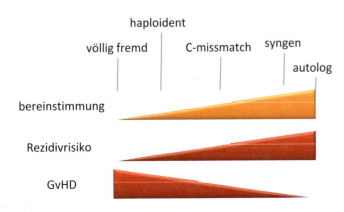

Abb. 1: Schema zur inversen Korrelation des Rezidivrisikos und GvHD je nach Übereinstimmung.

Therapien und therapieassoziierte Erkrankungen

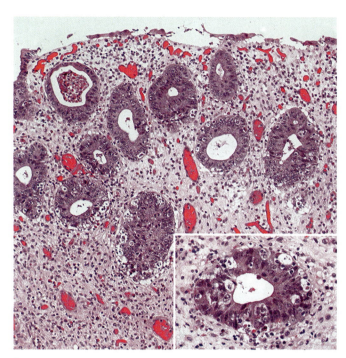

Abb. 2: GvHD des Rektums. Entzündliche Infiltration führt zu Kryptenveränderungen mit Nekrosen. [1]

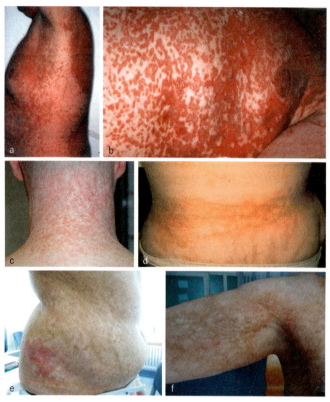

Abb. 3: Formen der Haut-GvHD: a) und b) schwere akute Haut-GvHD mit makulopapulösen bis ulzerierenden Erythemen, c) bis f) chronische Haut-GvHD, die zu Strikturen und sklerodermieähnlicher Hautverdickung führt. [Mit freundlicher Genehmigung von Prof. Dr. R. Arnold und Dr. S. Neuburger, Charité Universitätsmedizin Berlin]

einem meist transienten Chimärismus mit Spender- und Empfängeranteilen in Knochenmark, Hämatopoese und Blut.

GvHD

Man unterscheidet akute GvHD von chronischer (100 Tage nach Transplantation auftretend).
Die akute GvHD betrifft meist die Haut und beginnt als leicht erhabenes, makulopapuläres Exanthem. Es tritt anfangs im Nacken, an den Ohren, Schultern, Handflächen und Fußsohlen auf. Es kann bis zu bullösen oder blutenden Formen fortschreiten. Auch kann es zur Beteiligung von Leber und Darm mit Cholestase, Diarrhö und Bauchkrämpfen kommen.

Hauptmanifestation der chronischen GvHD in absteigender Häufigkeit sind Haut, Leber, Gastrointestinaltrakt und Lunge (Abb. 2 und 3). Die Haut-GvHD ist besonders häufig und ähnelt bei schwerem Verlauf der Sklerodermie (s. Seite 75). In der Leber dominiert eine Hepatitis mit leichtem Transaminasen, es kann jedoch auch zu Cholestasen der kleinen Gallengänge kommen. Sowohl im Gastrointestinaltrakt als auch in der Lunge finden sich vermehrt Fibrose und damit Funktionseinschränkungen wie Dysphagie, Malabsorption und Belastungsdyspnoe. In der Lunge kommt es oft zur Bronchiolitis obliterans.
Die chronische GvHD schränkt die Lebensqualität stark ein und erfordert langfristige Therapie mit Immunsuppressiva. Dadurch leiden viele Patienten an rezidivierenden Infektionen.

Zusammenfassung

* Knochenmarktransplantation ermöglicht durch Therapieintensivierung und GvL-Effekt die Behandlung ansonsten tödlicher Leukämien.
* Die Mortalität aufgrund von Infektionen und GvHD ist jedoch hoch.

Therapie der Autoimmunerkrankungen I

Steroide

In den nächsten Kapiteln werden die gängigsten Immunsuppressiva, Steroide und Zytostatika kurz vorgestellt. Die Therapie mit monoklonalen Antikörpern wurde bereits auf Seite 32, spezielle Medikamente (DMARD) für die Therapie der RA wurden auf Seite 69 behandelt.
Bei der Organtransplantation und zunehmend bei Autoimmunsyndromen werden Kombinationen eines Calcineurininhibitors, eines Purinantagonisten und/oder eines Steroids angewandt.

Anwendung von Steroiden

Eine Entzündung ist eine lokale Reaktion auf Schädigung, die, falls sie systemisch auftritt, jedoch zu lebensbedrohlichen Zuständen führen kann. Im Gegensatz zur Apoptose führt jede Zellzerstörung zu Entzündungsreaktionen. Gegenreaktion ist u. a. die vermehrte Ausschüttung von Kortisol. Steroide werden in der Endokrinologie, Notfallmedizin, Neonatologie und fast bei jeder Autoimmunreaktion eingesetzt. Anwendung zur Immunsuppression finden aufgrund der geringeren mineralotropen Aktivität v. a. die Glukokortikoide Methylprednisolon und Dexamethason (❙ Tab. 1). Sie führen meist zu geringen Elektrolytstörungen. Vor allem Dexamethason wirkt auch bei neuropathischen Schmerzen lindernd.
Die ACTH-Suppression führt zur Nebenniereninsuffizienz; nach längerer Steroidtherapie dürfen Steroide nicht einfach abgesetzt werden, da die Nebennieren verkümmern und nicht in der Lage sind, adäquat auf den ACTH-Stimulus zu reagieren. Die Dosis-

reduktion nach längerer Therapie (mind. 3 Wochen) sollte z. B. alle zwei bis drei Tage um 2 mg erfolgen, in der letzten Woche erfolgt die Einnahme von 2 mg Methylprednisolon jeden zweiten Tag.

> Mangel an Kortisol vor allem durch die iatrogen verursachte Nebenniereninsuffizienz kann zu adrenalen Krisen führen. Es sollte also bei jedem Patienten unter chronischer Steroidtherapie an einen höheren Bedarf bei Infekten, Traumata etc. gedacht werden!

Da morgens vor dem Erwachen die physiologische Kortisolkonzentration am höchsten ist, sollten die Steroide vor allem morgens gegeben werden (z. B. 66 % der Dosis morgens, 33 % mittags). Dies führt zu einer geringeren Störung der ACTH-Sekretion, vor allem wenn nur jeden zweiten Tag Steroide gegeben werden. Soweit möglich, sollten Steroide lokal angewendet werden, um Nebenwirkungen zu minimieren (z. B. bei Atemwegserkrankungen durch inhalative Steroide).

Wirkungsmechanismus

Steroide binden im Zytoplasma an den Kortisol-Glukokortikoid-Rezeptor, der daraufhin aktiviert und in den Zellkern transportiert wird. Dort bindet er als Homodimer an DNA-Motive, die GRE, und führt zur Veränderung der Genexpression. Praktisch für alle Zytokin- und Rezeptorgene wurde eine veränderte Expression unter Steroiden gezeigt.
Der Steroidrezeptorkomplex interagiert auch mit anderen Proteinen, u. a. dem NF-κB.

Diese Interaktion findet auch bei geringer Steroidkonzentration statt, selbst wenn die GRE-Gentranskription noch nicht geändert wird, und führt zur Reduzierung von NF-κB-abhängigen Transkripten. Auch wird der Inhibitor von NF-κB, IκB, transkriptorisch mittels GRE induziert und NF-κB so über diese beiden Mechanismen blockiert. NF-κB ist ein Transkriptionsfaktor, der eine Vielzahl von Zytokinen reguliert; die Reduktion der NF-κB-Funktion stellt so einen wichtigen immunsuppressiven Mechanismus von Steroiden dar.
Außerdem wirken Steroide v. a. in hohen Konzentrationen (Dexamethason auch in geringerer Dosis) direkt auf Zellmembranrezeptoren, die über Second messengers, also ohne Änderung der Genexpression, zu Reaktionen führen. In enorm hohen Dosen (1–2 g) lösen sich Steroide auch in der Zellmembran, stabilisieren diese und haben so eine antiödematöse Wirkung. Vor allem Lipid rafts, also Aktivierungskomplexe, können dadurch beeinflusst werden. Diese Effekte treten viel schneller ein als eine Transkriptionsänderung (die Stunden benötigt) und sind wohl für die rasche Wirkung hoher Steroiddosen verantwortlich.

> Der Abbau erfolgt über CYP3A4, sodass Steroide mit vielen Medikamenten interagieren können!

Akute Nebenwirkungen

Akute Nebenwirkungen treten selten auf. Es kann zu temporären Blutzuckerentgleisungen, Hypertension und Hypokaliämien kommen. Vor allem Patienten mit Diabetes und

	Relative Potenz	Äquivalenzdosis in mg	
Kortisol (Hydrokortison)	1,0	20	Deutliche mineralotrope Wirkung
Kortison	0,8	25	
Prednison	4,0	5	
Prednisolon	4,0	5	Mäßige mineralotrope Wirkung
Methylprednisolon	5,0	5	Praktisch fehlende mineralotrope Wirkung
Triamcinolon	5,0	4	
Clobetasolpropionat	20		Nur topische Anwendung, da wasserunlöslich
Betamethason	25	0,75	Praktisch fehlende mineralotrope Wirkung
Dexamethason	30–150	0,75	Fehlende mineralotrope Wirkung

❙ Tab. 1: Wirkstärken von Steroiden.

Vorerkrankungen sind gefährdet. Ein Blutzuckertagesprofil sollte angefertigt werden.
Vor allem bei Kindern und älteren Menschen kann es zu einer akuten Steroidpsychose kommen.

Chronische Nebenwirkungen

Die Nebenwirkungen sind stark dosisabhängig. Selbst bei der Gabe unterhalb der Cushing-Grenze von 7,5 mg/d kommt es im Mittel nach neun Jahren (unter 5 mg/d) zur ersten schweren Nebenwirkung. Bei Gabe von 5–10 mg/d kommt es im Mittel nach sechs Jahren, bei 10–15 mg/d nach ca. drei Jahren zur ersten schweren Nebenwirkung. Es gibt also scheinbar keine sichere Dosis; selbst geringe Dosen sollten streng indiziert sein. Bereits bei einer Gabe von geringeren Dosen länger als zwei Wochen kann es zur Nebenniereninsuffizienz kommen und die Steroide müssen ausgeschlichen werden (s. o.).
Bei lokaler Anwendung kann es aufgrund der guten Resorption vor allem bei hohen Dosen und längerer Behandlungsdauer auch zu systemischen Effekten kommen.
Die meisten Nebenwirkungen beruhen auf der veränderten Proteinsynthese und damit meist verlangsamter Zellteilung. Dadurch kommt es zu verlangsamtem Wachstum der mukokutanen Zellen, zu Heilungsstörungen und entsprechenden Symptomen.
Dermatologisch kommt es zu dünnerer Haut und dadurch zu Purpura, cushingoidem Habitus, Alopezie, Akne, Hirsutismus, Striae rubrae und Hypertrichose. Bei Patienten, die zusätzlich Cumarinderivate einnehmen, können sich massive Purpura bilden.
An den Augen kann es zu posteriorer, subkapsulärer Katarakt, erhöhtem Augeninnendruck bis zum Glaukom und Exophthalmus kommen. Steroide sollten Patienten mit bekannt erhöhtem Augeninnendruck nur unter strenger Kontrolle gegeben werden.
Kardiovaskuläre Nebenwirkungen sind Hypertension, Störungen der Serumlipoproteine, Arteriosklerose und sehr selten Arrhythmien.
Gastrointestinal kommt es vermehrt zu Gastritis, Ulzera, Pankreatitis, Steatohepatitis und selten Perforationen. Dies ist besonders bei gleichzeitiger Gabe von NSAR zu beachten.
Je nach Mineralokortikoidwirkung der Steroide kommt es durch aldosteronähnliche Wirkung zu Hypokaliämie und bei fast allen Steroiden zu Wassereinlagerungen, die zu Volumenverschiebungen führen.
Amenorrhö und bei schwangeren Frauen intrauterine Wachstumsverzögerungen sind bei höheren Dosen häufig. Fast immer kommt es zu einer Osteoporose und sogar zu avaskulären Knochennekrosen.
Steroide führen zu einer katabolen Stoffwechsellage, da sie den Intermediärstoffwechsel und damit den Abbau von Proteinen fördern. Dieser Abbau soll Aminosäuren als Substrate zur Glukoneogenese bereitstellen und führt vor allem bei älteren Patienten und (z. B. durch Tumor verursacht) Patienten mit kataboler Stoffwechsellage zu einer Myopathie. Glukoneogenese und Insulinresistenz führen zu Blutzuckerentgleisungen und es kann bis zur Induktion eines Diabetes mellitus Typ 2 kommen.
Neuropsychiatrisch kommt es wechselhaft zu Pseudotumor cerebri, Euphorie, Dysphorie, Psychosen und Depression. Ursächlich sind die bisher wenig charakterisierten Neurosteroidrezeptoren und die Veränderungen im limbischen System, v. a. des Hippocampus mit mnestischen und kognitiven Beeinträchtigungen.
Durch die Immunsuppression ist die Infektanfälligkeit erhöht. Vor allem Candidainfektionen treten gehäuft auf. Bei Dosen unter 10 mg/d ist das Risiko nur 1,5-fach, bei Dosen über 40 mg/d etwa achtfach erhöht.

Minimierung von Nebenwirkungen

Selten wird eine Pulstherapie mit hoch dosierter Gabe über 3–5 Tage angewendet. Um den biologischen Effekt zu verbessern, sollte die Dosis trotz fehlender Nebenniereninsuffizienz über wenige Tage rasch ausgeschlichen und nicht einfach abgesetzt werden. Häufiger, vor allem bei RA, wird eine kontinuierliche Therapie gegeben. Alternierende Gabe an jedem zweiten Tag mit der doppelten Dosis kann vor allem kosmetische Nebenwirkungen wie den cushingoiden Habitus verringern (bei Erwachsenen häufig nicht erfolgreich).
Da auch Prednisolondosen von unter 5 mg/d zu Osteoporose führen, sollte jeder Patient zusätzlich Kalzium und Vitamin D erhalten. Bei starker Osteoporose können Bisphosphonate eingesetzt werden. Im Idealfall wird die Knochendichte jährlich mittels Densitometrie gemessen und bei stark erhöhtem Frakturrisiko die Steroidtherapie umgestellt.
Körperliche Aktivität reduziert das Risiko für Osteoporose und Myopathie und sollte allen Patienten empfohlen werden.
Patienten, die bereits eine Vorgeschichte mit gastrointestinalen Ulzera haben, können von einem Protonenpumpenhemmer profitieren.

Zusammenfassung

- Steroide werden häufig bei Autoimmunerkrankungen angewendet, führen aber zu einer Vielzahl von Nebenwirkungen, die teilweise minimiert werden können.
- Vor allem Osteoporose sollte überwacht und durch Gabe von Vitamin D, Kalzium und möglicherweise Bisphosphonaten minimiert werden.
- Aufgrund der NNR-Atrophie dürfen Steroide nach längerer Einnahme nicht einfach abgesetzt werden.

Therapie der Autoimmunerkrankungen II

Calcineurininhibitoren

Wirkmechanismen

Die Calcineurininhibitoren wurden aus Pilzen isoliert und blockieren die Transkription von verschiedenen Zytokinen, vor allem von IL-2 in T-Helferzellen. Ciclosporin (CyA) ist ein zyklisches, lipophiles Peptid mit elf Aminosäuren. Es wurde in den 80er-Jahren zugelassen und ermöglichte erstmals eine ausreichende Immunsuppression zur Organtransplantation. Tacrolimus (auch als „FK506" bezeichnet) ist ein Makrolid-Antibiotikum und wurde in den 90ern zugelassen (■ Tab. 1). CyA bindet an die Cyclophiline, Tacrolimus an die FK-Bindungsproteine (FKBP12), die indirekt Calcineurin blockieren. Dadurch können Transkriptionsfaktoren nicht in den Zellkern gelangen und die Expression von IL-2R und von Zytokinen wie IL-2, TNFα, IL-3, IL-4, CD40L, GM-CSF und IFNγ wird gehemmt.

Da neu aktivierte T-Zellen stark von IL-2 abhängig sind, können sie anerg werden oder durch Apoptose sterben. Weitere Mechanismen sind der Wegfall von GM-CSF, das antiapoptotisch auf T-Zellen wirkt, und von IL-4, das vor allem zur Th2-T-Antwort benötigt wird. Dies führt zu einer verringerten humoralen Antwort, auch durch Wegfall von CD40L. Die Effektormechanismen werden ebenfalls stark reduziert, da TNFα und IFNγ zum Abtöten von Zielzellen in der zellvermittelten Zytolyse benötigt werden. Es gibt noch eine Vielzahl weiterer immunsupressiver Wirkungen, die aber sehr komplex sind (Prolaktinhemmung, Hemmung von AT-1 und NF-κB sowie von IL-6 und IL-15). FK506 führt zu geringeren Rejektionsraten, weist möglicherweise eine zehn- bis 100-fach stärkere Suppression der T-Zellen und eine etwas geringere Toxizität mit geringeren Infektionsraten als CyA auf.

Pharmakologie und Nebenwirkungen

Die Nebenwirkungen sind stark dosisabhängig, sodass Talspiegelbestimmungen erfolgen müssen. Beide Substanzen werden von Erythrozyten aufgenommen (Halbwertszeit CyA: 19 h, Tacrolimus: 9 h). Beide werden über Cytochrom P450 metabolisiert und Interaktionen mit anderen Pharmaka führen zu enormen Spiegelentgleisungen. Der Spiegel wird u. a. erhöht bei Gabe vom Azolen, Makroliden, Allopurinol, MCP, Amiodaron sowie Steroiden und u. a. gesenkt durch Carbamazepin, Rifampicin, Octreotid und Phenytoin. CyA ist nicht liquorgängig, scheinbar auch nicht bei Schrankenstörungen. FK506 ist dagegen gut ZNS-gängig.

Nebenwirkungen umfassen grippale Symptome (≈20%), Myalgie (≈20%), Bluthochdruck (8–53%), Ödeme (5–14%), Hirsutismus (21–45%), Hypertrichose (5–19%), Hyperlipidämie (15%), Nausea (23%), Diarrhö (2–13%), Gingivahypertrophie (2–16%), abdominale Beschwerden (1–15%) und erhöhte Infektionsfrequenz (3–40%) mit Sepsis. Nephrotoxizität tritt in ≈10–40% der Fälle auf, Kreatininerhöhungen werden in über 50% angegeben.

Neurologisch treten v. a. bei FK506 häufig Tremor (7–55%) und Kopfschmerzen (2–25%), selten starke neurologische Nebenwirkungen (Krampfneigung, Enzephalopathie) auf. Vor allem FK506 und seltener CyA führen zur Entstehung eines Diabetes und beide führen zu Hypomagnesiämie und Hyperkaliämie. CyA kann zu Osteoporose führen und hat außerdem mutagene Eigenschaften; es ist davon auszugehen, dass das Tumorrisiko erhöht ist.

Purinantagonisten

Eigentlich korrekter wäre die Bezeichnung „Purinstoffwechseltoxine". Da die Leukopoese purinabhängig ist, führen diese Substanzen dosisabhängig zu Leukopenien und hemmen die T- und B-Zell-Proliferation. Dosisreduktion sollte bei Leukozyten < 4000/µl erfolgen, Absetzen ist bei < 3000/µl erforderlich.

Mykophenolat Mofetil (MMF)

MMF hemmt die Inosinmonophosphatdehydrogenase Typ II und scheinbar so auch die Proliferation von Fibroblasten. Seit den frühen 90ern ist es für Organtransplantation zugelassen und wird zunehmend zur Steroidersparnis bei rheumatischen Erkrankungen eingesetzt. Es fehlen größere randomisierte Studien. Einzige Ausnahme ist die LN, bei der große Studien positiv ausfielen. MMF führt hier zu höheren Remissionsraten bei niedrigerer Infektionsrate als Cyclophosphamid (beides plus Steroid). Es wurde bei LN als gleichwertig zu AZA in Erhaltungstherapie gezeigt. In kleineren Studien konnte ein Ansprechen von hämatologischen Manifestationen bei SLE gefunden werden. MMF ist bei IgA-Nephropathie ineffektiv und kann zu Kolitis führen, sodass es bei entzündlichen Darmerkrankungen nicht eingesetzt werden sollte (■ Tab. 1).

Dosis ist 1–3 g/d in Autoimmunerkrankungen, was zu nur leichten gastrointestinalen Nebenwirkungen (leichte Nausea und Diarrhö in 30%) und Infektionen (23%, schwere in 4%) führt. MMF ist teratogen.

Azathioprin (AZA)

AZA wird bei RA und anderen Autoimmunerkrankungen seit über 30 Jahren eingesetzt, vor allem zur Steroidersparnis (■ Tab. 1). Startdosis ist meist 50 mg/d im ersten Monat und sollte bei Ausbleiben von Nebenwirkungen in 50-mg-Schritten jeden Monat gesteigert werden, bis eine Dosis von bis zu 4 mg/kg/d erreicht ist. Eine erste Wirkung ist meist nach einigen Wochen zu erwarten. 10% der Patienten entwickeln nach einigen Wochen grippeähnliche Nebenwirkungen mit Fieber, Nausea und Erbrechen, die ein Absetzen erfordern. AZA ist teratogen und führt zu benigner MCV-Erhöhung. In seltenen Fällen können NHL entstehen. Eine schwere Komplikation ist die Pankreatitis. Leberenzyme und Blutbild müssen vor allem in den ersten sechs Monaten häufig kontrolliert werden.

	Ciclosporin	Tacrolimus	MMF	AZA
Rheumatoide Arthritis	Effektiv wie Chloroquin (N=44, 1996, RCT), Progression↓ vs. Plazebo (N=122, 1994 und N=361, 1996, RCT)	Teilremission vs. Plazebo (N=464, 2003, RCT) Teilremission vs. Plazebo (N=212, 2004, RCT)	Einzelne CR positiv, größere Studie fehlt	Mehrere ältere RCT, Ansprechen ≈50%, in Kombination anzuwenden
Psoriasis	Besser als Etretinat; hocheffektiv (1,25 – 5 mg/kg/d) vs. Plazebo (N=597, 2001, Meta aus 3 RCTs)	Oral effektiv vs. Plazebo (N=50, 1996, RCT) Topisch effektiv vs. Plazebo (mehrere Studien)	Remission in 73% (N=11, 2001, OLT) Ineffektiv in schweren Formen, jedoch Linderung in Psoriasis arthropathica (N=11, 2000, OLT)	Gleich zu Steroid und MTX in Psoriasis arthropathica (N=18, RS, Meta)
Behçet	Ansprechen 95% (N=22, 1994, OLT) Verstärkt möglicherweise ZNS-Manifestation (N=317, 1999, OLT)	Remission bei Augenbeteiligung in 63% (N=8, 1994, OLT) Mehrere positive CR	Ineffektiv (N=6/30, 2001, OLT)	Effektiv bei Augenbeteiligung (N=48, RCT, Meta) Effektiv bei Ulzera und Arthritis (N=73, RCT)

	Ciclosporin	Tacrolimus	MMF	AZA
Polymyositis und Dermatomyositis	Teilremission in 29 Patienten (Σ aus 4 CR)	Mehrere positive CR Topisch effektiv bei Dermatomyositis (N=6, 2004, OLT)	Effektiv in resistenter Polymyositis (N=7, 2005, OLT)	Vor allem Kombination mit MTX (N=30, RCT, 1998)
SLE	Gleich effektiv zu AZA bei LN (N=75, 2006, RCT) Effektiv in Erhaltung, steroidsparend bei SLE (N=18, 2000, RCT) Besser als Cyclophosphamid oder AZA bei LN (N=22, 2006, RCT)	Topisch effektiv bei kutanem LE (einige positive CR) Remission in 89% bei LN (N=9, 2005, OLT) Minimal effektiv bei LN (N=6, 2007, OLT)	Remission in 83% in LN (N=213, OLT) Remission ↑ vs. Cyclophosphamid in LN (N=307, Meta) ≈80% Ansprechen mit Steroid in LN (N=151, Meta) Gutes Ansprechen von hämatologischen, jedoch nicht von dermalen Manifestationen (20 OLT, Meta, CR)	Erhaltungstherapie bei LN gleich zu MMF (2 CRT)
Systemische Sklerose	Fibrose↓ (N=10, OLT) Remission in ≈50% (N=16, 2000, RS)	Remission in ≈50% (N=8, 2000, RS)	Einzelne CR positiv, wohl effektiv durch antifibrotische Aktivität, größere Studie fehlt	Nicht effektiv in Erhaltungstherapie vs. Plazebo (N=45, RCT, 2006) Nicht effektiv in Dauertherapie vs. Cylophosphamid (N=60, RCT, 2006)
Aplastische Anämie	≈80% Remission mit ATG (ΣN=211, 3 OLTs) Remission in 75% mit ATG vs. 47% ATG allein (N=35, 1988, RCT)	Ø	Ineffektiv mit ATG/CyA vs. ATG/CyA allein (N=104, 2006, OLT)	Ø
Atopische Dermatitis	Oral etwas weniger effektiv vs. topischem Tacrolimus (N=30, 2004, RCT) Oral effektiver als PUVA (N=72, 2001, RCT) Oral effektiv vs. Plazebo (ΣN=337, 10 RCTs)	Topisch (0,1%) effektiv in 82% vs. Plazebo in 8% (N=215, 1997 RCT)	Remission in 93% (N=14, 2007, RS) Remission in 50% (N=20, 2007, OLT)	Effektiv vs. Plazebo (N=37, RCT, 2002) Effektiv in mehreren CR und Meta (ΣN=128 aus 8 Studien, 2001)
Colitis ulcerosa	Remission in 37% (N=32, 2000, OLT) Remission in 82% vs. Plazebo (N=20,1994, RCT) Ansprechen gleich, Remission aber länger als bei Steroid (N=30, 2001, RCT)	Remission in 19% vs. 9% bei Plazebo (N=63, 2006, RCT) Remission in 70% (N=27, 2008, OLT) Remission in 34% (N=38, 2002, OLT) Remission in 50% (N=6, 2007, OLT) Remission in 78% (N=32, 2008, RS)	Kontraindiziert aufgrund der gastrointestinalen Nebenwirkungen (MMF-Kolitis)	Erhöht Remissionsrate kaum (CR) Rezidive↓ mit Sulfalazin vs. Plazebo, führt zu Steroidsparen (6 CRT)
Pemphigus vulgaris	Remission↓ vs. Steroid, weniger effektiv als Cyclophosphamid (N=101, 2007, RCT) Nicht effektiver als Steroid (N=33, 2000, RCT)	Ø	Additive Wirkung zu Steroid (N=25, 4 OLTs), möglicherweise effektiv als Monotherapie (N=3, OLT)	Remission↓ vs. Steroid, weniger effektiv als Cyclophosphamid (N=101, 2007, RCT)
Topisch bei Sicca- bzw. Sjögren-Syndrom	Effektiv vs. Plazebo (N=877, 2000, RCT)	Ø	Ø	Ø
Steroidresistentes nephrotisches Syndrom (Minimalchange- und primäre fokale Glomerulosklerose)	Langzeitremission in 40% (N=36, 1994, OLT) Remission in 73% (N=11, 2001, OLT) Remission in 75% vs. Steroid allein (N=51, 2001, RCT)	Remission in 95% bei Kindern (N=22, 2008, OLT) Remission in 71% (N=21, 2007, OLT)	CR positiv, größere Studie fehlt Ansprechen 86% (N=43, OLT)	Kein signifikanter Effekt vs. Steroid (N=20 , CR, 1969) Ineffektiv bei 10a Follow-up (N=50, RS, 2006)
IgA-Nephropathie	GFR↓ vs. Plazebo (N=19, 1987, RCT) Nicht effektiv auf Immunkomplexe (N=22, 1991, RCT)	Wohl ineffektiv, da Rezidive nach Nierentransplantation trotz Tacrolimus (mehrere CR)	Nicht effektiv vs. Plazebo (ΣN=66, 2 RCTs) Minimale Proteinurie↓ vs. Plazebo (N=40, RCT)	In einigen Patienten effektiv (N=74, RS, 2003)
Steroidresistentes Asthma	Minimal steroidsparend in 50% (N=106, 2001, Meta)	Ø	Ø	Einige kleine CR, vor allem zur Steroidersparnis, RCT fehlt
M. Crohn	Verschlimmerung vs. Plazebo (N=305, 1994, RCT) Nicht effektiv vs. Plazebo (N=182, 1995, RCT)	Fistellinderung in 43% vs. 8% bei Plazebo (N=48, 2003, RCT) Remission in 42% (N=12, 2007, OLT) Remission in 60% (N=15, 2008, RS) Remission in 90% (N=10, 2005, RCT) Remission in 85% (N=13, 2001, OLT) Effektiv in Kombination mit AZA (N=11, 1999, OLT)	Kontraindiziert aufgrund der gastrointestinalen Nebenwirkungen (MMF-Kolitis) Gleiche Remissionsrate. weniger effektiv Rezidivprophylaxe vs. AZA (N=45, RS)	Jahrzehntelange klinische Praxis
Chronische Autoimmunhepatitis	Signifikant Transaminasen↓ (N=19, 2001, OLT) Remission bei Kindern in 80% (N=32, 1999, OLT)	Effektiv in steroidresistenten Fällen (N=11, RS, 2004) Effektiv in chronischen Fällen (N=21, OLT, 1995)	Etwa gleich effektiv wie Steroid, Remission in ≈84% (N=19, RS)	Effektiv in Kombination mit Steroid (einige CR) Effektiv (N=103, RS, 2001) Erhält Remission nach Steroidausschleichen (N=72, RS, 1995)
Uveitis	Gleich effektiv wie Steroid, Remission in 46% (N=56, 1991, RCT) Gleich effektiv wie Tacrolimus, jedoch mehr NW (N=37, 2005, RCT) Remission in 80% (N=52, 1985, OLT)	Gleich effektiv wie Ciclosporin, jedoch weniger NW (N=37, 2005, RCT) Remission in ca. 60% (N=16, OLT, 1994)	Scheinbar hocheffektiv in Rezidiv↓ und Steroiddosis↓ (N=106, RS)	Ø
Myasthenia gravis	Teilremisson in > 90% vs. Plazebo (ΣN=59, 2007, Meta von 2 RCT) Effektiv vs. Plazebo (N=39, 1993, RCT)	Ansprechen in ≈75% (ΣN=131, 5 OLTs) Ansprechen in ≈30% (N=212, RS) Verbessertes Ansprechen vs. Steroid (N=34, RCT)	Remission in 24/32 Patienten nach 1a (OLT), in 8/12 Patienten nach 6 Monaten (OLT) Nicht effektiv nach 9 Monaten (RCT N=176)	Steroidersetzend nach 3a (RCT N=44)
Refraktäre ITP	83% Remission (N=12, 2002, OLT) Langzeitremission (N=4, 1996, OLT) Remission in 80% (N=5, 1995, OLT)	Ø	80% Ansprechen (N=6, OLT)	In einzelnen CR bei resistenter ITP effektiv
Autoimmune hämolytische Anämie	Langzeitremission in refraktären Fällen (N=3, 1996, OLT)	Ø	100% Ansprechen (N=4, OLT)	Ø
ANCA-Vaskulitiden	Gängige Praxis als Erhaltungstherapie, keine RCT	Ø	In Nephritis Ansprechen von 73% (N=34, RS) In Vaskulitis Remission von 78% mit Steroid (N= 32, OLT) Rezidivprophylaxe gleich zu Steroid (N=11, OLT)	Effektiv als hoch dosierte Pulstherapie bei resistenten Fällen (N=6, CR, 2004) Wenig effektiv in Erhaltungstherapie (einige CR)
Takayasu-Krankheit	Ø	Ø	Remission in allen Behandelten (N=9, OLT)	Ø
Arteriitis temporalis	Ineffektiv vs. Steroid allein (N=22,1998, RCT)	Ø		Ø
Retroperitoneale Fibrose	Ø	Ø	Remission in 78% mit Steroid (N=9, OLT)	Ø

Tab. 1: Übersicht über die Behandlung von Autoimmunerkrankungen mit einigen gängigen Immunsuppressiva. RCT: randomisierte, kontrollierte Studie; OLT: Open-label trial oder nicht kontrollierte Studie; RS: retrospektive Studie/Analyse; HK: historische Kontrollen; CR: Case reports; Meta: Metaanalyse.

Therapie der Autoimmunerkrankungen III

Sirolimus

Sirolimus (Rapamycin) ist ein Makrolidantibiotikum, das aus S. hygroscopicus (von der Osterinsel: Rapa Nui) isoliert wurde.
Es bindet in der Zelle ähnlich wie Tacrolimus an FK-Bindungsproteine und inhibiert dann mTOR (mammalian target of rapamycin). Dadurch wird die Signalübertragung des IL-2- und des IL-15-Rezeptors blockiert und T-Zellen werden in einen Proliferationsarrest überführt. Es blockiert so direkt die zelluläre Proliferation und nicht wie die Calcineurininhibitoren primär die Zytokinsynthese. Auch B-Zellen werden über wenig klare Mechanismen blockiert.
In Autoimmunerkrankungen wurde es nur in Fallstudien eingesetzt, ist aber ein hochpotentes Immunsuppressivum und wurde z. B. als effektiv bei refraktärem Lupus (N=9, 2006, OLT) befunden. Es kann auch topisch bei Hauterkrankungen eingesetzt werden.

15-Deoxyspergualin (DSG)

DSG ist ein Derivat von Spergualin, das aus B. laterosporus isoliert wurde. Initial als Zytostatikum entwickelt, wurde es aufgrund seiner immunsuppressiven Wirkung bei Organabstoßungen und Glomerulonephritis eingesetzt. Es ist hochpotent mit geringen Nebenwirkungen und daher eine Alternative bei vorbehandelten Patienten mit Autoimmunsyndromen.
Der Wirkmechanismus ist unklar, jedoch kommt es zur Inhibition der IL-2-Synthese und zur Hemmung der T-Zell-Proliferation.
In einer kleinen Studie mit ANCA-Vaskulitis konnte in 15 der 20 Patienten eine Remission erreicht werden, bei refraktärer WG wurde in 42 von 44 Patienten eine Remission erreicht.

Leflunomid

Leflunomid ist ein Inhibitor der Pyrimidinnukleotidsynthese und blockiert so die Lymphozytenproliferation, Antikörper- und Zytokinsekretion (IL-2, IFNγ und TGFβ). Vor allem aktivierte T-Zellen werden blockiert, die Sekretion von IL-6 bleibt im Gegensatz zu MTX intakt. Es wird vor allem in Patienten mit RA eingesetzt.
Die eingesetzte Dosis ist meist 10 – 30 mg/d. Leflunomid hat eine sehr lange Halbwertszeit von etwa zwei Wochen. Eine erste Wirkung lässt sich nach 4–6 Wochen feststellen, meist wird die maximale Wirksamkeit erst nach 4–6 Monaten erreicht.
Häufige Nebenwirkungen sind milde Zytopenien und Leberwerterhöhungen. Es kann zu Durchfall und Übelkeit kommen.

Es gibt viele randomisierte Studien, die Leflunomid mit Standardtherapien bei der RA vergleichen. MTX wurde in juveniler RA als effektiver gefunden. Studien zur RA bei Erwachsenen zeigten Leflunomid als überlegen oder ebenbürtig zu MTX oder CyA, jedoch mit geringeren NW. Eine Kombination von Leflunomid mit CyA oder MTX ist besonders effektiv. Leflunomid ist weniger effektiv als Tacrolimus, da Tacrolimus eine Gelenkregeneration durch Proliferationshemmung reduziert. Die Substanz lindert bei Psoriasis sowohl Haut- als auch Gelenkmanifestationen, ist scheinbar bei M. Crohn und milden Lupusfällen wirksam. Leflunomid ist wohl in WG effektiver als MTX. Derivate wie Teriflunomid sind wohl effektiv in multipler Sklerose.

Zytostatika

Cyclophosphamid

Cyclophosphamid ist eines der häufigsten Zytostatika, die bei Autoimmunerkrankungen (v. a. schwere Kollagenosen, Vaskulitiden, nephrologische, hämatologische und neurologische Autoimmunerkrankungen) eingesetzt werden. Cyclophosphamid ist ein Alkylans und wird durch hepatische Mikrosomen in mehrere aktive Formen überführt. Der wichtigste Metabolit, Aldophosphamid, wird nicht enzymatisch in Phosphoramid Mustard, den Wirkmetabolit, gespalten. Die Halbwertszeit ist 6 h, die Substanz wird renal eliminiert; bei schwerer Niereninsuffizienz ist eine Dosisanpassung nötig. Cyclophosphamid wird oral gut absorbiert und selbst bei hohen Dosen gut vertragen.
Das mittlere Überleben bei WG lag unbehandelt bei fünf Monaten, über 90% der Patienten starben in den ersten zwei Jahren. Nach Einführung der oralen Therapie mit Prednisolon 1 mg/kg/d und Cyclophosphamid 2 mg/kg/d (sog. Fauci-Schema) liegt die Fünfjahresüberlebensrate nun bei ≈80%.
Bei der monatlichen Pulstherapie kommt es zu niedrigeren Gesamtdosen (ca. 20 g/a vs. 40 g/a bei oraler Therapie) und so wohl zu einem niedrigeren Krebsrisiko. Daher wird sie meist angewandt (▌ Tab. 1).
Es gibt leider kaum Daten, wie lange die Therapie fortgeführt werden sollte. Meist wird empfohlen, die Therapie noch ein Jahr nach Remission fortzuführen. Die Rückfallrate ist bei schweren Autoimmunerkrankungen recht hoch (≈50% nach sechs Monaten Pulstherapie), sodass höhere intravenöse Dosen oder ein Umstellen auf tägliche orale Gabe notwendig werden. Eine Kombination der

Standardschema als Pulstherapie, Wiederholung alle 4 Wochen über 6 – 12 Monate (NIH-Schema)	Intravenös	750 – 1000 mg/m²
Orale Alternative, Wiederholung alle 4 Wochen	Oral	400 – 1000 mg/m² über 4 – 5 Tage
Pulsschema mit gleicher Effektivität als monatliche Gabe, aber weniger Nebenwirkungen	Intravenös	500 mg wöchentlich
EUVAS-Schema (Kompromiss zwischen täglicher und monatlicher Gabe)	Intravenös	15 – 20 mg/kg alle 2 – 3 Wochen, 10 Zyklen
Orale Dauertherapie (meist zusammen mit Steroid, sog. Fauci-Schema)	Oral	50 – 100 mg/m²/d oder 1 – 3 mg/kg/d
Knochenmarktransplantation (maximal tolerierbare Dosis)	Intravenös	1,8 g/m²/d über 4 Tage (Gesamtdosis: 7,2 g/m²)

▌ Tabelle 1: Gängige Schemata der Cyclophosphamid-Gabe. Je weiter unten in der Tabelle, desto wirksamer, aber auch mit mehr Nebenwirkungen verbunden sind die Schemata.

Therapien und therapieassoziierte Erkrankungen

oralen Gabe mit AZA und Steroid ist meist noch wirksamer. Eine Kombination mit TNFα-Antikörpern oder selten mit MTX kann in schweren Fällen sinnvoll sein.

Nebenwirkungen

Übelkeit und Erbrechen sind die häufigsten NW, vor allem bei i. v. Gabe, und treten nach etwa zwölf Stunden auf. Antiemetika (Serotoninantagonisten und Dexamethason) sind jedoch v. a. bei präventiver Gabe sehr effektiv.

Die Hämatotoxizität ist meist die dosislimitierende Komponente. Der Leukozyten-Nadir wird 8–12 Tage nach Infusion oder Start der oralen Therapie erreicht. Man sollte die Leukoyten über 2000/µl bzw. nach einigen Autoren über 4000/µl halten und die Dosis entsprechend reduzieren. Um höhere Dosen einsetzen zu können, kann eine Gabe von G-CSF oder Stammzelltransplantation genutzt werden. Die Infektionsrate ist je nach Leukopenie erhöht und liegt bei zusätzlicher Therapie mit Steroid bei ≈ 20 %. Eine Cotrim-Prophylaxe sollte bei Kombination mit täglichem, hoch dosiertem Steroid erfolgen. Die Thrombozytopenie ist meist milder als bei anderen zytostatischen Therapien.

Vor allem i. v. Therapie führt zu Blasenstörungen. Ursache ist der Metabolit Acrolein; in Pulstherapie von über 1 g (bzw. 1 g/m^2) kommt es in etwa 10 % zu einer hämorrhagischen Zystitis. Dies ist eine schwere Komplikation; zur Prophylaxe sollte Mesna gegeben werden.

Das Risiko, an Malignomen, v. a. an Blasenkrebs, zu erkranken, ist erhöht (≈ 16 % mit Blasenkrebs 15 Jahre nach erster Gabe). Es sollten lebenslang mindestens halbjährlich eine Urinzytologie und bei Auffälligkeiten eine Zystoskopie erfolgen. Mikrohämaturie ist ein Warnzeichen. Vor allem myelodysplastische Syndrome, hämatologische Malignome und Hautkrebs treten häufiger auf.

Eine Dauertherapie führt in fast allen Fällen zu temporärer Infertilität; bei Gesamtdosen > 50 g kommt es zu Sterilität. GnRH-Analoga können dies verhindern. Mangel an Östrogen kann zu menopausalen Symptomen führen. Aufgrund der hohen Teratogenität ist eine Kontrazeption bis mindestens vier Monate nach Ende der Therapie indiziert.

Bei hohen Dosen kommt es häufig temporär zu Haarausfall. Selten kommt es zu pulmonaler Fibrose, Kardiomyopathie oder zentralem Diabetes insipidus (SIADH). Schwere akute oder chronische ZNS-Manifestationen sind auch bei hohen Dosen nicht bekannt.

Methotrexat (MTX)

MTX ist ein Folsäureantagonist. Mit diesem Zytostatikum wurde 1963 erstmals ein solider Tumor (Chorionkarzinom) geheilt. Es blockiert die Produktion des Methylgruppendonors Tetrahydrofolat (FH4) aus dem Dihydrofolat (DH) durch Inhibition der DH-Reduktase. Es kommt zur Anhäufung der toxischen Vorstufe DH-Glutamat und zur Störung der Purin- und Thymidinsynthese. Dies hemmt die DNA- und RNA-Synthese und damit die Zellteilung. Durch die Gabe von Folinsäure (Leukovorin) kann die MTX-Wirkung antagonisiert werden. So kann MTX in hohen Dosen appliziert werden, bei denen die Wirkung nach 24–36 h antagonisiert wird.

Die Pharmakokinetik ist triphasisch mit minimaler hepatischer Metabolisierung; nach i. v. Gabe wird der größte Teil in 8–12 Stunden über die Niere ausgeschieden. Die Liquorkonzentration beträgt nur 3 % der Plasmakonzentration.

MTX ist vor allem bei RA und bei Psoriasis gut wirksam. Auch bei M. Crohn und Dermatomyositis wird es eingesetzt. In Psoriasis wird MTX meist als 2,5 mg/d über fünf Tage oral mit zweitägiger Pause oder einmal wöchentlich 10–25 mg i. v. gegeben. Bei RA wird es meist in geringerer Dosis (7,5–15 mg/Woche) verordnet.

MTX wird zusammen mit Steroiden auch bei vielen Vaskulitiden (vor allem WG) eingesetzt und erreicht Remissionsraten von 50–70 %. Es ist weniger effektiv als Cyclophosphamid, vor allem bei Nierenbeteiligung, wird jedoch besser vertragen. Das Risiko von Rezidiven ist erhöht, sodass längere Therapien erforderlich sind. NW sind vor allem Leukopenie, milde Leberfunktionsstörungen und eine Pneumonitis, die durchaus lebensbedrohend sein kann. Der Leukozytennadir und das Nebenwirkungsmaximum werden 5–10 Tage nach Gabe erreicht und bilden sich rasch zurück. In hohen Dosen kommt es zu Mukositis bis zu Kolitis und Enteritis, selten zu Leberfibrose.

MTX wird oft falsch eingenommen, v. a. von älteren Menschen. Beispielsweise werden Tabletten mit 7,5 mg fälschlich täglich statt wöchentlich eingenommen. Bei Einnahme von MTX kann es auch in niedrigen Dosierungen über mehrere Tage zu schwerster KM-Toxizität mit Agranulozytose kommen. Aufpassen muss man auch bei größeren Ergüssen bzw. Aszites, da eine langsame Diffusion aus dem Erguss zu Toxizität führen kann.

Zusammenfassung

✱ Neben monoklonalen Antikörpern, Steroiden und DMARD werden v. a. Zytostatika und Calcineurininhibitoren zur Therapie der Autoimmunerkrankungen eingesetzt.

✱ Weitere genutzte Substanzen sind u. a. die Purinantagonisten (MMF und AZA), welche die Zellteilung inhibieren.

✱ Purinantagonisten führen eher zu nicht immunologischen Nebenwirkungen bei geringerer Infektionsrate als die Calcineurininhibitoren, da Calcineurininhibitoren stärker immunsuppressiv wirken.

✱ Die häufigsten eingesetzten Zytostatika sind Cyclophosphamid und MTX. Hauptnebenwirkungen des Cyclophosphamids sind die Hämatotoxizität, hämorrhagische Zystitis (prophylaktische Gabe von Mesna) und eine erhöhte Rate an Blasenkrebs. MTX kann zu schweren Leukopenien und zu einer Pneumonitis führen.

Fallbeispiele

96 Fall 1: Neutropenes Fieber
98 Fall 2: Fingergelenksteife
100 Fall 3: Generalisierte Lymphadeno-
          pathie
102 Fall 4: Fieber und Gelenkschmerzen

C Fallbeispiele

Fall 1: Neutropenes Fieber

Ein Patient stellt sich bei Ihnen am Freitagabend in der Notaufnahme eines größeren Krankenhauses mit Fieber bis 39 °C vor.

Ein Arztbrief ist nicht verfügbar, der behandelnde Arzt wird nicht vor Montag erreichbar sein. Anamnestisch gibt der Patient Folgendes an: Bei ihm wurde vor etwa fünf Monaten eine größere Bauchoperation nach der Diagnose von Krebs durchgeführt. Bei einer Kontrolluntersuchung vor etwa zwei Wochen zeigte sich ein Rezidiv des Tumors, sodass eine intravenöse Chemotherapie verabreicht wurde, an deren Name sich der Patient nicht erinnern kann. Ebenfalls erfolgte vor etwa zwei Wochen die Anlage eines venösen Portsystems.

Die körperliche Untersuchung zeigt neben einer reizlosen Laparotomienarbe keine Auffälligkeiten. Der Patient hat nun Fieber bis 39 °C.

Frage 1: Welche Differentialdiagnosen ziehen Sie in Betracht?
Frage 2: Was ordnen Sie zuerst als Diagnostik an?
Frage 3: Wie beginnen Sie die Behandlung? Was ordnen Sie sonst an?

Antwort 1: Beginnende bakterielle Pneumonie, Harnwegsinfekt, Porttascheninfekt, viraler Infekt.
Antwort 2: Blutbild, Laborchemie, Gerinnungsanalyse, Blutkulturen (zwei Flaschen periphere und am besten zusätzlich zwei Flaschen aus dem Portsystem), Röntgenthorax, Urinkultur.
Antwort 3: Die stationäre Aufnahme ist erforderlich. Eine empirische Therapie mit einem i. v. Breitband-β-Laktam (z. B. Piperacillin oder Amoxicillin mit β-Laktamase-Inhibitor) wird begonnen (▌Tab. 1). Das Portsystem kann benutzt werden, solange keine An-

zeichen einer lokalen Infektion vorhanden sind. Bei Bedarf können Novalgintropfen gegen Schmerzen und Fieber verabreicht werden. Als Thromboseprophylaxe verordnen Sie ein niedrigmolekulares Heparinderivat.

> Alle onkologischen Patienten sollten bei stationären Aufenthalten täglich ein niedrigmolekulares Heparinderivat erhalten, da das Thromboserisiko bei ihnen besonders erhöht ist. Novalgintropfen sollten möglichst nur bei Bedarf gegeben werden, da sie stark fiebersenkend wirken und so fälschlich ein Ansprechen auf die Antibiose suggerieren können. Ähnliches gilt für Steroide und NSAIDs.

Szenario 1

Das Blutbild zeigt 600 Leukozyten/µl, der Hb-Wert ist 9,5 g/dl, die Thrombozyten sind deutlich erniedrigt. Der Rö-Thorax und die Blut- und Urinkulturen sind unauffällig. Nach 24 Stunden entfiebert der Patient.

Frage 4: Was ist nun das Vorgehen und die wahrscheinlichste Diagnose?
Frage 5: Welche Voraussetzungen sind für die Entlassung erforderlich?
Frage 6: Was könnte beim nächsten Chemotherapiezyklus besser gemacht werden?

Szenario 2

Der Patient hat trotz der intravenösen Therapie nach 48 Stunden noch Fieber, die Leukozyten sind nicht angestiegen.

Frage 7: Welcher Therapiewechsel ist nun sinnvoll?
Frage 8: Welche weitere Diagnostik ist zu empfehlen?
Frage 9: Welche Erreger werden durch Piperacillin mit Tazobactam nicht erfasst?

Szenario 3

Der Patient fiebert weiter, auch am vierten Tag nach stationärer Aufnahme. Die Leukozyten sind weiter stark erniedrigt.

Frage 10: Welche Erreger kommen nun infrage?
Frage 11: Welche weitere Infektquellen bzw. Lokalinfektionen kommen infrage?
Frage 12: Was wäre die nächste Eskalation der Antibiotikatherapie?

Fall 1: Neutropenes Fieber

Szenario 1

Antwort 4: Die wahrscheinlichste Diagnose ist Fieber durch eine bakterielle Infektion ohne erkennbaren Fokus (FUO). Die empirische Therapie wirkt und wird fortgesetzt. Solange der Patient unter 1000 Leukozyten/µl oder unter 500 neutrophile Granuloyzten/µl hat, ist eine Umkehrisolation angebracht, d. h. Mundschutz, Händedesinfektion.

Antwort 5: Die Antibiotikatherapie sollte insgesamt zehn Tage lang (bei febrilen Neutropenien mindestens noch fünf Tage oder bei höheren Leukozytenwerten drei Tage lang nach Entfieberung) fortgesetzt werden, der Patient kann aber mit einem passenden oralen Antibiotikum entlassen werden. Natürlich muss er fieberfrei bleiben und soll sich bei erneutem Fieberanstieg umgehend wieder vorstellen.

Antwort 6: Falls die Infektion schwer verläuft oder noch nicht ausgeheilt ist, kann man den nächsten Zyklus später beginnen oder die Dosis reduzieren. Bei intensiveren Chemotherapien gibt es auch die Möglichkeit, G-CSF, einen Wachstumsfaktor der neutrophilen Granulozyten, zu geben. Dadurch wird die Neutropeniedauer verkürzt und es kommt zu weniger Infektionen. Den Faktor gibt es als Präparat zur täglichen s. c. Injektion oder als Depotpräparat.

Szenario 2

Antwort 7: Ein Wechsel auf ein Carbapenem, z. B. Imipenem mit Cilstatin oder Meropenem, ist indiziert (▮ Tab. 1).

Antwort 8: Wiederholung des Röntgenthorax, Rachenabstrich zur Candida-Diagnostik, Stuhl- (bei schwerem Durchfall) und erneute Urinproben zur mikrobiologischen Diagnostik. Eventuell erneute Blutkulturen.

Antwort 9: ▮ Tab. 1

▸ ESBL-resistente Stämme, hier würde ein Carbapenem die beste Wirksamkeit zeigen.

▸ Methicillinresistente Staphylokokken (MRSA), hier wären Vancomycin, Teicoplanin, Linezolid oder Tigecyclin wirksam.

▸ Pneumonien mit selteneren Erregern (z. B. P. aeruginosa) sprechen auf Amoxicillin nicht an.

▸ Anaerobe Erreger (Clostridien), hier wäre Metronidazol wirksam.

▸ Mykobakterien (treten bei lang andauernden T-Zell-Defekten auf).

Szenario 3

Antwort 10: Grampositive Kokken, selten Mykobakterien, Fungi (Candida oder Aspergillen)

Antwort 11: In seltenen Fällen kann das intravenöse Portsystem infiziert sein. Zur Diagnostik können Blutkulturen aus dem Port oder Abstriche aus der Porttasche erfolgen. V. a. bei vorgeschädigten Herzklappen kann eine Endokarditis vorliegen, bei Verdacht (kutane Knötchen, neues Herzgeräusch) sollte eine transösophageale Echokardiografie erfolgen.

Antwort 12: Vancomycin, in diesem Fall aufgrund der kürzlichen Portimplantation. Bei allen Fremdkörpern besteht Infektionsgefahr mit Staphylokokken, die meist erst auf Vancomycin ansprechen (▮ Tab. 1). Oft muss aber der Fremdkörper entfernt werden. Bei weiterem Fieber sollte man über eine mögliche Pilzinfektion oder eine Infektion mit Anaerobiern nachdenken.

	Grampositive Erreger									Gramnegative Erreger									Anaerobier		
	Staphylococcus aureus	MRSA	Staphylococcus epidermidis	Enterococcus faecalis	VRE	Streptococcus pyogenes	Streptococcus pneumoniae	Streptokokken der Viridansgruppe	Listerien	Escherichia coli	ESBL	Pseudomonas aeruginosa	Haemophilus influenzae	Neisseria spp.	Enterobacter spp.	Proteus spp.	Stenotrophomonas maltophilia	Klebsiella spp.	Clostridium difficile	Clostridium perfringens	Peptostreptococcus spp.
Ciprofloxacin	S	R	S*	I	R	I	R	S	S	S	S	I	S	S	S	S	R	S	R	S	I
Moxifloxacin	S	R	S*	I	S	S	S	S	S	S	S	I	S	S	S	I	S	S	R	S	S
Ampicillin	S	R	S*	S	S	S	S	S	S	I	R	R	S	I	I	R	I	R	R	I	I
Amoxicillin/ Clavulansäure	S	R	S*	S	S	S	S	S	S	S	R	R	S	S	S	S	R	S	R	I	S
Piperacillin/ Combactan	S	R	S*	S	S	S	S	S	S	S	R	S	S	S	S	S	R	S	I	S	S
Cefuroxim	S	R	S*	R	R	S	S	S	R	I	R	R	S	I	I-S	S	R	I	R	R	R
Ceftriaxon	S	R	S*	R	R	S	S	S	R	S	R	R	S	S	I-S	S	R	S	R	I	I
Ceftazidim	S	R	S*	R	R	S	S	S	R	S	R	S	S	S	S	S	R	S	R	I	I
Meropenem	S	R	S*	I	I	S	S	S	S	S	S	S	S	S	S	S	R	S	I	S	S
Imipenem	S	R	S*	S	I	S	S	S	S	S	S	S	S	S	S	S	R	S	I	S	S
Ertapenem	S	R	S*	R	R	S	S	S	S	S	S	R	S	S	S	S	R	S	R	S	S
Tigecyclin	S	S	S*	S	S	S	S	S	S	S	S	R	S	I	S	I	R	S	I	S	S
Teicoplanin	S	S	S*	S	S	S	S	S	S	R	R	R	R	R	R	R	R	R	R	S	S
Vancomycin	S	S	S*	S	R	S	S	S	S	R	R	R	R	R	R	R	R	R	R	S	S
Linezolid	S	S	S*	S	S	S	S	S	S	R	R	R	R	R	R	R	R	R	R	S	S
Daptomycin	S	S	S*	S	S	S	S	S	S	R	R	R	R	R	R	R	R	R	R	S	S

▮ Tab. 1: Wirkspektren der gängigen Antibiotika, die bei neutropenem Fieber verwendet werden. S: meist sensibel, I: meist intermediär, R: meist resistent, S*: hat häufig Resistenzen.

Fall 2: Fingergelenksteife

Eine 42-jährige Frau stellt sich bei Ihnen mit Gelenkbeschwerden der Fingergelenke vor. Eigentlich seien alle Gelenke geschwollen, würden wechselhaft schmerzen. Vor allem morgens könne sie die Finger kaum bewegen. Die Patientin leidet außerdem an einer bisher nicht abgeklärten leichten Sehstörung.

Die körperliche Untersuchung ergibt ein leichtes Brummen und Giemen bei Exspiration, ein vorher nicht bekanntes leises Systolikum etwa 2/6 mit p. m. über Erb sowie eine Schwellung aller Fingergelenke. Die Fingerendgelenke (distale Interphalangealgelenke, DIP) sind leicht bewegungseingeschränkt, es finden sich derbe, symmetrische Knoten über den Gelenkräumen. Palpation des Gelenkspalts ist hier nicht schmerzhaft. Die Fingergrundgelenke (proximale Interphalangealgelenke, PIP) sowie die Fingermittelgelenke (Metakarpophalangealgelenke, MCP) sind schmerzhaft bei Palpation und etwas geschwollen und gerötet.

Frage 1: Welche Differentialdiagnosen ziehen Sie in Betracht?
Frage 2: Welche weiteren Untersuchungen können zur Diagnosestellung helfen?
Frage 3: Welche gezielten Fragen können die Aggressivität der Erkrankung objektivieren?
Frage 4: Wie beginnen Sie die Behandlung? Was ordnen Sie sonst an?

Antwort 1: RA, akute virale Arthritis, Sarkoidose, Arthritis bei Kollagenose, Fibromyalgie, Gichtarthritis, Psoriasis arthropathica, weitere infektiöse Arthritiden und Arthrose.

Schwer zu unterscheiden von RA können virale Arthritis (Röteln, Parvoviren, HIV, Enteroviren, Hepatitiden B und C) und Arthritis oder Kollagenosen sein. Die weiteren Differentialdiagnosen haben oft andere klinische Befallsmuster:

Psoriasis arthropathica betrifft meist die großen Gelenke oder alle Gelenke einzelner Finger (Strahlarthritis, Daktylitis), Gicht befällt eher die Zehen und die distalen großen Gelenke, Fibromyalgie geht eher mit diffusen Schmerzen als mit Steifigkeit einher und hat keine Schwellung/Rötung. Infektiöse Arthritis betrifft meist nur ein Gelenk mit deutlichen Entzündungszeichen.

Arthrose betrifft fast nur die DIP und MCP. Bei symmetrischem Befall der PIP und MCP handelt es sich am ehesten um eine RA.

Antwort 2: Serologie auf Rheumafaktor und Antikörper gegen zyklische, citrullinierte Peptide (Anti-CCP). Röntgenaufnahme der Hände.

Vor allem Anti-CCP ist ein frühzeitiger, hochspezifischer und hochsensitiver Test für RA. In der Röntgenaufnahme beginnt die RA oft am Styloideus ulnaris. Ödem der Karpalknochen und gelenknahe Entkalkung sind radiologische Frühzeichen.

Klinisch hilfreich sind die ACR-Kriterien der RA:

⏵ Morgensteifigkeit (meist über eine Stunde)
⏵ Arthritis mindestens dreier Gelenke (simultan auftretend durch Schwellung oder Erguss)
⏵ Arthritis mindestens eines Gelenks der Hand (Handgelenk, MCP oder PIP)
⏵ symmetrische Arthritis
⏵ subkutane Rheumaknoten
⏵ Rheumafaktornachweis im Serum
⏵ radiologische Veränderungen der Gelenke (Erosionen oder Deossifikationen nahe bei den betroffenen Gelenken; Osteoarthritis allein reicht nicht aus!).

Mindestens vier der sieben Kriterien müssen zur Diagnose der RA vorhanden sein, die ersten vier sollten für mindestens sechs Wochen bestehen.

Antwort 3: Ein guter Parameter ist die Dauer der Morgensteifigkeit. Eine Morgensteifigkeit von mehr als einer Stunde ist fast pathognomonisch für RA, in schweren Fällen kann sie zwei Stunden oder länger dauern.

Ein Krankheitsaktivitätsscore, der DAS-28, eignet sich gut zur Beurteilung der Schwere der RA und zur Verlaufsbeurteilung. In den DAS-28 gehen die Anzahl der druckempfindlichen Gelenke, die Anzahl der geschwollenen Gelenke, die BSG und ein Patientenurteil zur Krankheitsaktivität ein.

Antwort 4: Eine Therapie der RA sollte frühzeitig und aggressiv durchgeführt werden, um Gelenkschäden zu vermeiden. Frühzeitige Kombinationstherapie mit DMARD und monoklonalen Antikörpern sollte erfolgen. Initial können z. B. MTX, Leflunomid oder Sulfasalazin angewendet werden. Unterstützend kann niedrig dosiert ein Steroid verabreicht werden.

Eine symptomatische Behandlung kann mit NSAR erfolgen. Bei geringen Schmerzen kann Ibuprofen oder ein COX2-Hemmer gegeben werden. Bei stärkeren Schmerzen und Entzündung sollte Diclofenac oder Indometacin gegeben werden. Die NSAR können aber den Krankheitsverlauf nicht beeinflussen und sollten aufgrund der Nebenwirkungen nur übergangsweise gegeben werden, bis die RA in Remission gebracht wurde.

Fall 2: Fingergelenksteife

Szenario 1

Nach sechs Monaten hat sich der Zustand nicht gebessert, der DAS-28-Score ist schlechter ausgefallen. Subjektiv klagt die Patientin über längere Morgensteifigkeit.

Frage 5: Was sind die weiteren Therapiemöglichkeiten?
Frage 6: Was ist bei der Anwendung von monoklonalen Antikörpern zu beachten?

Szenario 2

Die Patientin berichtet nun trotz jahrelanger Therapie mit DMARD, TNF-Antikörpern und NSAR von zunehmender Muskelschwäche und Bauchschmerzen. Die Diagnosestellung der RA liegt etwa zehn Jahre zurück, die Arthritis ist nun aber seit einigen Monaten weniger aktiv. In den Jahren zuvor hat die Patientin erhebliche Gelenkdestruktionen erlitten und es sind zunehmend Rheumaknötchen aufgetreten.

Bei der Untersuchung zeigt sich eine weit fortgeschrittene, jedoch artikulär aktuell inaktive RA (keine Schwellung, wenig Schmerz). Extraartikulär fallen deutliche Rheumaknoten auf. An den Knöcheln finden sich tiefe Ulzerationen, die erst vor einigen Wochen neu entstanden sind. An den Finger fallen Läsionen im Nagelbett auf, die auf kleine Ischämien schließen lassen. Ein zunehmender Gewichtsverlust in den letzten Monaten sowie subfebrile Temperaturen sind festzustellen.

Im Labor zeigt sich ein Anstieg des Rheumafaktors, das CRP ist nur leicht erhöht. Niedrigtitrige ANA mit unspezifischem Muster fallen nun erstmals auf. Aufgrund dieses Befunds wurden Komplementspiegel bestimmt, die deutlich erniedrigt sind.

Frage 7: Was ist die Differentialdiagnose?
Frage 8: Welche weitere Diagnostik ist zu empfehlen?
Frage 9: Wie sollte die Therapie nun geändert werden?

Szenario 1

Antwort 5: Symptomatisch können Physiotherapie und ein stärkeres NSAR gegeben werden. Bei Patienten mit Magenulzera in der Vorgeschichte sollte ein Protonenpumpenhemmer gegeben werden. Die Nierenwerte sollten streng kontrolliert werden. Die Behandlung der RA erfolgt nun am einfachsten mit einem anderen DMARD in höherer Dosierung (z. B. Wechsel von Leflunomid auf MTX). Zusätzlich ist wohl eine längerfristige Steroidbehandlung nötig. Hier sollte eine Knochendichtemessung erfolgen und bei niedriger Dichte ein Bisphosphonat gegeben werden. Immer sollte das Steroid jedoch mit Calcium und Vitamin D kombiniert werden.
Bei Versagen eines zweiten DMARD oder bei starker Aktivität der RA sollte die Therapie mit einem TNF-Antikörper begonnen werden. Initial wird meist Eternacept angewendet. Bei Versagen oder Nebenwirkungen kann auf Infliximab, dann auch auf Adalimumab gewechselt werden.

Antwort 6: Wichtig ist der Ausschluss einer Tbc vor Therapiebeginn. Dies sollte mit Röntgenthorax und Mendel-Mantoux-Probe erfolgen.

Szenario 2

Antwort 7: Es handelt sich wohl um eine rheumatoide Vaskulitis (RV), die in Spätstadien der RA auftreten kann (bei juvenilen Formen erstaunlich frühzeitig), manchmal bei „ausgebrannter RA", wenn die artikuläre Aktivität abnimmt. Differentialdiagnosen sind SLE, PAN, ANCA + Vaskulitis, Kryoglobulinämie, eine Vaskulitis eines Overlap-Syndroms (Sharp-Syndrom) oder die Thrombangiitis obliterans. Es kann sich jedoch auch um eine reine Infektion z. B. bei vorbestehender diabetischer Mikroangiopathie oder pAVK handeln. Selten können Thrombosen zu solchen Beinulzera führen, jedoch ohne die systemischen Symptome.

Antwort 8: Hohe RF-Titer, die unspezifischen ANA und extraartikuläre Manifestationen (Rheumaknoten) sind suggestiv für eine RV. Die Diagnose erfordert eine Biopsie, es kann z. B. die Haut in der Nähe der Ulzera biopsiert werden.

Antwort 9: Eine RV erfordert oft eine aggressive Therapie. Ohne eine solche kommt es zu einer Verschlimmerung mit Superinfektionen. Meist ist eine Therapie mit Zytostatika, vor allem Cyclophosphamid, erforderlich.

Fall 3: Generalisierte Lymphadenopathie

Ein 35-jähriger Angestellter stellt sich in Ihrer Facharztpraxis für Innere Medizin mit einer Schwellung am Hals vor. Diese sei ihm beim Rasieren aufgefallen. Auf Nachfragen gibt der Patient an, in den letzten Monaten ungewollt etwas an Gewicht verloren zu haben, genauere Angaben kann er nicht machen. Unter Fieber oder Nachtschweiß leide er nicht. Der Patient nimmt keine Medikamente ein und hat keinerlei Vorerkrankungen. Er leide lediglich ab und zu an schwach produktivem Husten.

Die körperliche Untersuchung zeigt neben der einseitigen supraklavikulären Lymphadenopathie noch eine beidseitige axilläre Lymphknotenschwellung. Die Lymphknoten sind schmerzlos, derb und schwer verschieblich. Der größte Lymphknoten hat etwa 2–3 cm Durchmesser.

Infektionserkrankungen	Differentialdiagnose	Merkmale
Bakterielle Infektionen (lokal)	Streptokokken, Staphylokokken	Fluktuierend, über wenige Tage entwickelnd
	Hautinfektionen	Regionale Lymphadenopathie
	Katzenkratzkrankheit	Fluktuierend, über wenige Wochen bis Monate entwickelnd, eher axillär, Fieber in ≈ 30% d. Fälle
	Diphtherie	Zervikale Lymphadenopathie, zunehmend Fieber, Schluckbeschwerden, bellender Husten
	Ulcus molle	Schmerzhafte inguinale Lymphadenopathie mit schmerzhaften Ulzera an den Genitalien
	Tularämie	Eitrige, lokale Lymphadenopathie, auch epitrochleär; von Nagern übertragen oft mit Hautläsion, Fieber
	Pest	Generalisierte Lymphadenopathie mit Einblutungen bis 10 cm, Fieber
	Rattenbissfieber (Sodoku)	Durch Bisse verursacht, Fieberschübe (4–5 d dauernd)
Bakterielle Infektionen (systemisch)	Brucellose	Fieber, Hepatosplenomegalie, von Nutztieren übertragen, oft massives Schwitzen
	Lymphogranuloma venereum	Inguinal, Ulzera an den Genitalien, nach Jahren Lymphödem
	Typhus	Treppenförmiger Fieberanstieg, Bradykardie, Roseolen, Kopfschmerzen, Vigilanzminderung, abdom. Beschwerden
	Anthrax	Regionale Lymphadenopathie mit kutaner Bulla oder Vesikel, später mit schmerzlosem nekrotischem Ulkus
Virale Infektionen	EBV	Eher zervikale Lymphadenopathie, Fieber, Pharyngitis, in ≈ 50% Splenomegalie
	HSV	Vesikuläre Läsionen, Fieber, lokale Lymphadenopathie
	CMV	Eher zervikale Lymphadenopathie, mild, selten mit Hepatitis
	HIV	Generalisierte Lymphadenopathie, 2 Wochen nach Infektion, mukokutane Ulzera, grippeartig, Exanthem
	Mumps	Parotisschwellung, Orchitis
	Masern	Selten mit Lymphadenopathie, Fieber, Koplik-Flecken an der Wangenschleimhaut, makulopapulöses Exanthem, Husten
	Röteln	Typisch sind nuchale und postaurikuläre Lymphadenopathie, Exanthem
	Hepatitis B	Sehr selten mit Lymphadenopathie, Übelkeit, Erbrechen, Ikterus
	Denguefieber	Selten, makulopapuläres Exanthem, selten hämorrhagisch
	HHV6	Bilaterale, weiche zervikale Lymphadenopathie über Wochen
	Adenoviren	V. a. bei Kindern, Tonsillitis eher zervikale Lymphadenopathie
Mykobakterielle Infektionen	Tuberkulose und atypische Mykobakterien	Eher posterior zervikale, schmerzlose Lymphadenopathie (Skrofeln), fluktuierend, über wenige Wochen bis Monate entwickelnd
Pilzinfektionen	Kryptokokkose Histoplasmose Kokzidioidomykose	Treten oft nur bei Immunsupprimierten symptomatisch auf
Protozoen	Toxoplasmose	Eher zervikale Lymphadenopathie, oft asymptomatisch
	Leishmaniose	Lokal bei Orientbeule oder generalisiert bei Kala-Azar
Spirochäten	Borreliose	Selten mit Lymphadenopathie, oft mit Arthritis, radikulären Symptomen (Brennen am Rücken) und Hirnnervenparesen
	Syphilis (sekundär)	Exanthem, oft auch epitrochleäre Lymphadenopathie
	Leptospiren	v. a. bei Schwimmern

Infektionserkrankungen	Differentialdiagnose	Merkmale
Karzinome	Plattenepithelkarzinom	Eher posterior zervikale Lymphadenopathie
	Mundbodenkarzinom	schmerzhafter, invasiv wachsender Primarius, oft blutend
	Metastasen	Hart, schmerzlos, kaum verschieblich, verbacken
Lymphome und Leukämien	M. Hodgkin	Häufig zervikale Lymphadenopathie, Juckreiz, Alkoholschmerz
	Hochmaligne B-Non-Hodgkin-Lymphome	Rasch progrediente Lymphadenopathie
	Niedrigmaligne B-Non-Hodgkin-Lymphome	Oft posterior zervikale Lymphadenopathie
	Leukämien	Selten mit Lymphadenopathie
	Multiples Myelom	Sehr selten Lymphadenopathie und Hepatosplenomegalie
Lymphoproliferative Erkrankungen	Castleman-Syndrom	Generalisierte Lymphadenopathie, Fieber, Hepatosplenomegalie, polyklonale Hypergammaglobulinämie
	Sarkoidose	Auch epitrochleäre Lymphadenopathie, Dyspnoe, Hautläsionen
	Kikuchi-Syndrom	Eher posteriore zervikale Lymphadenopathie, Fieber, eher bei jungen Frauen
	Histiozytose	Meistens Haut- und pulmonaler Befall
	Amyloidose	Kaum Lymphadenopathie
	Rosai-Dorfman-Krankheit	Massive Lymphadenopathie mit Sinushistiozytose
	Kimura-Krankheit	Entzündung des Bindegewebes mit Lymphadenopathie im Kopf/Hals-Bereich, hohes IgE, Eosinophilie
	Progressive Keimzentrumstransformation	Seltene asymptomatische persistierende oder rekurrierende Lymphadenopathie, bei Biopsie ist die Follikelgröße 3–5 x größer als normal
Autoimmunsyndrome	Rheumatoide Arthritis	Sehr selten
	SLE	Eher weiche, kleine Knoten; zervikal, axillär, inguinal (vor allem bei Krankheitsaktivität)
	Kawasaki-Syndrom	V. a. zervikale Lymphadenopathie, Fieber, Konjunktivitis, Mukositis, Koronaraneurysmen, fast immer bei Kindern
	M. Still	Hohes Fieber und Exanthem, Arthritis
	Dermatomyositis	Typisch Hautexanthem, Myositis, pulmonaler Befall
	Churg-Strauss-Syndrom	Asthma, Mononeuritis multiplex, Eosinophilie
Medikamentenreaktionen	Phenytoin, Allopurinol, Atenolol, Captopril, β-Laktame, Cephalosporine, Gold, Hydralazin, Primidon, Pyrimethamine, Quinidin, Sulfonamide, Sulindac	Selten
	Serumkrankheit	Nach entsprechender Exposition
Endokrine Ursachen	M. Addison	Selten, v. a. tonsilläre Hyperplasie
	M. Basedow	Sehr selten
	Hypothyreose	Selten
Genetische Defekte	Fettspeicherkrankheiten	Generalisierte Lymphadenopathie, v. a. bei der Niemann-Pick-Krankheit und M. Gaucher
	Hereditäre periodische Fieber	V. a. zervikal bei Hyper-IgD- und bei PFAPA-Syndrom

❚ Tab. 1: Differentialdiagnosen der Lymphadenopathie.

Fall 3: Generalisierte Lymphadenopathie

Frage 1: Welche Differentialdiagnosen ziehen Sie in Betracht?
Frage 2: Was ordnen Sie zuerst als Diagnostik an?
Frage 3: Wie beginnen Sie die Behandlung? Was ordnen Sie sonst an?

Antwort 1: Viele Differentialdiagnosen kommen in Betracht. Als Ursachen der peripheren Lymphadenopathie kommen Infektionserkrankungen, Malignome, lymphoproliferative Erkrankungen und Medikamentenreaktionen infrage (s. Seite 8):

Antwort 2: Serologie (EBV, CMV, HSV, HIV), Differentialblutbild, Laborchemie (vor allem LDH, CRP), Gerinnungsanalyse, Blutkulturen, Röntgenthorax und Urinkultur.
Antwort 3: Perspektivisch ist möglicherweise eine LK-Biopsie nötig. Es kann überlegt werden, zuvor eine Aspiration zu versuchen, um eine Zytologie zu gewinnen; dies ist jedoch strittig. So kann aber auch z. B. ein Abszess ausgeschlossen und vielleicht schneller eine Diagnose gestellt werden.
Eine Sonografie ist ebenfalls hilfreich, um einen Abszess auszuschließen.

Szenario 1

Die LDH ist stark erhöht, Serologie, CRP, Blutbild und Blutkulturen sind unauffällig. Im Röntgenthorax wird der Verdacht auf eine bihiläre Lymphadenopathie geäußert. Der Patient berichtet über Nachtschweiß sowie subfebrile Temperaturen und Abgeschlagenheit.
Frage 4: Wie gehen Sie vor? Welche Diagnose ist am wahrscheinlichsten?
Frage 5: Wie kann die Diagnose gesichert werden?
Frage 6: Welche Manifestation sollte sofort zu rascher Einleitung einer Chemotherapie führen?

Szenario 2

Bei weiterem Nachfragen berichtet der Patient, dass er seit dem zwölften Lebensjahr bis zu zwei Schachteln pro Tag rauche. Im Röntgenthorax ist ein zentral gelegener Rundherd zu erkennen.
Frage 7: Was ist nun die wahrscheinlichste Diagnose?
Frage 8: Wie gehen Sie vor?
Frage 9: Welche Therapien können in Betracht gezogen werden?

Szenario 3

Bei genauerem Nachfragen berichtet der Patient von morgendlichem Auswurf, der seit Monaten bestehe. Er habe vor einigen Jahren auf der Straße leben müssen und stamme aus Ostschlesien.
Frage 10: Welche Erreger kommen nun infrage und wie erfolgt der Nachweis?
Frage 11: Was wäre die Antibiotikatherapie der Wahl?
Frage 12: Was sind weitere wichtige „amtliche" Schritte?

Szenario 1

Antwort 4: Da die anderen häufigen Differentialdiagnosen aus dem infektiologischen Formenkreis negativ ausfallen, ist nun ein malignes Lymphom am wahrscheinlichsten. Vor allem LDH-Erhöhung und generalisierte Lymphadenopathie sind typisch, zusammen mit leichter B-Symptomatik. Sarkoidose und Tbc müssen jedoch ausgeschlossen werden.
Antwort 5: Zur Diagnosestellung sollte nun eine Lymphknotenbiopsie oder besser eine Lymphknotenexstirpation erfolgen.
Antwort 6: Seltenere hochmaligne Lymphome können so rasch wachsen, dass innerhalb von Tagen eine Größenzunahme erkennbar ist. So ist das Burkitt-Lymphom der am schnellsten wachsende Tumor des Menschen und erfordert sofortige zytostatische Therapie, ohne dass auf das Vorliegen einer pathologischen Diagnose gewartet werden kann.

Szenario 2

Antwort 7: Aufgrund der Raucheranamnese mit etwa 40 Packungsjahren und dem pulmonalen Rundherd erscheint ein Bronchialkarzinom am wahrscheinlichsten.
Antwort 8: Eine Biopsie sollte zeitnah erfolgen, am besten des Rundherds und des geschwollenen Knotens. Technisch ist eine Bronchoskopie mit transbronchialen Biopsien am einfachsten, der Knoten kann CT-gestützt punktiert werden.
Antwort 9: Je nach Typ des Tumors können eine zytostatische Therapie und/oder eine Radiotherapie die Lebensqualität verbessern und die Lebensdauer möglicherweise verlängern, eine Heilung ist aufgrund der wahrscheinlich bereits metastasierten Erkrankung nicht möglich.

Szenario 3

Antwort 10: Bisher nicht abgeklärt ist die Tuberkulose als Ursache der generalisierten Lymphadenopathie. Vor allem Obdachlosigkeit und Migrationshintergrund sind Risikofaktoren.
Eine kutane Mendel-Mantoux-Probe kann weitere Hinweise liefern, jedoch ist ein Erregernachweis nötig. Am ehesten sollte eine Bronchoskopie mit Lavage des Rundherds, Mykobakterienkultur und Färbung nach Ziehl-Neelsen erfolgen. Ein CT kann möglicherweise Kavernenbildung zeigen, ist aber nicht diagnostisch. Die Mykobakterienkultur kann jedoch einige Monate in Anspruch nehmen, sodass ein Nachweis mittels PCR die Diagnosestellung stark beschleunigen kann.
Antwort 11: Die Therapie erfolgt durch Gabe einer Vierfachkombination von Isoniazid, Rifampicin, Ethambutol und Pyrazinamid (s. Seite 40). Zunehmend kommt es zu Resistenzen in den Mykobakterien, vor allem bei Ursprung aus den ehemaligen Ländern der Sowjetunion. Diese können durch Kultur nachgewiesen werden.
Antwort 12: Die Tuberkulose ist namentlich meldepflichtig.

Fall 4: Fieber und Gelenkschmerzen

Grundlage ist der Fall 19-2001 aus dem New England Journal of Medicine (Vol 344, No 25).

Ein 50-jähriger, ansonsten gesunder Mann wird mit Fieber und Gelenkbeschwerden ins Krankenhaus eingewiesen. Sechs Wochen zuvor hatte er eine Episode mit Schnupfen, Halsschmerzen, niedrigem Fieber und Kopfschmerzen. Innerhalb von zwei Wochen klangen die Symptome ab, lediglich intermittierendes Fieber bis 39,4 °C und Nachtschweiß bestanden weiter. Blutkulturen und Tuberkulintest waren negativ.

Vier Tage vor der stationären Aufnahme hatte der Patient Schmerzen im rechten Ellenbogen und in den Knien sowie schmerzempfindliche, ödematöse Hände und Füße. Die Laborbefunde waren unauffällig, es wurde Penizillin V verordnet. Nach zwei Tagen klang das Fieber ab, die Gelenkbeschwerden behinderten den Patienten aber zunehmend beim Laufen. Die Halsschmerzen traten erneut auf, es kam zu Ohrenschmerzen sowie Rötung der Augen. Der Patient wurde daraufhin stationär aufgenommen.

Bei Aufnahme betrug die BSG 97 mm/h, es bestanden eine leichte Hyponatriämie und eine Hyperkaliämie. Die LDH im Plasma war mit 240 U/l bereits vor vier Tagen grenzwertig erhöht, im Urin konnte eine Spur Protein nachgewiesen werden. Die weiteren Blutwerte waren unauffällig. Der Patient hatte 38,2 °C und einen Puls von 110.

Bei der körperlichen Untersuchung fielen eine Konjunktivitis, eine milde Pharyngitis, auskultatorisch an der rechten Lunge basal leichte Rasselgeräusche und ein 2/6-Systolikum auf. In beiden Knien fanden sich leichte Ergüsse, die Knie und Ellenbogen waren gespannt und die Finger geschwollen und schmerzhaft bei passiver Flexion.

Ein Röntgenthorax zeigt beidseitige fleckige Verschattungen in den Unterfeldern sowie eine lineare Atelektase. Eine Therapie mit Ceftriaxon, Azithromycin, Ibuprofen und Azetaminophen wurde begonnen. Nasopharyngeale und urethrale Abstriche sowie Urin- und mehrere Blutkulturen stellten sich jedoch als negativ heraus.

Eine transthorakale Echokardiografie zeigte keine Vegetationen, ein Blutausstrich zeigte keine Malaria oder Babesien. Weitere Labordiagnostik zeigte einen positiven Coombs-Test, eine Arthrozentese des Kniegusses war steril und zeigte 17 000 Leukozyten/µl mit vorwiegend Neutrophilen (58%).

Frage 1: Welche Differentialdiagnosen ziehen Sie in Betracht?
Frage 2: Welche Differentialdiagnosen sind wahrscheinlich?
Frage 3: Was ordnen Sie als weitere Diagnostik an?

Antwort 1: Aufgrund der pneumonieähnlichen Infiltrate kommen weiterhin Infektionserkrankungen in Betracht. An Autoimmunerkrankungen, die postinfektiös auftreten (reaktive Arthritiden), sollte aufgrund der Schnupfenerkrankung vor sechs Wochen gedacht werden, aber in infrage kommen auch RA, WG, SLE und M. Still des Erwachsenen.

Antwort 2: Bakterielle Arthritiden können rasch zur Gelenkdestruktion führen und erfordern eine sofortige Therapie mit Antibiotika. Septische Arthritis ist fast immer mono- oder oligoartikulär und betrifft vorwiegend die großen Gelenke. Da der Patient starke Beteiligung der Handgelenke aufweist und bereits eine Therapie mit mehreren Antibiotika erfolgte, erscheint dies unwahrscheinlich. Disseminierte Gonokokkeninfektion führt oft entweder zu einer migrierenden Polyarthritis mit Hautmanifestationen und Fieber oder zu asymmetrischer Polyarthritis ohne Fieber und Hautbefunde. Beide Varianten lassen sich in diesem Fall nicht finden. Infektiöse Endokarditis kann sich mit akuter mono- oder oligoartikulärer Gelenkbeteiligung, v. a. der großen Gelenke, manifestieren. Trotz Systolikum zeigte eine Echokardiografie keine Vegetationen (bei stärkerem Verdacht ist eine transösophageale Echokardiografie notwendig). Lyme-Borreliose kann sich in frühen Phasen als migrierende Polyarthralgie manifestieren, in späten Stadien als Monoarthritis.

Virale Arthritiden (meist durch Parvoviren, Röteln, Hepatitisviren oder HIV) befallen meist die kleinen Gelenke der Hand und gehen oft mit einem Exanthem einher. Parvovirusinfektionen treten häufiger bei Frauen auf und gehen mit Fieber, Kopfschmerzen, Husten, Schluckbeschwerden, leichter Anämie und bei Erwachsenen auch ohne Exanthem einher. Die Gelenkbeschwerden können variabel über Monate rezidivieren. Da dieser Patient hohes Fieber und starke Arthritis hat, erscheint eine Parvovirusinfektion weniger wahrscheinlich.

Bei reaktiven Arthritiden ist der Gelenkerguss steril. Vor allem große Gelenke der Beine sind betroffen, der Patient hat auch eine Vorgeschichte mit einem Atemwegsinfekt und seitdem Arthritis und Fieber. Rheumatisches Fieber geht oft mit Karditis, Chorea und Exanthem einher, diese Befunde fehlen aber bei dem Patienten. Die Konjunktivitis würde zu einem M. Reiter passen, weitere Befunde fehlen jedoch.

M. Still des Erwachsenen (bei über 40-Jährigen sehr selten) geht mit täglichen Fieberspitzen, Arthritis und einem Exanthem einher. Oft treten auch eine Laryngitis, Lymphadenopathie, Leukozytose, Hepatitis und erhöhtes Ferritin auf. Lediglich Fieber und Arthritis würden hier zutreffen.

RA kann wie bei diesem Patienten bei der Erstmanifestation akut mit boxhandschuhähnlicher Arthritis der Fingergelenke und niedrigem Fieber auftreten. Oft betrifft diese RA-Form jedoch ältere Menschen (sog. Late-onset-RA, oft mit Myalgien). Hohes persistierendes Fieber, Pharyngitis und Nachtschweiß sind untypisch. Rezidivierende Polychondritis und Vaskulitiden gehen meist mit milderer Gelenkbeteiligung einher.

SLE erscheint auf den ersten Blick unwahrscheinlich, da nur 10% der Patienten männlich sind. Die meisten davon sind mittelalte Männer mit einem medikamenteninduzierten Lupus (meist durch Procain, Quinidin oder Antihypertensiva wie Hydralazin). Keines der Medikamente hatte der Patient eingenommen. Er erfüllt auch nur eines der ACR-Kriterien (lupuskongruente Arthritis, s. Seite 70), jedoch deuten Fieber, Nachtschweiß und deutliche Schwäche bei mehrmaligen negativen mikrobiologischen Tests auf eine systemische Autoimmunerkrankung hin, sodass SLE eine wichtige Differentialdiagnose bleibt. Auch Konjunktivitis, Laryngitis und fleckige Lungenverschattungen kommen bei SLE vor.

Antwort 3: Serologie auf Hepatitisviren und HIV sollte zum Ausschluss viraler Arthritiden durchgeführt werden.

Zur Autoimmundiagnostik sollten ANA, Anti-dsDNA, ANCA, der Rheumafaktor und Anti-CCP bestimmt werden. Testung weiterer Autoantikörper, z. B. Anti-Ro und Anti-La sowie Anti-Sm, kann sinnvoll sein. Ein Coombs-Test war positiv, C3 und C4 sollten als Hinweis auf eine komplementverbrauchende Erkrankung (Vaskulitis) getestet werden.

Fall 4: Fieber und Gelenkschmerzen

Szenario 1

Der ANA-Titer ist hochpositiv (1 : 5120), Anti-dsDNA leicht positiv (1 : 40), andere Autoantikörpertests waren negativ. Der Coombs-Test war positiv, so erfüllt der Patient nun sogar vier der elf ACR-Kriterien (Arthritis, Autoantikörper gegen Erythrozyten, ANA und dsDNA-Antikörper-positiv). In einer erneuten Untersuchung des Knieergusses fanden sich große, polymorphkernige Zellen mit phagozytiertem hyalinem Material, sogenannte LE-Zellen.

Frage 4: Was ist nun die Diagnose?
Frage 5: Wie sollte eine Behandlung erfolgen?
Frage 6: Wie können der Verlauf und ein Therapieansprechen beurteilt werden?

Szenario 2

Die Autoimmundiagnostik war negativ, C3- und C4-Konzentrationen waren im Normalbereich. Die Beschwerden des Patienten persistieren. Anti-CCP-Antikörper und RF waren negativ.

Frage 7: Welche Differentialdiagnosen sind nun noch wahrscheinlich? Welche anamnestischen Fragen können weiterhelfen?
Frage 8: Welche Labordiagnostik kann zur Diagnosestellung helfen?
Frage 9: Wie lauten Diagnose und Therapie?

Szenario 3

Die Autoimmundiagnostik war negativ, Anti-CCP-Antikörper und RF waren jedoch mitteltitrig positiv.

Frage 10: Was ist nun die Diagnose?
Frage 11: Wie kann die Diagnose weiter gesichert werden, welche Diagnostik ist erforderlich?
Frage 12: Was wäre eine erste Therapie?

Szenario 1

Antwort 4: Die Verdachtsdiagnose SLE wurde durch die Autoimmundiagnostik bestätigt. Anti-dsDNA-Antikörper sind pathognomonisch für SLE. Die LE-Zellen finden sich in 90% der Lupus-Patienten, vor allem im Blut und in Ergüssen. Der SLE ist am ehesten idiopathisch, da medikamenteninduzierter (in diesem Fall möglicherweise durch Penizillin) Lupus eher Anti-dsDNA-Antikörper-negativ ist.
Antwort 5: Die Behandlung erfolgt mit Prednison, meistens als Dauertherapie, in schweren Fällen mit einer Methylprednisolon-Stoßtherapie. Bei diesem Patienten könnte man mit 40 mg/Tag per os beginnen. Zusätzlich kann Hydroxychloroquin (etwa 200 mg zweimal am Tag) sinnvoll sein. Das Steroid kann bei gutem Ansprechen ausgeschlichen werden.
Antwort 6: Die Symptome sollten innerhalb weniger Tage abklingen. Im Verlauf können Anti-dsDNA-Antikörper-Titer hilfreich sein, vor allem bei Patienten mit Lupusnephritis sind sie meist mit der Krankheitsaktivität assoziiert. Bei diesem Patienten waren sie aber nur leicht erhöht. Bei einem Rezidiv (in diesem Patienten kam es zu einer Skleritis) können Anti-dsDNA-Antikörper-Titer trotzdem zur Objektivierung dienen.

Szenario 2

Antwort 7: Lyme-Borreliose ist nun die Verdachtsdiagnose.
Bei weiterem Nachfragen gibt der Patient an, dass er oft wandern gehe, auch querfeldein in hohem Gras, und dass ihn mehrere Zecken gebissen hätten. An ein Erythem erinnert er sich nicht, jedoch beschreibt er, nächtliche brennende Schmerzen im Rücken gehabt zu haben, die durch kaltes Duschen gemildert worden seien.
Antwort 8: Serologische Testung auf Lyme-Borreliose
Antwort 9: Die serologische Untersuchung auf Lyme-Borreliose war positiv. Die Therapie erfolgt durch i. v. Gabe eines neueren Cephalosporins.

Szenario 3

Antwort 10: Rheumatoide Arthritis
Antwort 11: Auch wenn eine Destruktion so früh im Verlauf unwahrscheinlich erscheint, sollte ein Röntgen der Hand erfolgen. Ein MRT der Kniegelenke kann frühzeitig Progress bzw. inadäquates Therapieansprechen zeigen. Zur Verlaufsbeurteilung kann ein klinischer Score (z. B. DAS-28) herangezogen werden.
Antwort 12: RA sollte frühzeitig aggressiv behandelt werden, um Gelenkdestruktionen zu verhindern. Hierzu kommen vor allem Anti-TNF-Antikörper nach Tuberkuloseausschluss zur Anwendung. Zusätzlich sollte eine Standardbehandlung mit einem DMARD erfolgen. MTX ist als Basistherapie gut geeignet, zusätzlich kann ein niedrig dosiertes Steroid verabreicht werden (s. Fall 2 und Seite 68).

Anhang

106 Glossar
109 Quellen- und Literaturverzeichnis

D Anhang

Glossar

Adhäsionsmoleküle
Leukozyten besitzen eine Vielzahl von Rezeptoren, mit deren Hilfe sie an Endothelzellen oder andere Leukozyten adhärieren, die sog. Adhäsionsmoleküle. Die wichtigsten Gruppen sind die Integrine, dazu gehören u. a. die LFA- und die Immunglobulinsuperfamilie (cell-adhesion molecules, CAM). Integrine bestehen aus α- und β-Ketten, die bestimmte, nicht beliebige Heterodimere bilden können. Dennoch sind Dutzende Kombinationen möglich. Integrine können durch Konformationsänderung binnen Sekunden aktiviert werden. Die LFA bestehen meist aus einem CD11-Molekül (α-Integrin-Kette) und CD18 (Integrin-β$_2$-Kette). LFA-1 besteht so aus CD11a und CD18. Als „CAM" werden meist monomere Zelladhäsionsrezeptoren der Immunglobulinsuperfamilie bezeichnet, jedoch zählen auch Integrine dazu. Oft sind die CAM Liganden von Integrinen: ICAM-1 (CD54) von APZ bindet so an LFA-1 der T-Zellen und hilft bei der T-Zell/APZ-Aktivierung.

Affinität
„Affinität" bezeichnet die Stärke einer Bindung zwischen zwei Molekülen.

Akute-Phase-Proteine
Proteine, deren Plasmaspiegel durch systemische Entzündungsreaktionen geändert wird. Die meisten werden von der Leber durch Zytokinwirkung (IL-1, IL-6 und TNFα) vermehrt (z. B. CRP) oder vermindert (z. B. Albumin) gebildet.

Antigen
Jeder Stoff, der eine spezifische Immunantwort auslösen kann.

Antigenpräsentierende Zellen (APZ)
Zellen, die Antigene an der Zelloberfläche präsentieren. Professionelle APZ sind dendritische Zellen, Makrophagen und B-Zellen. Diese können antigenspezifische T-Zellen aktivieren.

Apherese
„Apherese" bezeichnet eine Blutwäsche. Meist ist die Trennung von einzelnen festen Blutbestandteilen gemeint. Zum Beispiel werden Stammzellen und mononukleäre Zellen abgetrennt und die restlichen Zellen mit dem Plasma dem Patienten zurückgegeben. Es können aber auch Antikörper abgetrennt werden, z. B. zur Behandlung schwer verlaufender SLE-Fälle. Die Entfernung des Plasmas wird als „Plasmapherese" bezeichnet (Therapie z. B. beim HUS).

Apoptose
Die Apoptose ist der kontrollierte Zelltod, der in der Entwicklung vieler Gewebe und Zellen eine wichtige Rolle spielt. Durch Apoptose werden bei der zentralen Toleranzentwicklung autoreaktive Zellen entfernt. Auch das Abtöten von Zielzellen durch T- oder NK-Zellen erfolgt meist mittels Induktion von Apoptose in der Zielzelle (z. B. mittels Granzymen). Wichtig ist die Apoptose auch beim Entfernen geschädigter Zellen, was eine Tumorzellentwicklung verhindern kann. So lösen DNA-Strangbrüche durch Strahlung oder chemische Modifikation der DNA zuerst einen Zellzyklusarrest aus, bei fehlgeschlagener Reparatur kommt es dann zur Apoptose.

Ausgelöst wird die Apoptose durch Granzyme, den Fas-Rezeptor, Rezeptoren der TNF-Familie, T/B-Zell-Rezeptoren bei fehlendem kostimulatorischem Signal, Glukokortikoide, Sauerstoffradikale, Hyperthermie, DNA-Schädigung (z. B. UV-Licht, Karzinogene), Entzug von Wachstumsfaktor (z. B. IL-2-Mangel bei aktivierten T-Zellen) oder Anoikis (Verlust des Zell-Zell-Kontakts). Diese Stimuli führen zur Aktivierung von Caspasen (Cystein-spezifische Aspartatproteasen), die in einer Enzymkaskade zur Freisetzung von Cytochrom C aus den Mitochondrien führen. Dies ist das Signal für viele zelluläre Enzyme, die Zelle abzubauen (z. B. DNA-Fragmentierung). Es gibt jedoch auch anti-apoptotische Moleküle, die eine Apoptose verhindern können (z. B. bcl-2, bcl-xl, Rb) und häufig von Tumorzellen exprimiert werden.

Avidität
Unter „Avidität" versteht man eine Bindungsverbesserung, indem mehrere Bindungsstellen parallel genutzt werden, auch wenn die Affinität der Einzelbindung nicht hoch ist. Dies wird z. B. beim IgM genutzt, das zehn Bindungsstellen besitzt.

B-Zellen
Lymphozyten, die antigenspezifische Immunglobuline (Antikörper) produzieren und aus dem Knochenmark stammen (B von „bone marrow").

CD-Moleküle
„CD" steht für „cluster of differentiation" und ist eine Nomenklatur für Oberflächenmoleküle auf Zellen des Immunsystems. Bisher wurden über 300 Moleküle mit CD-Nummern benannt, etwa 50 davon sind häufig und für verschiedene Immunfunktionen essenziell. Auch wenn man sie sich oft nicht merken kann, so sollte man doch einige kennen, die z. B. in Immunphänotypisierungen auch klinische Anwendung finden. Hier eine kurze Liste:

CD3	Teil des T-Zell-Rezeptorkomplexes; T-Zell-spezifisch
CD4	Korezeptor der T-Helferzellen (bindet an MHC-Klasse-II-Komplexe)
CD8	Korezeptor der zytotoxischen T-Zellen (bindet an MHC-Klasse-I-Komplexe)
CD14	Phagozyten (Teil des LPS-Rezeptors), wichtig zur Monozytenbestimmung
CD16	Fc-Rezeptor, auf NK-Zellen und Monozyten
CD19	Korezeptor des B-Zell-Rezeptors
CD20	Ionenkanal, B-Zell-spezifisch, Zielmolekül von Rituximab
CD28	Wichtiger Rezeptor auf T-Zellen, der das zweite Aktivierungssignal liefert
CD56	Adhäsionsmolekül, wichtig zur NK-Zell-Bestimmung
CD64	Fc-Rezeptor, makrophagen- und monozytenspezifisch

Chemokine
Proteine, die Gradienten, also Konzentrationsunterschiede, ausbilden und dadurch die Zellbewegung, Migration von Leukozyten steuern.

Chylomikronen
Große Lipoproteinkomplexe, die Fette vom Darm über die Lymphe und den Ductus thoracicus in das Gefäßsystem einleiten.

Defensine
Proteine, die Mikroorganismen erkennen können, in deren Membran Poren bilden und so zu deren Lyse führen. Sie werden von fast allen Epithelzellen gebildet, kommen aber auch in Granulozytengranula vor.

Eikosanoide
„Eikosanoide" ist der Überbegriff für Entzündungsmediatoren, die aus Arachidonsäure gebildet werden. Zu dieser Familie zählen Prostaglandine, Prostazykline, Thromboxane und Leukotriene.

Fc-Rezeptoren
Fc-Rezeptoren binden den Fc-Teil von Antikörpermolekülen (das konstantes Fragment). Es gibt drei Fc-Rezeptoren für IgG (CD16, CD32 und CD64), die hauptsächlich auf Makrophagen, Monozyten, B- und NK-Zellen vorkommen. IgE-Rezeptoren finden sich auf Mastzellen und führen zu einer irreversiblen Bindung von IgE.

Follikel
Ein Lymphfollikel ist eine Ansammlung von Lymphozyten v. a. in sekundären, aber auch in primären oder tertiären lymphatischen Organen. Zentral finden sich B-Lymphozyten, die von einem Rand von T-Zellen um-

geben sind. Lymphfollikel sind Ort der Lymphozytenaktivierung und der Affinitätsreifung.

Hochendotheliale Venulen (HEV)
Dies sind spezielle Gefäße, die naive Lymphozyten zur Migration in das umliegende Gewebe bringen. Sie kommen in Lymphknoten und sekundären lymphatischen Organen vor (z. B. Tonsillen, Peyer-Plaques). Naive T-Zellen exprimieren CD62L und binden an CD34 der Endothelzellen der HEV.

Humorale Immunreaktion
Im Gegensatz zur zellulären kommt die Effektorfunktion der humoralen Immunreaktion ohne Zellen aus. Es handelt sich um Antikörper, die von B- oder Plasmazellen gebildet werden, und Komplement. Das Komplement wird nach Antikörperbindung aktiviert und tötet z. B. Bakterien ab.

Immunglobulinsuperfamilie
Darunter fasst man Moleküle zusammen, die Immunglobulindomänen besitzen. Dazu zählen vor allem Antikörper, der B- und T-Zell-Rezeptor sowie einige Adhäsionsmoleküle und Zytokinrezeptoren.

Komplementsystem
Das Komplementsystem ist eine Enzymkaskade, die mittels verschiedener Wege einen Angriffskomplex an die Membran der Zielzelle oder des Mikroorganismus anlagert. Dieser bildet eine Pore und führt so zur Lyse des Zielobjekts.

Leukotriene
Leukotriene entstehen wie Prostaglandine aus Arachnoidonsäure und sind wichtige Entzündungsmediatoren. Nach Aktivierung von Mastzellen oder Makrophagen entsteht aus Arachidonsäure zuerst Leukotrien A4. Aus Leukotrien A4 können durch eine Hydrolase Leukotrien B4 oder durch eine sog. Synthase Leukotrien C4 gebildet werden. Außerhalb der Zelle kann Leukotrien C4 zu D4 modifiziert werden. Später wird aus Leukotrien D4 dann E4. Leukotrien C4 und D4 aktivieren Makrophagen und Eosinophile.
Vor allem Leukotrien C4 wird in großen Mengen von Mastzellen und Makrophagen/Monozyten gebildet und ist assoziiert mit Asthma bronchiale. Inhibitoren werden klinisch mit gutem Erfolg eingesetzt und können Bronchospasmus verhindern.

Makrophagen
Phagozyten, die auch Antigen als professionelle antigenpräsentierende Zelle an T-Zellen präsentieren können. Sie können Immunkomplexe, apoptotische Zellen, Mikroorganismen oder Fremdkörper aufnehmen.

MHC-Moleküle
MHC-Moleküle binden Peptide auf der Zelloberfläche, die dann von T-Zellen erkannt werden können. MHC-Klasse-I-Moleküle werden praktisch von allen Körperzellen exprimiert und binden intrazelluläre Proteine in Peptidform. So kann die T-Zelle eine virusinfizierte Zelle erkennen, indem Virusproteinfragmente in MHC-Klasse-I-Molekülen präsentiert werden. Extrazelluläre Proteine werden vor allem von professionellen APZ über MHC-Klasse-II-Komplexe präsentiert.

Monoklonale Antikörper
Monoklonale Antikörper sind eine Antikörperpräparation, in der alle Antikörpermoleküle identisch sind und dasselbe Antigen erkennen. Man kann sie mit der Hybridomtechnologie erzeugen. Dagegen sind polyklonale Antikörper, z. B. Immunseren, aus vielen verschiedenen Antikörpermolekülen zusammengesetzt.

Myelomzellen
Unsterbliche B-Lymphozyten-Linien, die zur Hybridomherstellung verwendet werden. Durch Fusion mit antikörperproduzierenden B-Zellen können auch diese unsterblich gemacht und so große Mengen monoklonaler Antikörper erzeugt werden.

Opsonisierung
Markierung von Zielzellen, meist durch Antikörperbindung. Dadurch wird die Aufnahme durch Phagozyten mittels Fc-Rezeptoren gefördert.

Peyer-Plaques
Die Peyer-Plaques gehören zum mukosaassoziierten lymphatischen Gewebe (MALT) des Dünndarms: darmassoziierte lymphatische Gewebe (GALT). Dort gibt es ein spezielles Epithel (Domepithel), in dem M-Zellen („M" von „Mikrofalten", welche die Zellen zur Oberflächenvergrößerung nutzen) sitzen. Diese nehmen Antigen auf und leiten es an unter dem Epithel liegende Follikelansammlungen weiter.

Phagozyten
Phagozyten nehmen durch rezeptorvermittelte Endozytose oder Pinozytose (unspezifische Aufnahme interzellulärer Flüssigkeit) Partikel und Mikroorganismen aus dem Umfeld auf. Fast jedes Organ besitzt Parenchymzellen mit Phagozytenfunktion oder spezialisierte Makrophagen: Kupffer-Zellen der Leber, Mesangialzellen der Niere, Mikroglia im Gehirn, Alveolarmakrophagen der Lunge, Serosamakrophagen des Darms, Monozyten im Blut, Lymphknoten und Milz sowie Gewebemakrophagen in allen anderen Geweben.

Proenzyme
Auch Zymogene. Dies sind Enzymvorstufen, die durch Spaltung bzw. Proteolyse aktiviert werden. So liegen z. B. Komplementproteine als Proenzyme vor und werden in ein aktives und ein inaktives Fragment gespalten.

Prostaglandine
Prostaglandine sind wichtige Entzündungsmoleküle, die durch die Cyclooxygenasen (COX) aus Arachidonsäure gebildet werden. Zuerst entsteht Prostaglandin G2 (PGG2), dann durch eine Peroxidase Prostaglandin H2 (PGH2). Aus PGH2 können dann weitere Prostaglandine synthetisiert werden. Es gibt ein ständig exprimiertes COX-Enzym, COX-1, und ein bei Entzündung exprimiertes, COX-2. Beide können durch NSAR blockiert werden.
Vor allem Prostaglandin E2 und I2 (PGE2 und PGI2) sind wichtige Entzündungsmediatoren z. B. bei rheumatoider Arthritis. Diese beiden Prostaglandine sind auch wichtige Verstärker von Schmerz; ihre Blockierung erklärt wohl die schmerzlindernde Wirkung der NSAR. Sie sensibilisieren Nozizeptoren an freien Nervenendigungen. PGE2 ist ein wichtiger Mediator von Fieber. Prostaglandin D2 und F2 führen zur Bronchokonstriktion, vor allem bei allergischen Reaktionen.

Regulatorische T-Zellen
Auch als Tregs bezeichnet sind dies CD4- und CD25-doppelpositive Zellen, die Autoimmunerkrankungen unterdrücken können. Man nimmt an, dass sie inhibitorische Zytokine (IL-10 und TGFβ) sezernieren und so autoreaktive Zellen hemmen. Man zählt sie zu den peripheren Toleranzmechanismen.

Stammzelltransplantation
Durch Übertragung hämatopoetischer Stammzellen können hoch dosierte Chemotherapien angewendet oder „resistente" Leukämien behandelt werden. Die Stammzellen sind CD34-positiv und können kryokonserviert und so für die hoch dosierte Therapie aufbewahrt werden.

TNF-Rezeptor-Familie
Dies sind ähnliche Rezeptoren, die vor allem durch Ligandenbindung Apoptose auslösen können. Neben den TNF-Rezeptoren zählen der Fas-Rezeptor, DR2 und -4 (death receptor) und der TWEAK-Rezeptor zur Familie. Ligand der DR ist TRAIL. Intrazellulär besitzen die Rezeptoren sog. Todesdomänen, die dann Adapterproteine aktivieren. Diese wiederum aktivieren die Caspasen und leiten die Apoptose ein.

Glossar

T-Zellen
Auch T-Lymphozyten. Diese Zellen entwickeln sich im Thymus und können Peptid-MHC-Komplexe auf Zellen erkennen und diese aktivieren (CD4-Zellen) oder abtöten (CD8-Zellen).

T-Zell-Rezeptor
Der T-Zell-Rezeptor bindet an Peptid-MHC-Komplexe und führt, falls er an ein passendes Antigenpeptid gebunden hat, zur Aktivierung der T-Zelle. T-Zellen besitzen fast immer entweder CD4 oder CD8 als Korezeptoren und erkennen so MHC-Klasse-II- bzw. -I-Komplexe.

Zytokine
Zytokine sind Signalmoleküle zwischen Zellen.

$\gamma\delta$-T-Zellen
Dies sind spezielle T-Zellen, die vor allem bei der mukosalen Immunität eine Rolle spielen. Sie erkennen Lipide in CD1-Molekülen (MHC-Molekül-ähnlich).

Nobelpreisträger

Jahr	Preisträger	Begründung des Nobelpreiskomitees
1901	Emil von Behring	Für seine Arbeiten in der Serumtherapie, besonders in der Anwendung gegen die Diphtherie (und Tetanus)
1903	Niels Ryberg Finsen	Für seinen Beitrag zur Therapie von Erkrankungen, besonders der Therapie des Lupus vulgaris, durch konzentrierte Bestrahlung mit Licht
1905	Robert Koch	Für seine Entdeckungen in Bezug auf die Tuberkulose
1908	Paul Ehrlich Ilja Iljitsch Metschnikow	Für ihre Arbeiten in der Erforschung der Immunität
1913	Charles Robert Richet	Für seine Arbeiten in Bezug auf die Anaphylaxie
1919	Jules Bordet	Für seine Arbeiten in der Erforschung der Immunität (vor allem mit Cholera-Antiserum)
1927	Julius Wagner-Jauregg	Für seine Beiträge zur Therapie der Dementia paralytica durch Malaria-Inokulation
1930	Karl Landsteiner	Für die Entdeckung der Blutgruppenantigene
1951	Max Theiler	Für seine Arbeiten in Bezug auf Gelbfieber und die Entwicklung einer Impfung
1960	Sir Frank Macfarlane Burnet Peter Brian Medawar	Für die Entdeckung der erworbenen immunologischen Toleranz
1972	Gerald M. Edelman Rodney R. Porter	Für die Entdeckung der chemischen Struktur der Antikörper
1980	Baruj Benacerraf Jean Dausset George D. Snell	Für die Entdeckung der MHC-Moleküle
1982	Sune K. Bergström Bengt I. Samuelsson John R. Vane	Für die Entdeckung der Prostaglandine
1984	Niels K. Jerne Georges J. F. Köhler César Milstein	Für die Entdeckung der monoklonalen Antikörper
1987	Susumu Tonegawa	Für die Entdeckung der genetischen Grundlagen der Antikörperdiversität
1990	Joseph E. Murray E. Donnall Thomas	Für die Entdeckung der Mechanismen der Organabstoßung
1996	Peter C. Doherty Rolf M. Zinkernagel	Für die Entdeckung der Spezifität der zellulären Immunreaktionen
2008	Harald zur Hausen Françoise Barré-Sinoussi und Luc Montagnier	Für die Entdeckung der HPV als Ursache des Zervixkarzinoms Für die Entdeckung des HIV

▪ Tab. 1: Nobelpreise der Medizin für immunologische Forschung.

Quellen- und Literaturverzeichnis

Bücher

[1] Böcker, Werner/Denk, Helmut/Heitz, Philipp U.: Pathologie, Elsevier Urban & Fischer, 3. Aufl. 2004

[2] Bühling, K. J./Lepenies, J./Witt, K.: Intensivkurs Pathologie von Elsevier Urban & Fischer, 3. Aufl. 2004

[3] Carr, Jacqueline/Rodak, Bernadette: Clinical Hematology Atlas, Saunders. 1. Aufl. 1999

[4] Classen, M./Diehl, V./Kochsiek, K.: Innere Medizin, Elsevier Urban & Fischer, 5. Aufl. 2004

[5] Classen/Diehl/Koch/Kochsiek/Pongratz/Scriba: Differential-diagnose von Urban & Fischer. 1. Aufl. 1998

[6] Cotran, Ramzi S./Kumar, Vinay/Collins, Tucker/Robbins, Stanley L.: Robbins – Pathologic Basis of Disease, Saunders, 6. Aufl. 1999

[7] Drenckhahn, Detlev: Benninghoff – Anatomie, Elsevier Urban & Fischer, 16. Aufl. 2004

[8] Gruber, Gunter/Hansch, Andreas: Kompaktatlas Blickdiagnosen, Elsevier Urban & Fischer, 1. Aufl. 2007

[9] Ehrlich P, Morgenroth J (1902): Die Seitenkettentheorie der Immunität. Anleitung zu hygienischen Untersuchungen: nach den im Hygienischen Institut der königl. Ludwig-Maximilians-Universität zu München üblichen Methoden zusammengestellt 3. Aufl: 381–394.

[10] Kanski, J. J.: Klinische Ophthalmologie, Elsevier Urban & Fischer, 5. Aufl. 2004

[11] Klatt, Edward C./Kumar, Vinay: Review of Pathology, Saunders, 2. Aufl. 2005

[12] Kryger, Meir/Roth, Thomas/Dement, Wiliam: Principles and Practice of Sleep Medicine, Saunders, 4. Aufl. 2005

[13] Lahita, Robert: Systemic Lupus erythematosus, Elsevier, 4. Aufl. 2004

[14] Mayatepek, Ertan: Pädiatrie, Elsevier Urban & Fischer, 1. Aufl. 2007

[15] Peter/Pichler: Klinische Immunologie, Elsevier Urban & Fischer, 1. Aufl. 1991

[16] Rassner, Gernot: Dermatologie, Elsevier Urban & Fischer, 8. Aufl. 2007

[17] Renz-Polster und Braun: Basislehrbuch Innere Medizin, Elsevier Urban und Fischer, 2. Aufl. 2001

[18] Welsch, Ulrich: Sobotta Lehrbuch Histologie, Elsevier Urban & Fischer, 1. Aufl. 2003

[19] Wicke, Lothar: Atlas der Röntgenanatomie, Elsevier Urban & Fischer, 6. Aufl. 2001

Zeitschriften

[20] Bircher, A. J.: „Symptoms and danger signs in acute drug hypersensitivity", in: Toxicology, volume 209, issue 2, 201–207

[21] Cave: „The Evidence for the Incidence of Tuberculosis in Ancient Egypt", in: The British Journal of Tuberculosis, volume 33, issue 3, 142–152 (1939)

[22] Chen et al.: „Cutaneous vasculitis in Behçet's disease: A clinical and histopathologic study of 20 patients", in: Journal of the American Academy of Dermatology 1997; 36: 689–96.

[23] Crubézy et al.: „Pathogeny of archaic mycobacteria at the emergence of urban life in Egypt (3400 bc), in: Infection, Genetics and Evolution, volume 6, issue 1, 13–21 (2006)

[24] Dörner, T./Radbruch, A.: „Antibodies and B cell memory in viral immunity", in Immunity, volume 27, Issue 3, 384–392 (2007)

[25] Ghate et al.: „Behçet's disease and complex aphthosis", in: Journal of the American Academy of Dermatology 1999; 40:1–18.

[26] Haskard: „Behçet's disease", in: Medicine, volume 34, issue 11, 493–495 (November 2006)

[27] Khan et al.: „Secondary systemic lupus erythematosus: An analysis of 4 cases of uncontrolled hereditary angioedema", in: Clinical Immunology, volume 123, issue 1 (14–17 April 2007)

[28] Li et al.: „Structural masis for EGF receptor inhibition by the therapeutic antibody IMC-11F8 ", in: Structure, volume 16, Issue 2, 216–227 (Februar 2008)

[29] Maheshwari et al.: „Acute hepatitis C", in: Lancet, volume 372, issue 9635, 321–332 (2008)

[30] Naldi, L./Gambini, D.: „The clinical spectrum of psoriasis", in: Clinics in Dermatology, volume 25, issue 6, 510–518 (2007)

[31] Neuman et al.: „Immunopathogenesis of hypersensitivity syndrome reactions to sulfonamides", in: Translational Research, volume 149, issue 5, 243–253

[32] Savilahti et al.: „Monitoring leukocyte traffic in vivo into human delayed-type hypersensitivity reaction", in: Journal of Immunological Methods, volume 288, Issue 1–2, 81–89 (May 2004)

[33] Schmidtke et al.: „Cell mediated and antibody immune response to inactivated hepatitis A vaccine", in: Vaccine, volume 23, Issue 44, 5127–5132 (2005)

[34] Shearer et al.: „Images in immunodeficiency", in: Journal of Allergy and Clinical Immunology, volume 120, issue 4, 982–984 (October 2007)

[35] Shelton, E./McIntire, K. R.: „Ultrastructure of the yM immunoglobulin molecule" in: Journal of Molecular Biology, volume 47, 595–597 (1970)

[36] Vollenweider, I./Groscurth, P.: „Ultrastructure of cell mediated cytotoxicity", in: Electron Microscopy Reviews, volume 4, 249–267 (1991).

[37] Wolff, J. A.: „‚Wiskott-Aldrich syndrome', Clinical, immunologic, and pathologic observations", in: Journal of Pediatrics, volume 70, issue 2, 221–232 (Februar 1967)

[38] Zapata et al.: „Ontogeny of the immune system of fish" in: Fish & Shellfish Immunology, volume 20, 126–136 (2006)

Register

A

Acrodermatitis suppurativa continua 60
Agranulozytose, infantile 49
AIDS 52, 53
– chronische Infektion 52
– Immunologie 54
– Pathogenese 54
– Primärinfektion 52
– Stadien 53
– Therapie 55
Akute-Phase-Protein (APP) 10, 12
Akute Infektionen 36
Allergenspezifisches IgE 28
Allergie 28
Allergische Rhinitis 62
Alphaherpesviren 42
Anämie 76
– autoimmunhämolytische 76
– perniziöse 76
Anaphylaxie 28
Anti-Phospholipid-Syndrom 71
Antigendrift 36
Antigene, extrazelluläre 22
Antigene, intrazelluläre 22
Antigennachweis 30
Antigenpräsentation 22
Antigenshift 36
Antikörper 11, 16
– Bildung 16
– Derivate 32
– Typen 32
– Y-Modell 2
Antikörpernachweis 30
Antikörpertherapie 32
Apoptose 3, 26
Arthritiden 68
– reaktive 36
Arthritis
– Differentialdiagnosen 69
Arthrose 69
Aspergillen 58
Asthma bronchiale 62
Ataxia teleangiectatica 51
Autoimmunthyreoiditis 82
Autoimmunerkrankungen
– Therapie 88
Autoimmunhepatiden 66
Autoimmunhepatitis (AIH) 67
Autoimmunität 26
– B1-B-Zellen 26
– klinische 26
Autoimmunpankreatitis (AIP) 67
Autoimmunreaktion 26
– durch Infektionen ausgelöste 36
Azathioprin 90

B

B-Zell-Defekte 48
B-Zell-Zytokine 21
B-Zellen 4
– Affinitätsreifung 17
– Aktivierung 16
– Entwicklung 15
– Feedback-Hemmung 17
– Keimzentrumsreaktion 17
– Klassenwechsel 17
B1-B-Zellen 26
Bakterielle Infektionen 57
Bakterien 56
Betaherpesviren 43
Bilharziose 47
BK-Virus 57
Blut
– Immunbestandteile 4
– Plasma 4
– Signalmoleküle 4
– Zellen 4
Blutplättchen 4
Burnett, Frank Macfarlane 3

C

C-reaktives Protein (CRP) 10
C1-Inhibitor-Mangel 48
Calcineurininhibitoren 90
Candida 59
Castleman-Syndrom 43
CD4-Zellen 18
– Aktivierung 18
CD8-Zellen 18
Chagas-Krankheit 47
Chediak-Higashi-Syndrom 49
Chemokine 4, 20, 21
Cholangitis, primär sklerosierende 66
Chronische entzündliche demyelinisierende
  Polyradikuloneuropathie (CIDP) 79
Churg-Strauss-Syndrom 72
CMV-Reaktivierung 56
Colitis ulcerosa 64
Conduit-System 7
Cyclophosphamid 92

D

Danger-Modell 3
Danger-Signal 24
Darmentzündungen, chronische 64
Defensine 13
Dendritische Zellen 13, 22
Dennie-Morgan-Falte 28
Diabetes mellitus Typ 1 83
Diapedese 24
Diffusion 31
DiGeorge-Syndrom 51
Durchflusszytometrie 31

E

Edelman, Gerald M. 2
Effektorfunktionen 4
Effektormechanismen 10
Ehrlich, Paul 2
ELISA 30
Epitheilien 13
Epstein-Barr-Virus (EBV) 43
Erythrozyten 4

F

15-Deosyspergualin 92
FACS 31
Fanconi-Anämie 49
Fc-Rezeptoren 4
Fingergelenksteife 98
Fokal-segmentale Glomerulosklerose (FSGS)
  80
Fremdkörperreaktion 11, 13
Fungale Infektionen 58

G

Gammaherpesviren 43
Gedächtnisfunktion 18
Gelenkschmerzen 102
Gentherapie 51
Ghon-Komplex 38
Glomerulonephritis, rasch progrediente 81
Glomerulopathien 80
Glutensensitive Enteropathie 65
Golgi-Apparat 17
Graft-versus-Host-Reaktion (GvHD) 87
Granulomatose, chronische 49
Granulozyten 4, 12
– eosinophile 10
Granulozytendefekte 49
Guillain-Barré-Syndrom 79

H

HAART 55
Hallopeau-Eiterflechte 60
Hämolytisch-urämisches Syndrom (HUS) 77
Hashimoto-Thyreoiditis 82
Haurowith, Felix 2
Hauterkrankungen 60
Heilserum 2
Henoch-Schoenlein-Purpura 73
Heparininduzierte Thrombozytopenie 63
Hepatitis A (HAV) 44
Hepatitis B (HBV) 44
Hepatitis D (HDV) 44
Hepatitis E (HEV) 44
Hepatitisviren 84
Herpes-simplex-Virus (HSV) 42
Herpesviren 42, 84
Herpes zoster 56
Hertoghe-Zeichen 28
Histokompatibilitätskomplex 22
HIV
– Replikation 54
HIV-Enzephalopathie 54
HIV-Gene 54

Hochendotheliale Venulen 7
HPV 84
Humane Papillomaviren (HPV) 84
Humanes Zytomegalievirus (CMV) 43
Humorale angeborene Immunität 12
Hutchinson-Zeichen 57
Hyper-IgM-Syndrom 48

I

Idiopathische throbozytopenische
  Purpura 76
IFN 10
IgA-Mangel 48
IgA-Nephropathie 81
IgG-Subklassendefekte 48
Immunantwort 5
– Nachweismethoden 30
Immunantwort, generalisierte 28
– systemische Effekte 28
Immunantwort, humorale 4
Immunantwort, zelluläre 4
Immundefekt, variabler 48
Immundefekte, angeborene 48
– Therapie 51
Immundefekte, erworbene 52
Immunfluoreszenz 31
Immungenetik 28
Immunität, angeborene 5, 12
Immunität, erworbene 5
Immunität, zelluläre 3
Immunreaktion
– Ablauf 24
– lokale 24
– Lymphknotenreaktion 24
– späte 25
– zelluläre 18
Immunsystem
– Alter 5
– Effektormechanismen 10
Immunsystem, angeborenes
– Defekte 48
Impfung 2, 25
Infektionen, fungale 58
Infektionen, parasitäre 46, 58
Influenza 36
Interferone 20, 21
Interleukine 20
Interstitielle Nephritis 81

J

JC-Virus 57
Jenner, Edward 2

K

Kaposi-Sarkom 43, 53, 84
Kawasaki-Krankheit 72
Kissing disease 43
Klonale Selektionstheorie 3

Knochenmark 6
– Gewinnung 86
Knochenmarktransplantation 86
Köbner-Phänomen 60
Köhler, Georges 3
Komplement 4
Komplementdefekte 48
Komplementsystem 10
Kostmann-Syndrom 49
Krebs 84
Kreuzreaktivität 26
Kryoglobulinämie 73
Kryptokokken 59

L

Landsteiner, Karl 2
Langerhans-Zellen 24
Leflunomid 92
Leishmaniose 46
Leukämie 86
Leukozytenadhäsionsdefekt 49
Listerien 19
Löfgren-Syndrom 75
Low zone tolerance 26
Lungen-Tbc 39
Lupus 70
– Therapie 71
Lupusnephritis 71
Lymphabfluss
– Störungen 8
Lymphabfluss, regionaler 8
Lymphabfluss, zentraler 8
Lymphabflusswege 8
Lymphadenopathie 8
Lymphadenopathie, generalisierte 100
Lymphatische Gewebe, organassoziierte 7
Lymphatische Organe, tertiäre 7
Lymphknoten 6, 8
Lymphknotenreaktion 24
Lymphome 84
Lymphozyten 4, 14
Lymphozytenchemotaxis 21

M

M. Addison 82
M. Bechterew 69
M. Behcet 73
M. Crohn 64
M. Reiter 37
Makrophagen 4, 13
Makropinozytose 22
Malaria 46
Mastzellen 28
Matzinger, Polly 3
Medikamentenallergien 63
Membranangriffskomplex (MAC) 4
Membranöse Nephropathie 80
Mendel-Mantoux-Probe 24
Methotrexat 93

Metschnikow, Ilja Iljitsch 3
MHC 22
MHC-Allele 23
MHC-Komplex 22
MHC-Molekül 3
Mikropinozytose 22
Mikroskopische Polyarteriitis (MPA) 72
Miliar-Tbc 40
Miller-Fisher-Syndrom 79
Milstein, César 3
Milz 7
Minimal-Change-Nephropathie (MCD) 80
Molekulare Mimikry 36
Monoklonale Antikörper 32
– Nebenwirkungen 32
– Nomenklatur 32
Mononukleäre Zellen 4
Mononukleose, akute 43
Monozyten 4, 13
Motiverkennung 4
Multiple Sklerose (MS) 78
Myasthenia gravis 78
Mykobakterien, resistente 41
Mykophenolat Mofetil 90

N

Nagel-Psoriasis 60
Neonatales Alloimmunsyndrom 77
Nephritische Syndrome 81
Nephrotische Syndrome 80
Nesselsucht 61
Neuropathien, periphere 79
Neutropenes Fieber 96
Neutropenie 77
NK-Zellen 4, 19
– Entwicklung 15
Non-Hodgkin-Lymphom 84

O

Organtransplantation
– Abstoßung 44
Overlap-Syndrome 29

P

Palindromer Rheumatismus 68
Papillomaviren 84
Pauci-immun-Vaskulitis 72
Penizillinallergie 63
Peptid-MHC-Komplexe 22
Pfeiffer-Drüsenfieber 43
Phagozyten 3, 12
Phagozytose 10
Plasma 4
Plasmazellen 17
Pneumocystis carinii 58
Polyarteriitis nodosa 72
Polyglanduläres Autoimmunsyndrom 83
Polyomaviren 57

Register

Porter, Rodney 2
Primäre biliäre Zirrhose 66
Primäre lymphatische Organe 6
Primär sklerosierende Cholangitis 66
Priming 13
Psoriasis 60
– Therapie 61
Psoriasis arthropathica 69
Psoriasis erythrodermica 61
Psoriasis guttata 60
Psoriasis inversa 60
Psoriasis pustulosa 60
Psoriasis vulgaris 60
Purinantagonisten 90
Putman, Frank 2

R

Radioimmunassay (RIA) 30
Rasch progrediente Glomerulonephritis 81
Reaktive Arthritis 37
Regulatorische T-Zellen (Tregs) 26
Renale Progression 81
Rezeptoren 12
Rheumafaktoren 68
Rheumatisches Fieber 36
Rheumatismus, palindromer 68
Rheumatoide Arthritis (RA) 68
Rhinitis, allergische 62
Riesenzellarteriitis 72

S

Sakaguchi, Shimon 3
Sarkoidose 74
Sarkoidose, kutane 74
Sarkoidose, okuläre 74
Sarkoidose, pulmonale 74
Scavenger-Rezeptoren 22
Schlafkrankheit 46
Schuppenflechte 60
Schwerer kombinierter Immundefekt (SCID) 50
Schwimmbadgranulom 52
Seitenkettentheorie 2
Sekundäre lymphatische Organe 6
Sepsis 29
Serumamyloid A (SAA) 10
Serumtherapie 32
Shwachman-Diamond-Syndrom 49

Sinussystem 6
Sirolismus 92
SIRS 29
Sjögren-Syndrom 67
Sklerodermie 74, 75
Soorösophagitis 53
Sprue 65
Steroide 88
Stevens-Johnson-Syndrom 29
Streptokokken 36
Substitution 51
Sulfonamidallergie 63
Systemischer Lupus erythematodes (SLE) 70
– ARA-Kriterien 70
Systemische Sklerose 75

T

T-Helferzellen 16
T-Zell-Funktion 30
T-Zell-Hilfe 24
T-Zell-Rezeptoren 19
T-Zellen 4, 19
– Aktivierung 13
– Defekte 50
– Entwicklung 14
– Wachstumsfaktoren 20
Th1-Zytokine 20
Th2-Zytokine 21
Thrombotisch-thrombozytopene Purpura 77
Thrombozytopenie 76
Thymus 6, 14
TNF 10
Toleranz 3, 5, 26
– Anergie 26
– Ignoranz 26
– Mechanismen 14, 26
– periphere ~ 26
– zentrale ~ 26
Toll-like receptors (TLR) 12
Toxoplasmose 58
Transplantation 51
Tregs 3, 4, 26
Trypanosomen 46
Tuberkulintest 40
Tuberkulose
– Komplikationen 38
– Mykobakterienkultur 40
– Nachweis 40

– PCR-Nachweis 40
– Reaktivierung 38
– Therapie 40
– zerebrale ~ 40
Tuberkulose (Tbc) 38
Tumoren, virusassoziierte 57, 84
Tumorimmunologie 84

U

Überempfindlichkeitsreaktionen 62
Urtikaria 61
Uveitis 27

V

Varizella-zoster-Virus (VZV) 42
Varizellen-Pneumonie 56
Vaskulitis 72
– große Gefäße 72
– kleine Gefäße 72
– mittlere Gefäße 72
Verbrauchskoagulopathie 29
Virusinfektionen 56
Vitiligo 61
VZV-Reaktivierung 56

W

Waldeyer-Rachenring 7
Wegener-Granulomatose 72
Western-Blot 31
Wiskott-Aldrich-Syndrom 50

X

X-linked Agammaglubulinämie (XLA) 48
Xerose 28

Z

Zellbestimmung 30
Zellen, mononukleäre 4
Zervix-Karzinom 84
Ziehl-Neelsen-Färbung 40
Zirkadiane Rhythmik 21
Zirrhose, primäre biliäre 66
Zöliakie 65
Zytokine 10, 20
Zytostatika 92
Zytotoxizität 11